Friederike Reumann

Die Kraft des *weiblichen Körpers*

Bibliografische Information der Deutschen Nationalbibliothek
Die Deutsche Nationalbibliothek verzeichnet diese Publikation in der Deutschen Nationalbibliografie. Detaillierte bibliografische Daten sind im Internet über http://d-nb.de abrufbar.

Für Fragen und Anregungen
info@m-vg.de

Wichtige Hinweise
Dieses Buch ist für Lernzwecke gedacht. Es stellt keinen Ersatz für eine individuelle medizinische Beratung dar und sollte auch nicht als solcher benutzt werden. Wenn Sie medizinischen Rat einholen wollen, konsultieren Sie bitte einen qualifizierten Arzt oder eine Ärztin. Der Verlag und die Autorin haften für keine nachteiligen Auswirkungen, die in einem direkten oder indirekten Zusammenhang mit den Informationen stehen, die in diesem Buch enthalten sind.

Ausschließlich zum Zweck der besseren Lesbarkeit wurde auf eine genderspezifische Schreibweise sowie eine Mehrfachbezeichnung verzichtet. Alle personenbezogenen Bezeichnungen sind somit geschlechtsneutral zu verstehen.

Originalausgabe
1. Auflage 2024

Türkenstraße 89
80799 München
Tel.: 089 651285-0
Fax: 089 652096

Redaktion: Susanne Schneider
Umschlaggestaltung: Karina Braun
Umschlagabbildung: Shutterstock/Damir Khabirov, BoBloob
Innenteil: alle Bilder von Philipp Schröder | Don Philipe design and photo, außer: Seite 7: Benjamin Kurtz; Seite 194: Studioline Hannover; Shutterstock/Kaspars Grinvalds: 12; Zolotarevs: 15; Blamb 21 o., 130; WinWin artlab: 21 (u.), 24, 55; PushprajP: 22, 57, 64f., 68, 70, 105; VectorMine: 23; Barks: 24, Pikovit: 27 (riva Verlag), 64, 105; inspiring. team: 59; Macrovector: 70: granata68: 75; Berit Kessler: 102; LUMEZIA.com: 109; marilyn barbone: 124; AmyLv: 125 o.; Tsekhmister: 125 u.; haraldmuc: 126 o.; Spayder pauk_79: 126 M.; seramo: 126 u.; AstroStar: 128; FOTOGRIN: 136; Troyan: 136; Stefan Weis: 143; Orawan Pattarawimonchai: 147; sunnnnn: 148, sebra: 155; infografick: 156; LE Photo: 160; Simone Voigt: 167; Ground Picture: 171; Alina Mosinyan: 179, 180, 182 u.; Zametalov: 182 o.; oneinchpunch: 184
Layout und Satz: Daniel Förster, Belgern
Druck: Firmengruppe APPL, aprinta Druck, Wemding
Printed in Germany

ISBN Print 978-3-7423-2484-9
ISBN E-Book (PDF) 978-3-7453-2262-0
ISBN E-Book (EPUB, Mobi) 978-3-7453-2263-7

Friederike Reumann

Die Kraft des *weiblichen* *Körpers*

Aktiviere mit Yoga und Osteopathie deine natürliche Selbstheilung und wirke Beschwerden gezielt entgegen

riva

Inhalt

Frauengesundheit ist etwas Heiliges

Ich freue mich sehr, dass sich Friederike Reumann neben ihren anderen wundervollen Büchern nun auch der Frauengesundheit widmet. Endlich ist das Thema im Umbruch. Haben Frauen früher nur hinter vorgehaltener Hand mit einer vertrauten Freundin, einer Hebamme oder einem Arzt beziehungsweise einer Ärztin über bestimmte Beschwerden gesprochen, ist es heute vollkommen normal geworden, darüber zu sprechen. Man findet dazu unzählige Videos auf öffentlichen Kanälen, Gespräche in Talkshows und viele Blogs, die sich dem Ganzen widmen. Es ist kein Tabu mehr, über Frauenthemen zu sprechen. Selbst Werbung für Periodenunterwäsche ist zur Selbstverständlichkeit geworden und Mädchen müssen nicht mehr verschämt ihre benötigten Hygieneartikel auf das Kassenband legen, wenn sie einkaufen gehen. Warum sie überhaupt jemals in eine peinliche Ecke geschoben wurden, ist mir bis heute unklar.

Auch immer mehr Medizinerinnen und Mediziner öffnen sich diesem Thema und beleuchten die Ursachen für Frauenbeschwerden; mag es die hohe Belastung sein, die viele Frauen zu tragen haben, wenn sie Familie, Job und Haushalt gleichzeitig stemmen und dabei einem dauerhaften Stresslevel ausgesetzt sind, oder es energetische, psychische oder physische Auslöser dafür geben. Ich habe früher selbst sehr stark unter Periodenschmerzen gelitten und mir wurde lediglich gesagt: »Das ist normal, daran musst du dich gewöhnen. Du kannst ja die Pille nehmen, dann wird es besser.« Aber das ist nicht wahr, denn sobald ich mich selbst auf die Suche nach der Ursache dieser Schmerzen begeben habe und sie nach vielen Jahren auflösen konnte, hatte ich keine monatlich wiederkehrenden Schmerzen mehr. Man kann also unsagbar viel selbst für sich und seine Gesundheit tun, wenn man dem Körper liebevoll lauscht und auf die vielen kleinen Signale achtet, die er uns immer wieder schickt. Wenn wir sie überhören oder gar ignorieren, werden sie häufig sogar gravierender, damit wir endlich zuhören und uns auf unsere innere Kraft zurückbesinnen.

Frauengesundheit ist etwas enorm Wichtiges, man könnte sogar sagen, etwas Heiliges oder die Urkraft. Frauen – oder die weibliche Kraft – stehen für die Yin-Energie. Aus der Yin-Energie dürfen andere Dinge entstehen und wachsen. Sei es ein Baby im weiblichen Körper, ein Projekt im Herzen oder Ideen und Impulse, die uns unsere Seele zuflüstert. Die Yin-Energie steht dabei für das Öl, das in einem Ölkännchen eine Flamme am Leuchten hält. Die Flamme repräsentiert hingegen die Yang-Energie. Wenn die Yin-Energie erschöpft ist, dann ist auch keine Kraft mehr da, die Flamme aufrechtzuerhalten. Yin und Yang gehen also immer miteinander, niemals gegeneinander. Ich widme mich selbst schon seit vielen Jahren dem Unterrichten von Yin Yoga und konnte zahlreiche Frauen, aber auch Männer, auf ihrem Weg begleiten und beobachten, was sich in ihnen verändert hat, wenn sie ihre Yin-Energie genährt haben, wie sie aufgeblüht sind und wieder in ihre Kraft zurückgekommen sind, wenn sie die Anbindung zu sich selbst wiedergefunden haben. Ich wünsche allen Frauen, dass sie in diesem Ratgeber eine großartige Hilfestellung finden werden, um sich ihrem Wunderwerk Körper liebevoll und achtsam widmen zu können.

Stefanie Arend

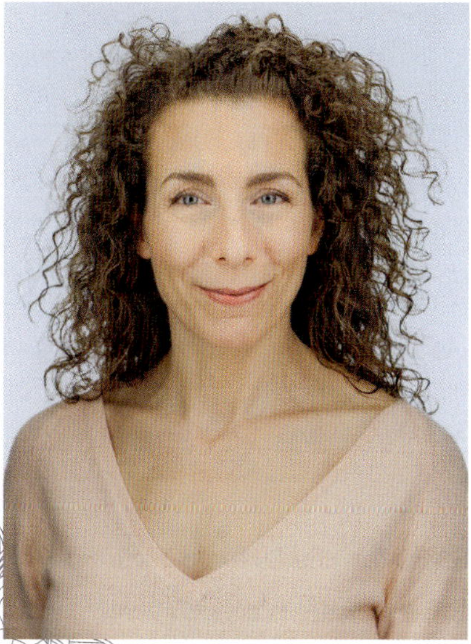

Der weibliche Körper – ein Meisterwerk der Selbstheilung

Die Idee, ein Buch mit einem Gesundheitskonzept für Frauen zu schreiben, kam mir, als ich meine Blutergebnisse mit viel zu hohen Leberwerten in der Hand hielt. Ich fragte mich: Wie kann das sein? Warum geht es meiner Leber so schlecht und warum erkenne ich ihre Signale erst so spät? Ich mache doch Sport, ernähre mich vegetarisch, trinke kaum Alkohol und nehme keine Medikamente. Oder doch? Ach ja, die Pille, aber die nehme ich ja schon ewig.

Genau in diesem Moment wurde mir bewusst, dass ich mir über die Pille noch nie Gedanken gemacht hatte und dass mich meine Frauenärztin auch nie darüber aufgeklärt hat, was die Pille mit meinem Körper anstellt. Intuitiv fühlte ich, dass es an der Zeit war, die künstlichen Hormone abzusetzen, und das war der Beginn einer wunderschönen, manchmal wundersamen Reise durch meinen weiblichen Körper. Denn jetzt wurde mir klar: Seit Jahren hinderte ich meinen eigenen Körper mit künstlichen Hormonen daran, nach seinen natürlichen Rhythmen zu leben. Darüber hinaus fand ich heraus, dass mir durch die Pille ganz viele Nährstoffe fehlten und mein Körper vielleicht deshalb so erschöpft und energielos war. Durch das Absetzen der Pille fühlte ich mich viel selbstbestimmter und spürte, dass ich mein Energiepotential ohne die künstlichen Hormone erheblich steigern konnte.

Fasziniert davon, wie kraftsparend und ausgeglichen der Alltag ist, wenn ich mir erlaube, mit dem körperlichen und seelischen Wechselspiel der Zyklusphasen mitzugehen, wollte ich nun noch weiterforschen: Wann bin ich innerhalb meines Zyklus leistungsfähiger? Wann habe ich kreative Phasen? Wann ist es besser für mich, wichtige berufliche Entscheidungen zu fällen, und an welchen Tagen meines Zyklus brauche ich mehr Zeit für mich? Je mehr ich mich mit meinem Zyklus befasste, desto stärker wuchs die Sehnsucht in mir, wieder mehr weibliche Energie in meinen Alltag zu bringen: genussvoller zu leben, schöne Momente auszukosten, auf mein Bauchgefühl zu vertrauen, die Natur zu spüren und anderen Frauen mit meinen Erfahrungen zu helfen.

Also kombinierte ich verschiedene Therapiemethoden, experimentierte mit Yogahaltungen und probierte aus, welche osteopathischen Techniken meinen Patienten guttaten. Dabei bestätigte sich immer wieder, dass Frauen eine andere Behandlungsweise und ergänzende Behandlungsmethoden für ihre Symptome und Krankheitsbilder brauchen als Männer: sanftere Behandlungsmethoden zum Beispiel, die einen Zusammenhang in komplexen Symptombildern erkennen, oder Behandlungen, die auf die weibliche Körperweisheit setzen, anstatt ihre Ressourcen zu verbrauchen. Vielleicht auch Behandlungsmethoden, in die sich Frauen aktiv mit einbringen können, wie Yoga oder wie Osteopathie.

Meine eigenen Erfahrungen haben mir nochmals bewusst gemacht, wie genial sich der Körper auf alle möglichen Lebensprozesse einstellen kann und wie regenerationsfähig er mit etwas Selbstfürsorge ist. Es ist unmöglich, allen Frauenbeschwerden in einem Buch gerecht zu werden. Doch ich hoffe, ich kann dir in diesem Buch genau das Wissen vermitteln, das du brauchst, um deinem wunderbaren Körper wieder achtsamer zu begegnen und zurück in deine eigene Kraft zu kommen. Ganz sicher findest du viele wirksame Übungen und naturheilkundliche Tipps, die dir helfen, deine Beschwerden zu lindern.

Egal, was ist, wie du dich fühlst und wie dein Symptom benannt wurde: Du selbst bist immer die Veränderung! Ich hoffe, dieses Buch kann dir auf deinem Weg eine gute Unterstützung sein und dein Vertrauen in die weiblichen Heilkräfte stärken!

Alles Gute wünscht dir

Friederike Reumann

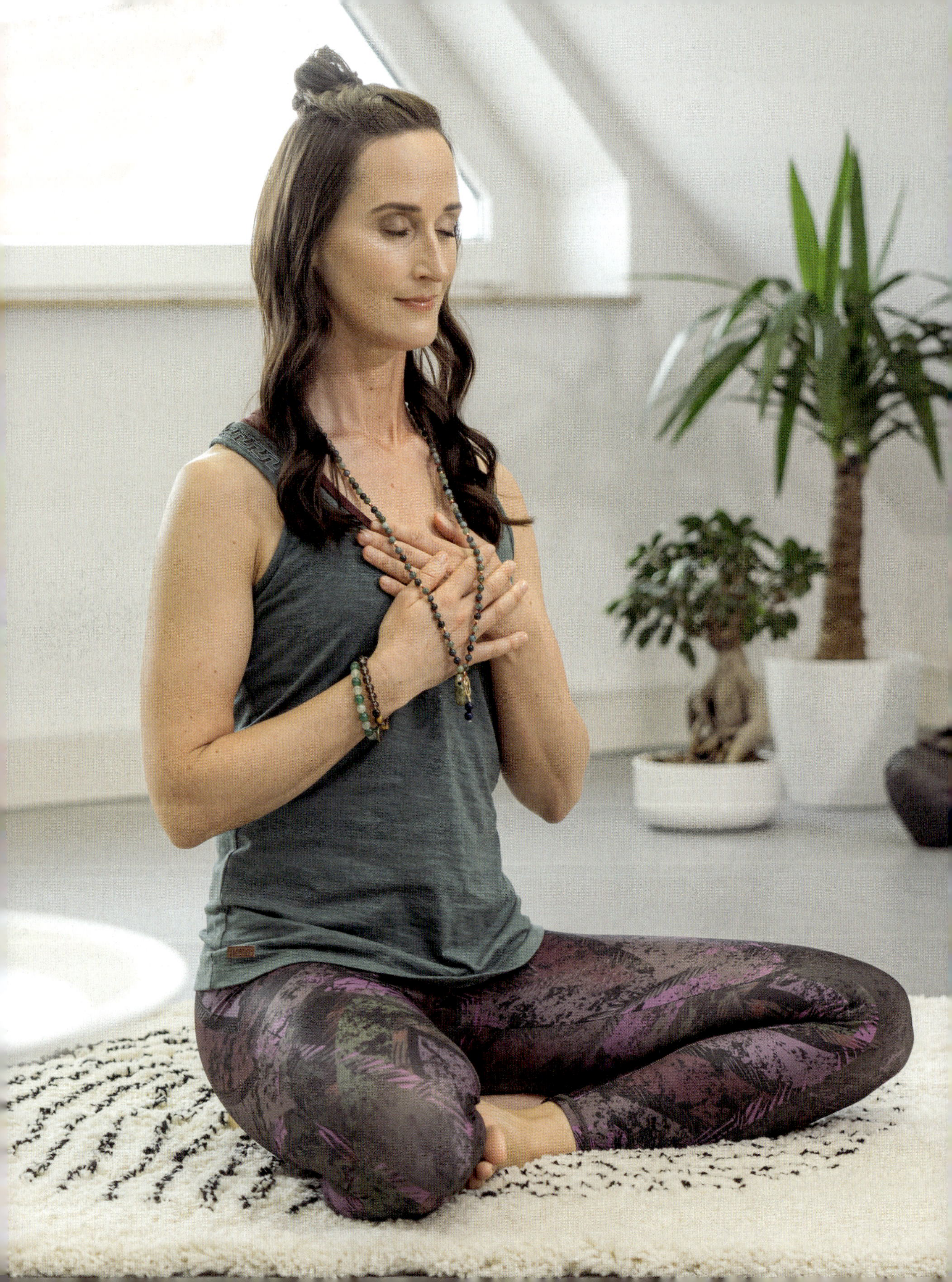

1

Die Grundlagen *weiblicher Gesundheit*

Uns Frauen wohnt eine außergewöhnliche Kraft inne, die einesteils auf unseren typisch weiblichen Körpergegebenheiten wie der Gebärmutter oder unseren Hormonen beruht und anderenteils aus der uns innewohnenden weiblichen Urenergie resultiert, die uns mit der Geburt geschenkt wird. Bei uns Frauen, wie auch im Leben, dreht sich alles um ein Gleichgewicht verschiedener in uns wirkender Kräfte und wie wir mit den Herausforderungen des Lebens umgehen. Gelingt es, diese Kräfte in Balance zu halten und ein Umfeld zu schaffen, in dem man sich wohlfühlt, erleben wir Gesundheit und Wohlbefinden auf allen Ebenen und fühlen uns seelisch-geistig ausgeglichen.

Frauen in der modernen Gesellschaft

Alles im Leben besteht aus Polaritäten und aus zwei Seiten: Es gibt Wärme und Kälte, Licht und Schatten, Einatmen und Ausatmen, Weiblichkeit und Männlichkeit und viele weitere Beispiele. Beruft man sich auf die Philosophie der traditionellen chinesischen Medizin, schlummern in jedem Menschen die Kräfte von Yin und Yang, der weiblichen und der männlichen Energie. Yin steht für passive, nach innen gerichtete Energie und verkörpert die »weibliche Energie«. Yang ist hingegen eine aktive, klare Energie und wird als »männliche Energie« bezeichnet. Man kann sich diese beiden in uns wirkenden Kräfte als eine Einheit vorstellen, die zwar entgegengesetzt wirken, sich jedoch ergänzen und ausbalancieren.

Doch es kann passieren, dass wir eine der beiden Kräfte zu stark verkörpern und der anderen Seite kaum Aufmerksamkeit schenken, wodurch unser System aus Körper, Geist und Seele und das Umfeld, in dem wir leben, in ein Ungleichgewicht kommen. Der Hauptgrund für die Verschiebung beider Kräfte in uns ist, dass wir in einem Zeitalter leben, in dem die Welt von männlicher Yang-Energie dominiert ist. Das bedeutet: Die moderne Gesellschaft legt viel Wert auf Attribute wie Leistung, Wachstum, Kontrolle und Entscheidungen, die sich nach naturwissenschaftlich-technischen Denkmustern ausrichten und im Zweifel den typisch weiblichen Energien wie Fürsorglichkeit und intuitives Handeln übergeordnet werden.

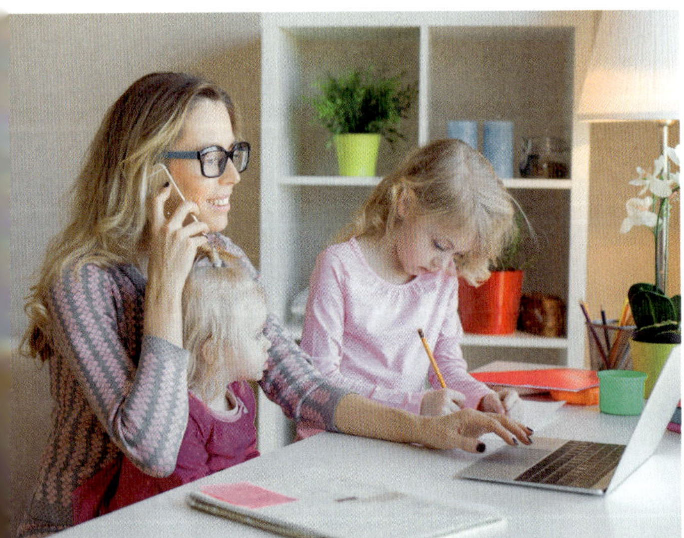

Frauen jonglieren in ihrem Alltag zumeist mit vielen Herausforderungen und managen neben dem Beruf noch das Familienleben.

Verschiebungen der beiden Kräfte Yin und Yang spiegeln sich in der modernen Gesellschaft zum Beispiel in dem Aufbau des Bildungssystems wider: Die Leistung der Schüler und Schülerinnen wird von Anfang an mit Noten bewertet. Naturwissenschaftliche Fächer wie Mathematik und Biologie sind sozialen und kreativen Fächern übergeordnet. Yang-Dominanz findet sich auch in der Berufswelt wieder: Viele Frauen engagieren sich in sozialen Berufsfeldern und kümmern sich gleichzeitig um die Kindererziehung. Doch in sozialen Berufen zu arbeiten, findet in der Gesellschaft wenig Anerkennung. Die fehlende Wertschätzung wird durch eine unzureichende Lohnzahlung untermauert. Gleichzeitig wird von Frauen erwartet, im Berufs- und Familienleben volle Leistung zu erbringen und mit Mehrfachbelastungen zurechtzukommen. Außerdem herrschen in der heutigen Gesellschaft noch immer klare Wertevorstellungen, Glaubenssätze und Rollenbilder darüber, was für Frauen typisch ist und wie Weiblichkeit zum Ausdruck gebracht werden soll. Demzufolge setzen Frauen immer seltener ihre natürlich gegebenen weiblichen Kräfte ein und lassen zu, dass die maskuline Energie die Oberhand in ihrem Leben gewinnt. Schenken wir unseren weiblichen Kräften zu wenig Aufmerksamkeit, verblasst mit der Zeit unsere wunderbare Fähigkeit, auf das Bauchgefühl zu vertrauen und Entscheidungen zu treffen, die zu einem selbstbestimmten, genussvollen Leben führen. Sich zu entspannen, sich hinzugeben, sich zu fühlen, zu heilen und das Leben zu genießen, bleibt im Alltag auf der Strecke.

Als Alleskönnerin in die Wohlfühlrolle schlüpfen

Eine erfolgsorientierte Welt stellt hohe Erwartungen an die Frau von heute: Sie ist eine Powerfrau, die gleichzeitig alles sein kann, eins mit der Natur, aber technisch auf dem neuesten Stand, voller Schaffenskraft und bodenständig. Kinder: ja, aber nicht nur. Sie ist selbstständig, erfolgreich, mütterlich und trotz allem voller Energie und sexy. Gerade im Alltag haben wir durch die gesellschaftlichen Prägungen außerdem hohe Ansprüche an uns selbst und es fällt vielen Frauen schwer, Hilfe anzunehmen, die das Leben erleichtern würde. Die eigene Erwartungshaltung blockiert Frauen derweil so stark, dass es unmöglich wird, in die eigene Weiblichkeit einzutauchen.

Inmitten einer Gesellschaft, die ganz offiziell wenig Wert auf die naturgegebenen, weiblichen Stärken legt, und inmitten hoher Erwartungen an uns selbst müssen wir eine Rolle für uns finden, in der man selbstfürsorglich leben kann und in der wir uns trotz hoher Anforderungen regenerieren dürfen und uns wohlfühlen.

Ein erster Schritt in Richtung Wohlfühlrolle könnte sein, sich aus dem Rollenbild der Alleskönnerin zu lösen. Wir könnten uns vornehmen, Hilfe anzunehmen, wenn sie uns angeboten wird, oder wir könnten anfangen, uns wieder mehr mit den in uns schlummernden weiblichen Kräften zu beschäftigen, und herausfinden, wann wir sie zu unseren Gunsten im Alltag anwenden können.

Andernfalls zahlen wir irgendwann einen hohen Preis: Sobald sich das Gleichgewicht zwischen den Yin- und Yang-Kräften in unserem Inneren zu sehr auseinandergeschoben hat, kann sich das Körper-Geist-Seele-System nicht mehr vollständig regenerieren. Es fällt uns dann immer schwerer, die weiblichen Energien zu aktivieren und auf die körpereigenen Selbstheilungskräfte zurückzugreifen. Neben emotionaler Leere entstehen dann psychosomatische Erkrankungen, hormonelle Ungleichgewichte und Unterleibsschmerzen.

Weibliche und männliche Energie

Bereits unsere Urahnen haben die Welt als Zusammenspiel von femininer und maskuliner Energie mit gegensätzlichen Eigenschaften verstanden. Auch in der traditionellen chinesischen Medizin findet das Modell von Yin (weibliche Energie) und Yang (männliche Energie) seit Tausenden von Jahren Zuspruch. Wie viel Anteil von männlicher und weiblicher Energie in einem Individuum fließt, ist bereits im frühesten Kindesalter festgelegt, wobei naturgemäß bei Frauen die weibliche Energie dominant ist. Die weibliche Energieform ist genauso gut wie die männliche Energieform, doch wichtig für die Gesundheit ist: Weibliche und männliche Energien müssen im Einklang miteinander stehen und ausgeglichen sein. Im Laufe des Lebens können sich die Anteile von Yin und Yang im Körper durch bestimmte Prägungen verschieben, doch bestenfalls immer wieder ausgleichen.

Die Attribute der männlichen Energie

Die männliche Yang-Energie weiß genau, was zu tun ist, um ein Ziel zu erreichen. Sie trifft Entscheidungen mit dem Verstand, plant logisch, faktenbasiert und aus Erfahrung. Daraus resultiert Struktur, Stabilität und Vertrauen, welches auf bereits gemachten Erfahrungen basiert. Insofern hat männliche Energie statusorientierte, rationale und logische Attribute. Sie ist die ureigene Kraft, etwas im Leben zu erreichen: Deshalb lieben die meisten Männer Herausforderungen, entwickeln Ehrgeiz und wollen gewinnen. Gleichwohl hat die männliche Energie beschützenden Charakter und signalisiert, dass alles in Ordnung ist. So strahlt ein Mann in voller Yang-Energie Selbstsicherheit und Kraft aus und erweckt bei uns Frauen tiefes Vertrauen im Sinne von »Ich bin da. Es kann nichts Schlimmes passieren!«. Oder: »Ich halte dir den Raum bereit, in dem du dich fallen lassen und entfalten kannst.«

Die weibliche Körperweisheit

In alten Mythen und in vielen Naturvölkern wird die Frau als heiliges Wesen verehrt. Das hat einen ganz bestimmten Grund: Die Gebärmutter als Leben schenkendes Organ soll eine direkte Anbindung an die schöpferische universelle Energie haben. Wir haben demnach eine direkte Verbindung zum Göttlichen oder, anders gesprochen, zum universellen Kosmos und empfinden dadurch wahrscheinlich ein viel stärkeres Urvertrauen, als es Männern möglich ist. Das verschafft uns den Instinkt, auf das Bauchgefühl zu hören und mit diesem eingebauten inneren Kompass Entscheidungen in Situationen zu treffen, in denen Männer keine Lösung sehen. Die Frauen der Naturvölker sind noch ganz fest mit ihren Urkräften verbunden und vertrauen auf ihre Fähigkeiten. Sie setzen sie zur Heilung ein, lernen von der Natur und leben im Rhythmus ihrer natürlichen Zyklen. Ihr

Rat und ihre Hellsichtigkeit sind innerhalb des Volkes gefragt und werden wertgeschätzt. Gelebte weibliche Energie fließt sinnlich und dynamisch durch den ganzen Körper und schenkt ein Gefühl von aufrichtiger Verbundenheit zu allem, was existiert: zu Tieren und zu Pflanzen, zu sich selbst, der Erde und dem Universum. Frauen, die ihre weibliche Energie leben, folgen ihrem Herzen. Sie passen sich als zyklische Wesen gelassen den wechselnden Bedingungen des Lebens an und können sich mühelos im gegenwärtigen Moment verankern.

Jede Frau besitzt weibliche Urkräfte. Sie sind tief in unserem Unterbewusstsein eingewebt und im Prinzip jederzeit abrufbar. Doch wir greifen selten auf unsere Superkräfte zurück. Denn es ist eine große Herausforderung, sie in der heutigen Gesellschaft zu nutzen. Seien wir ehrlich: Die meisten von uns Frauen sind sich ihrer eigenen Kräfte kaum mehr bewusst. Doch das Gute ist: Wir können lernen, wieder achtsamer mit unserem Körper zu kommunizieren und die weiblichen Energien zu aktivieren. Dafür braucht es ein positives Mindset, etwas Körperwissen und ein paar Selbstbehandlungstools, die du mit dieser Lektüre als Gesamtpaket für ein neues, weibliches Körpergefühl bekommst.

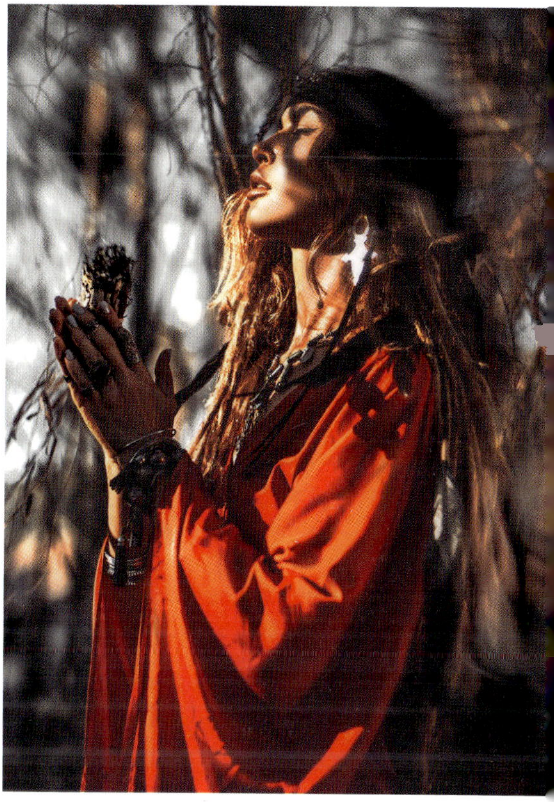

In jeder Frau schlummern die weiblichen Urkräfte, wie sie von den Frauen der Urvölker heutzutage noch gelebt werden.

YIN-KRAFT UND SCHATTENASPEKTE

Die weibliche (Yin-)Energie steht für Schöpferkraft, Mitgefühl, Intuition und Urvertrauen. Sie steht für Kreativität, Heilung und Ekstase, für Fühlen, Entspannen, Genießen, für Empfangen und Loslassen.

Ist die Yin-Energie geschwächt, entstehen emotionale Abhängigkeit, Selbstsabotage und Selbstzweifel, Eifersucht, Schuldgefühle und Antriebslosigkeit. Frauen mit zu wenig Yin-Energie fühlen sich in der Opferrolle gefangen, halten sich klein und suchen nach Liebe im Außen.

Herausforderungen mit gutem Gefühl managen

Die meisten berufstätigen Frauen, die in meine Praxis kommen und sich behandeln lassen möchten, fühlen sich erschöpft, müde und ausgelaugt. Neben einem verantwortungsvollen Beruf managen sie das Familienleben, kümmern sich um den Haushalt und unterstützen oftmals noch die Eltern. Trotzdem sie gefühlt für alle da sind, sind sie meist von Schuldgefühlen geplagt und wirken unzufrieden. Es fällt ihnen schwer, sich abzugrenzen und den Fokus auf die eigenen Bedürfnisse zu lenken. Das gut gemeinte Verhaltensmuster lässt wenig Spielraum für Selbstfürsorge und bringt den Energiehaushalt durcheinander. Die Kräfte schwinden und es schleichen sich erste Körpersymptome ein, aus denen ernst zu nehmende Erkrankungen werden können.

Den Alltag entschlacken

Es liegt auf der Hand, dass wir zunächst unsere gesundheitsschädigenden Verhaltensmuster erkennen und angehen müssen, bevor wir versuchen, uns mit den Selbstbehandlungsstrategien aus diesem Buch von körperlichen Leiden zu befreien. Falls du dich zu den Frauen zählst, die sich wie viele meiner bereits erwähnten Patientinnen müde und erschöpft durch den Alltag schleppen, empfehle ich dir zu analysieren, was in deinem Alltag zur Erschöpfung führt. Am besten besorgst du dir dafür ein Schreibheft und nimmst dir am Abend Zeit, deinen Tag gedanklich zu reflektieren – mit dem Ziel, Prioritäten innerhalb des Tagesablaufs herauszufiltern und dir der überflüssigen Tätigkeiten bewusst zu werden. Gehe wie folgt vor:

- Unterteile deinen Tag in drei Abschnitte – morgens, mittags und abends – und notiere, was du in den jeweiligen Tagesabschnitten gemacht hast. Dann streiche alles, was überflüssig war, durch und sieh dir deine Aufzeichnungen nochmals an. Sieht dein Tag jetzt für dich schon ein bisschen aufgeräumter aus?
- Markiere nun fünf bis zehn Tätigkeiten mit einem roten Stift, die an diesem Tag besonders wichtig waren oder die »sein mussten«. Überlege dir, ob bei den markierten Aufgaben solche dabei sind, die du an Kollegen, Familienmitglieder oder Freunde hättest abgeben können. Welche der Aufgaben konntest nur du erledigen? Schreibe dir einen positiven Satz dazu auf, weshalb du diese Aufgabe am besten von allen erledigst.

Mit den Notizen ist dir jetzt klar, welche Aufgaben für dich im Alltag Priorität haben. Das Bewusstsein, einzigartige Fähigkeiten zu besitzen, mit denen du verantwortungsvolle Aufgaben löst, schenkt dir Selbstbewusstsein, neue Motivation und ganz viel Kraft.

Energieräuber aufdecken

Wenn es nicht die vielen Aufgaben und Herausforderungen des Alltags sind, die dich ermüden, dann überprüfe, ob es vielleicht Menschen in deinem Umfeld gibt oder freudlose Tätigkeiten, die deine Energie rauben und die dich auslaugen. Mache dir wieder Notizen und überprüfe ...

- ob du dich in deinem Alltag mit sogenannten Energievampiren umgeben musst. Energievampire können beispielsweise Kollegen und Kolleginnen sein, Familienmitglieder oder Bekannte, für die du viel gibst, aber nie etwas zurückbekommst. Benenne deine Energievampire und schreibe dir dazu, wie du ihnen am besten aus dem Weg gehst. Es gibt auch »Schutzschilder«, mit denen man Energiesauger auf Distanz hält. Ich setze bei Energievampiren beispielsweise auf weiße Kleidung – schwarze Kleidung zieht solche Menschen eher an – oder trage ein Armband aus schwarzem Turmalin. Mir helfen auch ätherische Düfte oder ein Raumspray mit der Bachblüte Crab Apple. Vielleicht hilft es dir, zu deinen jeweiligen Energievampiren zu notieren, mit welchem Mittel du deine Energie für dich behältst.
- ob du dir Unterstützung im Familienleben vorstellen könntest, beispielsweise Hilfe für den Garten und den Haushalt, bei der Pflege der Eltern oder Fahrdienste für deine Kinder.
- ob es in deinem Alltag Aufgaben gibt, denen du dich körperlich, geistig oder auf emotionaler Ebene nicht gewachsen fühlst und die dir aus diesen Gründen Energie abzwacken. Wem könntest du dich diesbezüglich anvertrauen? Wer erledigt die Aufgaben besser und könnte sie übernehmen? Hat dir jemand Hilfe bei den Aufgaben angeboten, die du jetzt bereit bist anzunehmen?

Wenn du dir eine Zeit lang täglich Notizen zu den beiden Punkten »Den Alltag entschlacken« und »Energieräuber aufdecken« machst, fällt es dir leichter, deine Zeit zu managen und dich am Abend noch fit zu fühlen. Du erkennst, was im Alltag Priorität hat und welche Aufgaben unnötiger Ballast sind, den es zu vermeiden gilt. Durch die »Entschlackung« des Alltags gewinnst du für dich wohlverdiente Pausen und Zeit für Regeneration und Selbstfürsorge.

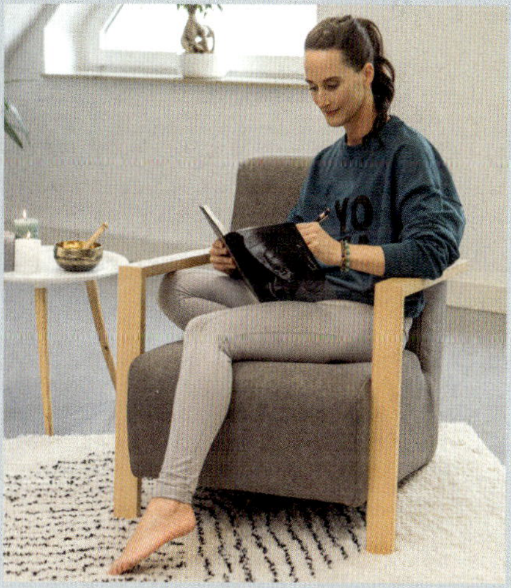

Den Alltag entschlacken und Energieräuber aufdecken: Mache dir Notizen, um zu erkennen, was dich auslaugt, und um Strategien zu entwickeln, wie du mit ihnen umgehst.

Blockierende Glaubenssätze in ein positives Mindset umwandeln

Oftmals machen wir uns selbst das Leben schwer und stressen uns. Wir streben zum Beispiel danach, mit Männern gleichgesetzt zu werden, und vergessen darüber, wie unterschiedlich Männer und Frauen sind. Dabei wollen wir das Gleiche schaffen wie Männer, auch körperlich, und das, obwohl wir viel weniger Muskelkraft haben. Aber nicht nur das: Wir Frauen müssen uns darüber klar werden, dass wir zyklische Wesen mit natürlichen Energie- und Leistungsschwankungen sind und dass wir innerhalb unseres monatlichen Zyklus Hoch- und Tiefphasen haben (mehr dazu ab Seite 115). Natürlich dürfen wir die gleichen Rechte und den gleichen Verdienst einfordern und natürlich sind wir gleichwertig wie Männer. Doch wir müssen uns selbst wieder erlauben, uns der Weiblichkeit bewusst zu werden, uns erlauben, uns auf Gefühle einzulassen und Verantwortung dafür zu übernehmen, wie wir mit dem eigenen Körper umgehen.

Wenn wir die Yang-Energie aus bestimmten Gründen zu stark verkörpern, verschiebt sich das natürliche Yin-Energielevel in uns. Stimmen wir die beiden Energien nicht schnell genug wieder aufeinander ab, laufen wir Gefahr, in den Opfermodus zu verfallen, und hadern mit Selbstzweifeln. Manchmal schleichen sich Schuldgefühle ein, oder wir verstecken unsere Fähigkeiten und halten uns klein. Dann ist es wichtig, störende Gedankenmuster und negative Glaubenssätze aufzudecken und in ein positives Mindset umzuwandeln. Es kann dir eine Hilfe sein, Glaubensmuster niederzuschreiben, die du an dir erkannt hast, und schriftlich in ein positives Mindset umzuformulieren. Mit ein bisschen Übung entwickelt sich aus deinen Aufzeichnungen eine dauerhaft positive Grundstimmung. Schon bald kannst du negative Glaubenssätze, die in deinem Bewusstsein »aufblitzen«, sofort aufdecken und umformen, bevor sie dich im Alltag blockieren.

Negative Glaubenssätze	Positives Mindset
»Ständig will in der Firma jemand einen Rat von mir.«	»Meine Expertise ist für meine Kollegen von Bedeutung.«
»Meine Kollegin ist dauernd krank und ich muss Überstunden machen.«	»Ich bin so fit und gesund, dass ich über die geforderte Leistung hinausgehen kann.«
»Mist! Ich muss noch einkaufen!«	»Ich habe genug Geld, um mir etwas Schönes zu kaufen.«
»Oh nein, jetzt bekomme ich auch noch eine Erkältung!«	»Wie schön, dass ich meinem Körper Zeit zum Ausruhen schenken kann.«
»Ich kann nicht mehr!«	»Ich fühle meinen Körper.«

Du wirst schnell merken, wie sich das Leben für dich durch eine grundsätzlich positive Einstellung verändert, denn eine optimistische Grundhaltung ist ausschlaggebend für einen glücklichen, gesunden und erfüllten Alltag.

Später, im weiteren Verlauf des Buches (ab Seite 115) erfährst du, wie dein monatlicher Zyklus funktioniert und wie sich dein Körper, der Geist und die Seele auf die zyklisch ablaufenden Körperprozesse abstimmen. Es ist so spannend zu erfahren, in welchen Zyklusphasen es für uns Frauen schwieriger ist, optimistisch gestimmt zu sein und an einem positiven Mindset festzuhalten. Doch mit dem zusätzlichen Wissen über hormonelle Schwankungen und über die Abläufe der Zyklusphasen entwickelt sich dein Mindset stetig weiter bis hin zu einer positiven Grundeinstellung als Basis für Selbstheilung und ein Leben in Gesundheit. Wenn du dir darüber hinaus noch ein bisschen Anatomie über die weiblichen Geschlechtsorgane und den Beckenboden aneignest, dann kannst du jederzeit an den passenden Stellschrauben drehen und mit den Selbstheilungstools aus diesem Buch Beschwerden lindern und in deine weibliche Kraft zurückfinden.

Die vielfältigen Prozesse im weiblichen Körper

Jetzt, wo dein Bewusstsein für weibliche Energien geschärft ist und du von den Auswirkungen eines positiven Mindset gehört hast, fällt es dir vielleicht schon leichter, aus dem allgemeinen Rollendenken herauszuschlüpfen. Wahrscheinlich wächst sogar die Lust und Neugier, dich wieder mit deinem Körper zu beschäftigen und zu hinterfragen, ob es Gründe dafür gibt, wenn dir dein Körper Symptome sendet. Deshalb lasse uns in diesem Abschnitt einen genauen Blick auf die Warnsignale werfen und herausfinden, weshalb sich dein Körper manchmal unwohl fühlt. In der Regel gibt er dir nämlich frühzeitig Bescheid, wenn es Störungen im Zusammenspiel der vielen verschiedenen Körperprozesse gibt. Ist etwas akut, sendet der Körper am häufigsten Schmerzsignale. Sie schränken meist das Alltagsgeschehen ein und du bemerkst schnell, dass etwas nicht funktioniert, nicht stimmt. Der Körper erzwingt sozusagen eine Reaktion von dir. Zu den Schmerzsignalen zählen beispielsweise Menstruationskrämpfe oder Rückenschmerzen. Warnsignale können aber auch subtiler sein und sich mit innerer Unruhe, Gereiztheit und mangelnder Gefühlskontrolle äußern. Bestehen die Störungen im Körpergeschehen schon länger, kommen noch systemische Symptome hinzu: Typisch sind dann Verdauungsprobleme, Schlafstörungen, Erschöpfung oder unerfüllter Kinderwunsch.

Ein schneller Überblick über das Körpergeschehen

Auf den Körper bezogen, generieren wir Frauen typisch weibliche Kraft aus dem feinen Zusammenspiel von unzähligen Hormonen und unseren weiblichen Geschlechtsorganen, allen voran der Gebärmutter und den Eierstöcken.

Unser Hormonsystem ist fein aufeinander abgestimmt und produziert einen typisch weiblichen Mix an Hormonen, der an alle Organe des Körpers gesendet wird und an ihnen bestimmte Reaktionen auslöst. Östrogene und Progesteron, ebenso wie die typisch weiblichen Hormone LH (luteinisierendes Hormon) und FSH (follikelstimulierendes Hormon), spielen beispielsweise eine wichtige Rolle für unseren monatlichen Zyklus. Ist der Hormonmix in genau der passenden Menge vorhanden, können wir Frauen bis zu einem bestimmten Alter nach einem regelmäßigen Zyklus leben, der sich monatlich wiederholt und uns die Möglichkeit schenkt, ein neues Leben in uns heranreifen zu lassen und auf die Welt zu bringen. Nutzen wir die Möglichkeit, ein Kind zu bekommen, regeln die Hormone nun, dass sich der Körper ganz auf das Wachstum des heranreifenden Lebens einstellen kann. In dieser Zeit dehnt sich zum Beispiel die Gebärmutter um ein Vielfaches aus und bildet in der Gebärmutterwand den Mutterkuchen mit Nabelschnur. Die Sehnen, Muskeln und

Gelenkknorpel im Becken werden weicher, damit es sich während der Geburt weiten und wieder zusammenziehen kann und das vertraute innere Band zwischen Mutter und Kind entsteht. Nach der Geburt dauert es eine Weile, aber dann reguliert sich das Hormonsystem und gleicht sich für einen neuen Zyklus wieder aus.

Wenn wir ungefähr Anfang 50 werden, stellt sich das Hormonsystem erneut um und regelt die Produktion von Östrogen und Progesteron herunter. Damit endet die Möglichkeit, ein Kind zu bekommen. Stattdessen wird uns die Option geschenkt, uns im folgenden Lebensabschnitt tiefgründig mit den eigenen Bedürfnissen und Wünschen zu befassen.

Die Gebärmutter, die Eileiter und die Eierstöcke

Wenn wir im zweiten Kapitel Yogaübungen und osteopathische Impulse zur Linderung von Beschwerden einsetzen, ist es von Bedeutung zu wissen, wo genau im Körper die weiblichen Geschlechtsorgane und der Beckenboden zu finden sind. Je mehr du über deine Geschlechtsorgane weißt, desto einfühlsamer kannst du mit ihnen umgehen.

Die Geschlechtsorgane Gebärmutter, Eileiter und Eierstöcke liegen zentral im Unterbauch, grob gesagt zwischen Bauchnabel, Schambein und den beiden seitlichen Beckenknochen. Wenn du deine Hände unter deinem Bauchnabel auflegst, hast du die Gebärmutter mit den Eileitern und den Eierstöcken komplett abgedeckt.

Die Gebärmutter ist zwischen der Blase und dem Enddarm eingebettet und von einer dünnen Haut, dem Bauchfell, überzogen. Das birnenförmige Organ ist ungefähr zehn Zentimeter groß, kann sich aber bei Bedarf, zum Beispiel bei einer Schwangerschaft, enorm ausdehnen. Damit die Gebärmutter nicht zu sehr verrutscht, ist sie über Faszien und Bänder mit dem Beckenboden, dem Schambein und dem Steißbein verbunden. Von innen ist sie mit Schleimhaut ausgekleidet *(Endometrium)*. Im Verlauf des Monatszyklus wird die Schleimhaut unter Einfluss von weiblichen Geschlechtshormonen aufgebaut und für die Einnistung einer befruchteten Eizelle vorbereitet. Bleibt die Eizelle unbefruchtet, wird die oberste Schleimhautschicht als Regelblutung ausgeschieden. Somit besitzt die Gebärmutter eine Art Selbstreinigungsmechanismus. Rechts und links an der Gebärmutter befinden sich die Eileiter.

In den Eierstöcken lagern unzählige unreife Eizellenhaufen. Genauer gesagt trägt jede Frau schon bei der Geburt etwa ein bis zwei Millionen Eizellen in ihren Eierstöcken. Das reicht für circa 300 bis 500 Zyklen mit Eisprung. Die Eierstöcke sind Keimdrüsen und produzieren Östrogene. Östrogen sorgt dafür, dass jeden Monat eine der vielen Eizellen zu einem Follikel heranreifen und sich dann in der Mitte des Zyklus mithilfe anderer weiblicher Hormone auf Wanderschaft zu der Gebärmutter machen kann.

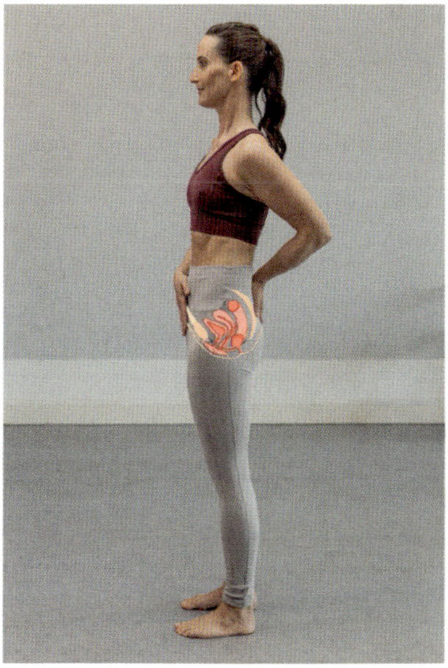

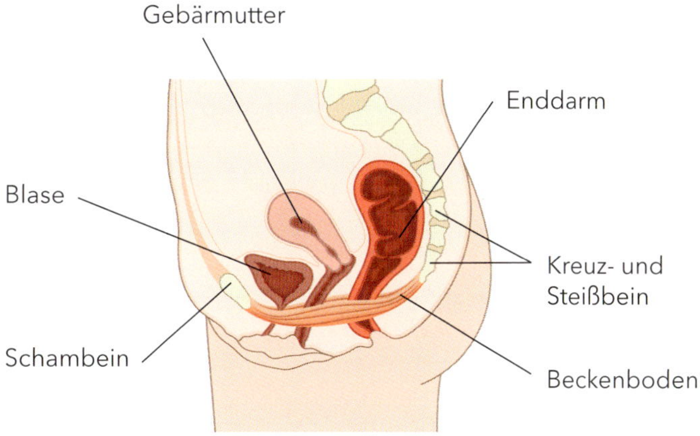

Die Blase, die Gebärmutter, der Enddarm und der Beckenboden von der Seite.

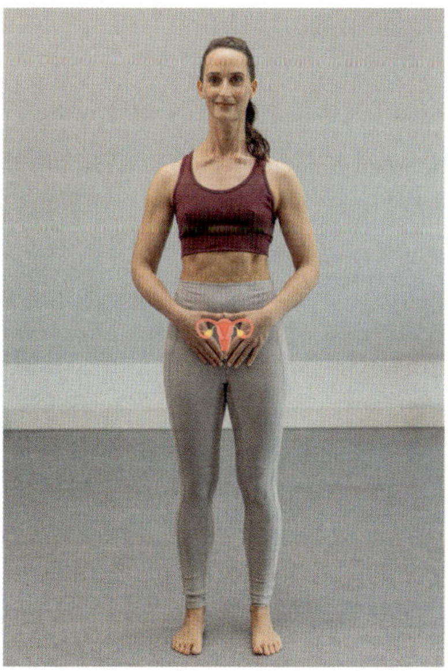

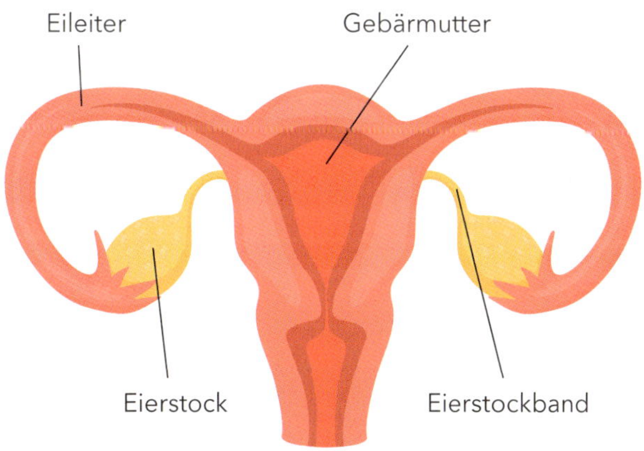

Die anatomische Lage der Eierstöcke, der Eileiter und der Gebärmutter - sie liegen alle drei im Unterbauch.

Die Eileiter sind zusammen mit den Eierstöcken über dem Schambein und dann etwas weiter rechts und links in Richtung Beckenknochen zu finden. Sie können bis zu 18 Zentimeter lang sein und dienen einerseits als Verbindungsweg zwischen der Gebärmutterhöhle zu den Eierstöcken und andererseits als Transportweg für die Eizelle in die Gebärmutter. Im Eileiter findet die mögliche Befruchtung der Eizelle statt. Findet keine Befruchtung statt, wird der Follikel abgebaut.

Der Beckenboden

Der Beckenboden ist mit seinen drei übereinander gelagerten Muskelschichten der untere Abschluss des Beckens und stabilisiert die Beckenorgane, die durch den aufrechten Gang Druck nach unten ausüben. Die Muskelschichten sind fächerartig übereinander angeordnet und über Faszien – bindegewebige Strukturen – miteinander verbunden. Die äußerste Muskelschicht besteht aus mehreren einzelnen Muskeln, die bei Frauen eine achtförmige Muskelschlinge um Anus und Scheide bilden. Die mittlere und die innere Schicht des Beckenbodens können wir mit dem Kommando »Ziehe deine Sitzbeinhöcker zusammen und schließe deine Harnröhre, Scheide und After« direkt ansteuern und spüren. Insgesamt sind die Muskelschichten des Beckenbodens etwa vier Zentimeter dick.

Während einer Schwangerschaft bringt der Beckenboden die Kraft auf, das Gewicht des Kindes zu tragen, und wird am Ende der Schwangerschaft so weich und dehnbar, dass dem Kind die Geburt ermöglicht wird. Im Gegensatz zum männlichen Beckenboden besitzt der weibliche Beckenboden drei enge Öffnungen: eine für den Darm, eine für die Harnröhre und eine für die Scheide. Das sind die Gründe, weshalb der weibliche Beckenboden anfälliger für Dysfunktionen und Schwächung ist als der männliche.

Der Beckenboden hat über Bänder, Sehnen und Faszien Verbindungen zur Lendenwirbelsäule, zu den Beckenknochen und zu den Bauchmuskeln. Außerdem verknüpft die Muskelplatte das Steißbein wie eine Hängematte mit dem Schambein. Auf dieser Hängematte sind die Blase, die Geschlechtsorgane und Teile des Darms bequem im Beckenraum eingebettet.

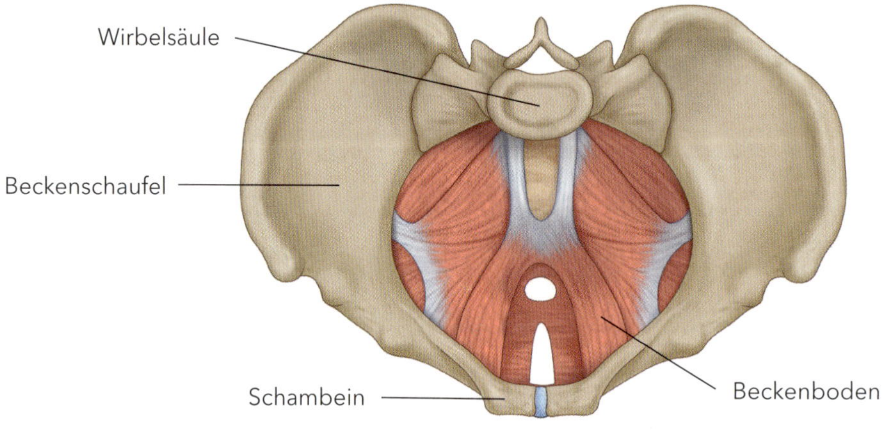

Der Beckenboden von oben: eine Muskelplatte, die all deine Bauchorgane und deine Wirbelsäule abstützt.

Es scheint kaum vorstellbar, doch der Beckenboden ist über Faszien, Bänder, Muskeln und über die Atmung sogar mit dem Zwerchfell im Brustkorb verbunden. Mit der Einatmung senkt sich das Zwerchfell, sodass die Bauchorgane nach unten gedrückt werden. Der Beckenboden dehnt sich dadurch und richtet sich etwas weiter nach unten aus. Mit der Ausatmung hebt sich das Zwerchfell wieder, die Beckenbodenmuskeln ziehen sich zusammen und der Beckenboden kehrt an seinen Platz zurück, wo er wieder ganz entspannt ist.

Neben seiner Funktion, die Beckenorgane im Beckenraum zu halten, ist der Beckenboden wichtig für die Stuhl- und Harnkontinenz und für die Stimulation der Klitoris beim Sex. Jetzt, da du dir ein genaueres Bild über den Beckenboden und seine Anatomie machen konntest, ist es leichter, sich vorzustellen, dass sich Beckenbodendysfunktionen nicht nur auf den Beckenboden selbst auswirken. Sie haben auch Einfluss auf die Atmung, auf den unteren Rücken und auf die Beckenknochen. Außerdem können sich Dysfunktionen auch auf Organe übertragen, die mit dem Beckenboden verbunden sind, zum Beispiel auf den Darm, die Geschlechtsorgane und die Blase, die daraufhin ebenfalls beeinträchtigt werden und sich mit Symptomen melden können.

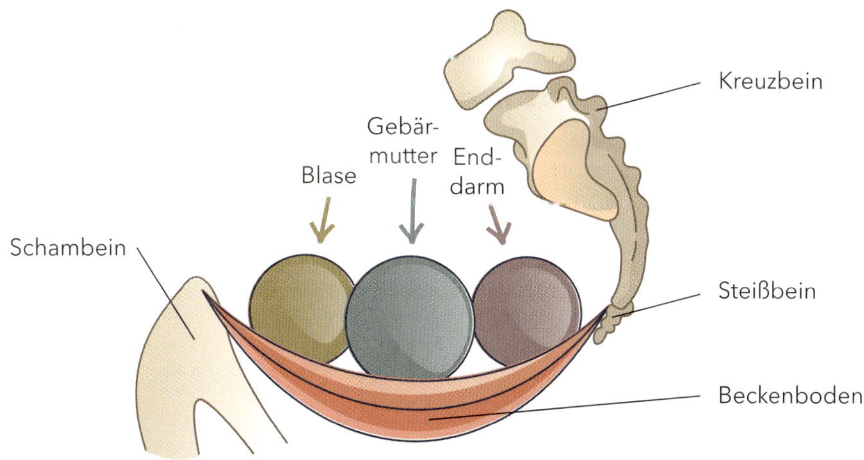

Der Beckenboden von der Seite gesehen – trägt deine Bauchorgane wie Äpfel in einer Schale.

Was du über das Hormonsystem wissen solltest

Dass wir uns so gut an die schnell wechselnden Lebensumstände anpassen können, verdanken wir unseren Hormonen. Die winzigen Botenstoffe arbeiten eng mit dem Nervensystem zusammen und steuern sämtliche Prozesse in unserem Körper. Mit ihrer Hilfe können wir schlafen und morgens wieder aufwachen, dem Körper genügend Nährstoffe zufügen und wachsen oder sogar, wie bereits beschrieben, ein neues Leben in uns heranreifen lassen. Hormone beeinflussen das Hautbild, den Stoffwechsel und den Energiehaushalt, unsere Stresstoleranz, den Umgang mit unseren Emotionen und vieles mehr. Hormone werden in bestimmten Drüsen produziert wie beispielsweise im Hypothalamus, in der Hypophyse, der Schilddrüse und den Eierstöcken. Von dort verteilen sie sich über das Blut im Körper, bis sie an ihrer Rezeptorzelle ankommen, dort andocken und die gewünschte Reaktion an ihrem Zielorgan auslösen.

Damit die von Hormonen ausgelösten Körperreaktionen einwandfrei funktionieren, müssen die Hormone in abgestimmten Mengen produziert werden. Deshalb gibt es innerhalb des Hormonsystems einen hierarchischen Aufbau, dessen Kommandozentrale der Hypothalamus im Gehirn ist. Er erteilt der darunter liegenden Hypophyse Aufträge, die diese wiederum an die untergeordneten Hormondrüsen weitergibt. Die Hormondrüsen wiederum geben dem Hypothalamus eine Rückmeldung über den aktuellen Hormonspiegel. So kann der Bedarf an Hormonen jederzeit angepasst werden.

Der Hypothalamus überwacht jedoch nicht nur die hormonellen Regelkreise. Er reguliert gleichzeitig das Nervensystem und kann je nach Situation ganz spezielle Hormone in feinen Mengen durch den Körper schicken. So wird beispielsweise Stress reguliert oder der Blutdruck gedrosselt. Im Folgenden beschäftigen wir uns näher mit den Hormonen, die unseren monatlichen Zyklus regeln, und werfen einen Blick auf die beiden bekanntesten weiblichen Hormone Östrogen und Progesteron.

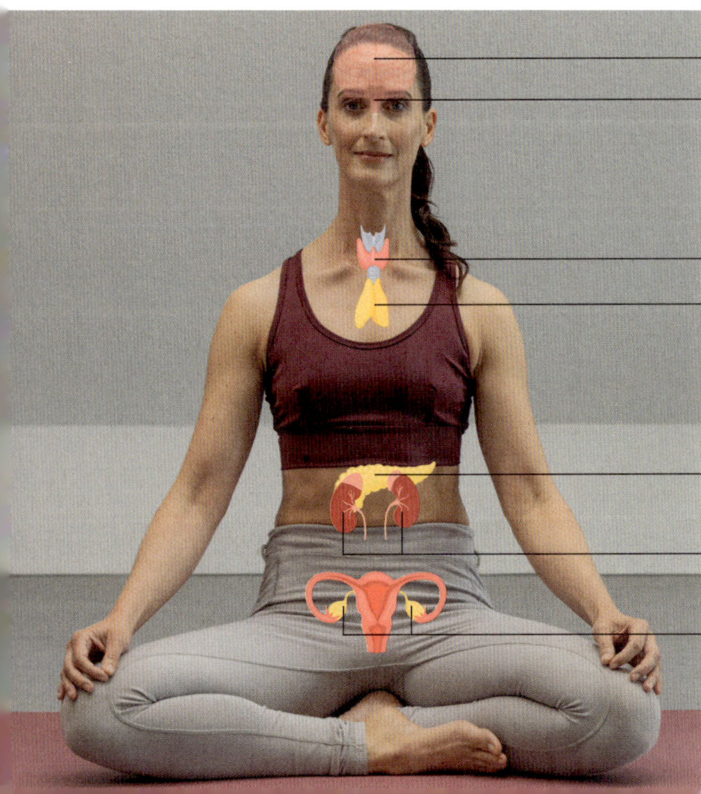

Alle Hormondrüsen im weiblichen Körper auf einen Blick – sie sind mehr oder weniger in einer Linie übereinander angeordnet.

Östrogene: Das Hormon der ersten Zyklushälfte

Unter der Bezeichnung »Östrogen« werden genau genommen verschiedene Östrogenformen zusammengefasst, die alle ihren eigenen Aufgaben nachgehen. Östrogene werden hauptsächlich in den Eierstöcken gebildet. Im Bedarfsfall können sie zusätzlich durch die Muskulatur, von den Nebennieren, den Fettzellen und der Haut synthetisiert werden, zum Beispiel dann, wenn die Peri- und Menopause einsetzt und die Östrogenproduktion natürlicherweise in den Eierstöcken abnimmt. Das Hormon ist insbesondere in der ersten Zyklushälfte dominant. Es sorgt für die Reifung der Eizelle in den Eierstöcken und baut die Gebärmutterschleimhaut auf. Wird die Eizelle nicht befruchtet, sinkt der Hormonspiegel in der zweiten Zyklushälfte so weit, dass die Gebärmutterschleimhaut mit der Periodenblutung abgebaut wird. Bei einem ausgeglichenen Östrogenspiegel fühlen wir uns wunderschön und haben eine sinnliche, weibliche Ausstrahlung. Die Haare glänzen, die Lust auf Sex steigt und die Laune hebt sich, denn Östrogen wirkt wie ein natürliches Antidepressivum. Außerdem reguliert das Hormon das natürliche Hungergefühl. Man hat herausgefunden, dass Östrogene an über 400 Funktionen im Körper beteiligt sind. Deswegen wird Östrogen auch im männlichen Körper produziert, wenn auch in viel geringeren Mengen.

BEI KINDERWUNSCH DIE ÖSTROGENE CHECKEN

Östrogene ermöglichen überhaupt erst eine Schwangerschaft. Will es mit dem Schwangerwerden nicht klappen, lohnt es sich, den Östrogenspiegel mittels Blut- oder Speicheltest überprüfen zu lassen.

Progesteron: Das Hormon der zweiten Zyklushälfte

Progesteron ist ein Steroidhormon. Während es im Gehirn und in geringen Mengen in den Nebennieren bei beiden Geschlechtern gebildet wird, wird Progesteron bei Frauen vor allem im Gelbkörper der Eierstöcke gebildet. Progesteron ist besonders in der zweiten Zyklushälfte aktiv und baut im Zusammenspiel mit Östrogen die Gebärmutterschleimhaut für eine mögliche Schwangerschaft auf. Progesteron sorgt dafür, dass sich die Eizelle in der Gebärmutterschleimhaut einnistet und die Schwangerschaft aufrechterhalten bleibt. Ist das der Fall, steigt die Konzentration von Progesteron weiter an. Wurde die Eizelle nicht befruchtet, sinkt der Progesteronspiegel am Ende des Zyklus wieder ab und leitet zusammen mit Östrogen das Abstoßen der oberen Schicht der Gebärmutterschleimhaut ein. Neben vielen weiteren Aufgaben hat Progesteron noch eine neuroprotektive Funktion: Bei Bedarf können die Hormone Cortisol, Aldosteron und Östrogene aus Progesteron hergestellt werden.

WAS PROGESTERON MIT CORTISOL UND STRESS ZU TUN HAT

Im Dauerstress benötigt der Körper mehr von dem »Stresshormon« Cortisol. Für den Mehrbedarf nutzt der Körper die Möglichkeit, aus Progesteron Cortisol zu bilden, doch dann fehlt ausreichend Progesteron in der zweiten Zyklushälfte. Möglicherweise leiden gestresste Frauen aus diesem Grund in der zweiten Zyklushälfte häufiger an Stimmungsschwankungen und Schlafstörungen. Klappt es bei Kinderwunsch mit der Schwangerschaft nicht, ist nicht selten ein Progesteronmangel schuld daran: Die Eizelle wird befruchtet und nistet sich in der Gebärmutter ein. Allerdings kann die eingenistete Eizelle in einigen Fällen nicht gehalten werden und wird wieder abgebaut.

Wie funktioniert der monatliche Zyklus?

Damit du dich besser auf deinen Zyklus einstellen und all sein Potenzial für deinen Alltag ausschöpfen kannst, wenden wir uns jetzt intensiver den verschiedenen Zyklusphasen zu. Zunächst erhältst du einen groben Überblick über die einzelnen Zyklusphasen und welche Prozesse in ihnen ablaufen. In den anschließenden Sonderseiten zu deinem Zyklus erstellen wir noch eine Zykluskurve, die für dich zu einem wichtigen Diagnosetool bei Zyklusbeschwerden wird (ab Seite 31).

Der weibliche Zyklus schenkt Frauen schöpferische Kräfte, Energie und Struktur im Alltag. Er basiert auf einer periodischen Abfolge hormoneller Veränderungen, die die Voraussetzung schaffen, neues Leben zu erzeugen und auf die Welt zu bringen. Der erste Zyklustag beginnt mit der Menstruation, bei der über die Blutung Gebärmutterschleimhaut ausgeschieden wird. Auch wenn sich die Blutmenge, die während der Menstruation abfließt, größer anfühlen kann, verlieren Frauen normalerweise während der Regelblutung insgesamt nur etwa 60 Milliliter Blut. Viele Frauen nutzen die Zeit der Regelblutung, um körperlich und seelisch loszulassen, denn der Blutverlust wirkt wie ein kleiner Aderlass und wie ein sanftes Detox. Der Körper bekommt den Impuls und die Kraft, auf körperlicher und emotionaler Ebene loszulassen und von Neuem zu beginnen.

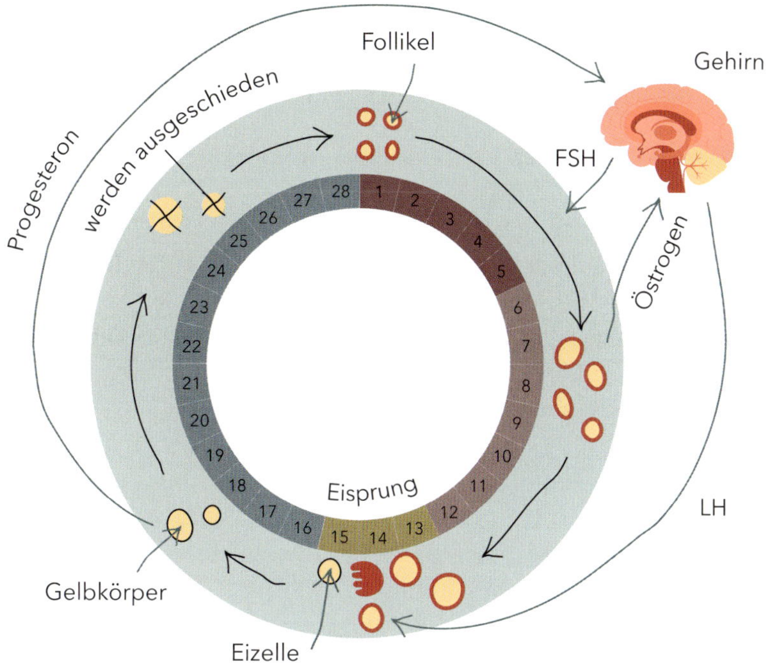

Beim weiblichen Zyklus ohne Befruchtung werden die Eizellen über die Regelblutung abtransportiert.

Frühe und späte Follikelphase

Ich unterteile den Zyklus in fünf unterschiedliche Phasen. Die erste Phase ist die frühe Follikelphase. Sie dauert vom ersten bis etwa zum siebten Zyklustag. Der erste Zyklustag beginnt mit dem ersten Tag der Regelblutung. In dieser Phase wird mit der Blutung überschüssige Gebärmutterschleimhaut ausgeschieden, die aufgrund fehlender Befruchtung nicht gebraucht wurde.

Progesteron und Östrogen haben jetzt natürlicherweise die niedrigsten Werte im ganzen Zyklusgeschehen. Der niedrig dosierte Hormonspiegel löst das Verlangen aus, sich zurückziehen zu wollen und zur Ruhe zu kommen.

In der späten Follikelphase – ungefähr ab dem sechsten oder siebten Zyklustag – bildet sich ein dominanter Follikel im Eierstock aus. Das Hormon FSH (follikelstimulierendes Hormon) bewirkt, dass dieser Follikel reifen kann. Die Gebärmutterschleimhaut verdichtet sich und bereitet sich auf eine mögliche Schwangerschaft vor. Jetzt steigt der Östrogenspiegel an und wirkt wie ein Signal auf die Hypophyse, das Hormon LH (luteinisierendes Hormon) auszuschütten. Mit diesem Hormon wird dann in der nächsten Phase der Eisprung ausgelöst. Doch der Anstieg von Östrogen bewirkt noch etwas: Du bekommst einen ordentlichen Energieschub, mit dem du deine kreativen Kräfte ausleben kannst oder mit dem du leichter wichtige Entscheidungen fällst.

Eisprung

Der Eisprung *(Ovulation)* findet um den 14. Zyklustag statt. Der reife Follikel (Ei), der sich zuvor in der Follikelphase im Eierstock gebildet hat, wird durch die Hormone LH und FSH freigesetzt. Man könnte sich bildlich vorstellen, wie das reife Ei aus dem Eierstock in den Eileiter springt und sich von dort auf den Weg in die Gebärmutter begibt. Östrogen hat nun den höchsten Wert im gesamten Zyklusgeschehen und verhilft dir zu einem riesigen Energieschub. Dinge, die liegen geblieben oder aufgeschoben waren, gehen dir jetzt leicht von der Hand. Auch Progesteron und Testosteron haben hohe Werte und schenken dir eine selbstbewusste Ausstrahlung. Der Eisprung dauert jedoch nur etwa einen Tag.

Frühe und späte Lutealphase

Als frühe Lutealphase gilt der Zeitraum vom 15. bis zum 19. Zyklustag. Die gesprungene Eizelle wandert jetzt über den Eileiter zur Gebärmutter. Dafür braucht sie vier bis fünf Tage. Hier im Eileiter wird sie jetzt entweder durch Spermien befruchtet und nistet sich gemütlich in die Gebärmutterschleimhaut ein, oder sie wird unbefruchtet abgebaut. Zwar ist der Östrogenspiegel immer noch hoch, doch jetzt übernimmt Progesteron das Kommando und bereitet im Körper alles auf eine mögliche Schwangerschaft vor. Das kostet viel Energie! Deshalb fühlst du dich vielleicht erschöpft und schlapp.

ALLTAG UND ZYKLUSPHASEN IN EINKLANG BRINGEN

Jetzt hast du schon eine erste Vorstellung, wie dein Zyklus getaktet ist, und über die spannenden Körperprozesse, die innerhalb der Zyklusphasen ablaufen. Ab Seite 31 lernst du die Zykluskurve kennen, in die du deine persönlichen Werte eintragen kannst. Anhand der Zykluskurve lassen sich Schwankungen innerhalb des Zyklus aufdecken und mögliche Gründe dafür herausfinden. So kann deine individuelle Zykluskurve ein wichtiges Diagnosemittel sein, um deinen Beschwerden auf den Grund zu gehen.

Im dritten Kapitel ab Seite 115 gehe ich näher darauf ein, wie du die natürlichen Zyklusphasen optimal mit deinem Alltag in Einklang bringst und wie du das Potenzial der Zyklusphasen voll ausschöpfen kannst, anstatt die Gegebenheiten des Zyklus im Alltag als störend zu empfinden. Im nächsten Abschnitt möchte ich dir noch vermitteln, wie der weibliche Zyklus durch künstliche Verhütungsmittel wie die Pille manipuliert wird. Durch meine eigenen Erfahrungen empfehle ich, sich mit den verschiedensten Verhütungsmöglichkeiten genau auseinanderzusetzen und zu hinterfragen, welches Verhütungsmittel für den eigenen Körper am gesündesten ist.

Die späte Lutealphase beginnt um den 20. Zyklustag und endet um den 28. Zyklustag. Die Eizelle wurde nicht befruchtet und der Körper bereitet sich auf ihren Abbau vor. Der Östrogen- und der Progesteronspiegel sinken wieder auf niedrigere Werte. Als Folge wird die Gebärmutterschleimhaut abgebaut und der Körper bereitet sich erneut auf die bevorstehende Blutung vor. Mit Beginn der nächsten Blutung startet der Zyklus von Neuem. Kleinere Schwankungen innerhalb des Zyklus sind durchaus im Rahmen. Dein Zyklus darf beispielsweise auch mal 30 oder 33 Tage dauern.

Hormonelle Verhütung

Die meisten Frauen setzen auf moderne und scheinbar unkomplizierte hormonelle Verhütungsmittel wie die Pille. Doch die wenigsten Frauen werden durch ihre Ärztinnen oder Ärzte beraten, welche einschneidenden Veränderungen hormonelle Verhütungsmittel im weiblichen Körper, speziell in den Zyklusprozessen, hervorrufen. Wenn du dich für das Thema »Pille absetzen« interessierst, findest du weiterführende Literatur im Anhang. An dieser Stelle gebe ich dir im Rahmen des Buches einen Überblick, was die Pille bewirkt und welche Symptome sie im weiblichen Körper auslösen kann.

Die Pille gibt Östrogene oder Gestagene (Gelbkörperhormone) an den Körper ab, mit dem Ziel, sich in den weiblichen Zyklus einzuschalten und eine Schwangerschaft zu verhindern. Ihre Inhaltsstoffe unterdrücken den natürlichen Eisprung und den zyklischen Aufbau der Gebärmutterschleimhaut. Die künstlich hergestellten Hormone sind keinesfalls identisch zu den körpereigenen Hormonen. Aber sie benutzen die Rezeptoren, die eigentlich für körpereigene Hormone gedacht sind, und blockieren die Rezeptoren für natürliche Körperprozesse. Außerdem muss der Körper die künstlichen Hormone auf Kosten von lebenswichtigen Körperressourcen aufwendig verstoffwechseln und abbauen. Dabei gehen wichtige Nährbausteine wie Magnesium, Zink, B-Vitamine und Vitamin C verloren. Viele Frauen leiden dann unwissentlich unter einem Vitamin- und Nährstoffmangel mit entsprechenden Mangelsymptomen.

Die tägliche Dosis der Pille gaukelt dem Körper vor, genügend Östrogene und Progesteron für die Abläufe des Zyklus zu produzieren. Darum stellt der Körper die eigene Hormonproduktion ein. Bei vielen Frauen ist das körpereigene Progesteron so weit runtergedrosselt, dass der Wert selbst im Laborbefund kaum messbar ist. Allerdings spielen Östrogene und Progesteron in unzähligen Körperreaktionen eine bedeutende Rolle. Progesteron ist unter anderem für das Stressmanagement im Körper wichtig: Die Nebennieren synthetisieren aus Progesteron im Bedarfsfall Cortisol und der Körper wird widerstandsfähiger. Progesteron wird auch zur Bildung von Aldosteron, ein sogenanntes Steroidhormon, genutzt, das die Nieren zur Blutdruckregulation benötigen. Der künstliche Eingriff in das sensible

Hormonsystem löst viele Kettenreaktionen im gesamten Körper aus. Hast du schon mal einen genauen Blick auf den Beipackzettel der Pille geworfen? Die vielen und teils schwerwiegenden Nebenwirkungen der Pille sind offen dargelegt und dennoch machen sich viele Frauen (und Männer) kaum Gedanken über ihre Auswirkung auf das Körper-Geist-Seele-System der Frau.

DIE HÄUFIGSTEN NEBENWIRKUNGEN DER PILLE

- Beeinträchtigungen im Wachstum und der Entwicklung der Geschlechtsorgane
- Mangelerscheinungen durch Nährstoffverlust
- Mangelnde Blutbildung durch Eisen- und Vitamin-B_{12}-Mangel
- Schädigung der Gefäßepithelzellen mit erhöhter Thrombosegefahr
- Wassereinlagerungen im Gesicht, in den Händen oder Beinen

Sobald die Pille abgesetzt ist, benötigt der Körper mindestens ein halbes Jahr dafür, seinen Hormonhaushalt auszugleichen und wieder auf ein natürliches Level anzuheben. In dieser Zeit setzen bewegungsfaule oder ältere Frauen vermehrt Bauchfett an. Vor der Periode kommt es häufiger zu Bauchkrämpfen, Durchfall oder Übelkeit – PMS-ähnliche Symptome, also Symptome des prämenstruellen Syndroms –, weil sich der Progesteronwert im Körper erst stabilisieren muss. Frauen mit Kinderwunsch sollten ihren Körper über einige Monate wieder aufbauen, sich mit Vitalstoffen füllen und dem Körper Zeit geben, sein Hormonsystem zu ordnen, bevor es in die Familienplanung geht.

Leben im Einklang mit dem eigenen Zyklus

Frauen, die ihren weiblichen Zyklus kennen und nach ihm leben, erleben ihren Alltag strukturierter und nutzen die Vorteile der natürlichen Zyklusschwankungen für ihren Berufs- und Familienalltag. Sie haben ein Gefühl dafür, mit welchen natürlichen Körperzeichen und geistigen Kräften in den jeweiligen Zyklusphasen zu rechnen ist, und bringen den Alltag in Einklang mit den wechselnden Körperzeichen und schwankenden Emotionen. Sie können sich beruflich gezielt dann einbringen, wenn sie innerhalb des Zyklus die beste Energie zum Fällen wichtiger Entscheidungen haben, und sich dann Auszeiten zum Regenerieren gönnen, wenn die Energie auf einem niedrigeren Level ist. Das Leben im Einklang mit dem weiblichen Zyklus schenkt Gelassenheit und Widerstandskraft. Jetzt wird der Alltag wieder von den eigenen Rhythmen geprägt, du kannst dich von Fremdbestimmung und Abhängigkeiten lösen.

Auf den folgenden Seiten erfährst du, wie du für dich eine Zykluskurve erstellen kannst und wie deine persönliche Zykluskurve zu einem wertvollen Diagnosetool wird, mit dem sich deine Beschwerden genauer ergründen lassen. Anhand der Zykluskurve kannst du ablesen, auf welche natürlichen Körperzeichen und Gefühlsschwankungen du dich an den jeweiligen Zyklustagen einstellen kannst und ab wann dein Zyklus durch innere oder äußere Gegebenheiten ins Wanken gerät und sich Beschwerden entwickeln, die über die natürlichen Körperzeichen hinausgehen. Das schenkt dir den entscheidenden Vorteil, natürlichen Symptomen gelassen zu begegnen und zu erkennen, bei welchen Beschwerden dein Körper von dir oder von einem Mediziner Hilfe benötigt.

Was dir die Zykluskurve verrät

Die Zykluskurve dient als Diagnosehilfe zur Selbstbehandlung individueller Beschwerden. Anhand der Kurve lässt sich feststellen, ob ein Progesteronmangel vorliegt oder ob Dauerstress für Schwankungen innerhalb des Zyklus verantwortlich ist. Reifere Frauen können für sich bestimmen, in welcher Phase der Wechseljahre sie sich befinden, und jüngere Frauen mit Kinderwunsch können anhand der Kurve frühzeitig eine Schwangerschaft einplanen. Die Zykluskurve ist sogar eine willkommene Hilfestellung für Ärzte und Osteopathinnen, damit weitere Ursachen für Zyklusschwankungen frühzeitig aufgedeckt und behandelt werden können. Alle Frauen, die jetzt motiviert sind, mehr über sich selbst und über ihren Zyklus herauszufinden, und Zyklusverschiebungen selbst behandeln möchten, finden in den letzten beiden Kapiteln ab Seite 99 genaue Anleitungen inklusive Bewegungstipps und Ernährungsempfehlungen, wie die häufigsten Frauenbeschwerden nachhaltig gelindert werden können.

Eine eigene Zykluskurve erstellen

Zur Erstellung einer Zykluskurve braucht es den Messwert der Körpertemperatur direkt morgens nach dem Aufstehen. Dieser Wert wird Basaltemperatur genannt. Die Körperkerntemperatur liegt bei den meisten Menschen zwischen 35,7 und 37,3 Grad Celsius. Mag sein, dass du in diesem Bereich liegst, es kann aber auch sein, dass du etwas über diesen Werten oder etwas darunter liegst.

Im Anhang des Buches findest du eine Blankotabelle, die du kopieren und ausfüllen kannst. In die Blankotabelle werden die Basaltemperaturwerte für jeweils einen kompletten monatlichen Zyklus eingetragen. Der erste Wert wird in das Tabellenfeld für den ersten Tag der Regel eingetragen (frühe Follikelphase). Gehe mit den folgenden Messungen genauso vor und trage die Werte in den jeweiligen Feldern der Temperaturkurve ein. Um den 15. Tag kannst du mit dem Eisprung rechnen, mit dem sich die Basaltemperatur im Gegensatz zur ersten Zyklushälfte etwas anhebt. Ende mit dem letzten Eintrag, dem Wert, bevor die Regel erneut einsetzt. Verbinde zum Schluss die Werte mit einem Stift – so erhältst du deine individuelle Zykluskurve, die den Temperaturverlauf innerhalb eines Monatszyklus beschreibt. Dann beginnt mit dem ersten Periodentag eine neue Temperaturkurve. Damit deine Zykluskurve genau ist und sich als Diagnosehilfe nutzen lässt, achte darauf, wirklich immer deine Basaltemperatur zu messen und in die Tabelle einzutragen. Die Körpertemperatur ist im Laufe des Tages natürlichen Schwankungen ausgesetzt und das Messen der Temperatur zu verschiedenen Tageszeiten würde den Verlauf der Zykluskurve verfälschen. Denke daran, ganz oben in der Tabelle den Monatsnamen einzutragen und dir unten in der Tabelle auch ein paar Notizen zu deiner Blutung zu machen. So lassen sich die Zykluskurven Monat für Monat aussagekräftig miteinander vergleichen.

Was kann ich mit einer Zykluskurve herausfinden?

Anhand einer Zykluskurve ist es möglich, den eigenen Zyklus nachzuvollziehen und ihn mit vorherigen Zyklen zu vergleichen. Das gibt dir Sicherheit, ob dein Zyklus natürlich verläuft oder ob er aus bestimmten Gründen Schwankungen unterliegt und deine Symptome durch einen unregelmäßigen Zyklus hervorgerufen werden. Auf Seite 205 findest du eine Vorlage, um deine eigene Zykluskurve einzutragen.

Frauen, die nach einer natürlichen Verhütungsmethode suchen oder die Pille absetzen möchten, können anhand der Zykluskurve die fruchtbaren und die unfruchtbaren Tage genauer bestimmen. Das Gleiche gilt natürlich für Frauen mit Kinderwunsch: Sie können erkennen, wann der Eisprung

TRACKEN MIT DER APP

Apps können es dir erleichtern, deinen Zyklus zu tracken und deine Körpertemperatur exakt zu messen. Die meisten Apps erstellen automatisch eine Zykluskurve und werten sie direkt aus. Sie sind genauer, wenn es dir um natürliche Verhütung geht oder du einen Kinderwunsch hast. Wenn es dir darum geht, deinen eigenen Zyklus zu verstehen und ins Spüren zu kommen, empfehle ich dir die handgeschriebenen Zykluskurven. Nutze dazu das Muster im Anhang. So befasst du dich bewusster mit deinem Zyklus und deine Erfahrungen speichern sich nachhaltig als Körperwissen ab. Das kann es dir erleichtern, den Körper und seine Kräfte wahrzunehmen und zu verstehen. Beachte, dass dich die Kurve bei der Einnahme von hormonellen Verhütungsmitteln nicht weiterbringt. Sie spielen dem Körper vor, dass er sich innerhalb seines Zyklus dauerhaft in der zweiten Zyklushälfte befindet. Es findet kein Eisprung statt und deine Zykluskurve wird als Diagnosemittel bei Beschwerden unbrauchbar.

stattfindet, und gezielt die Familienplanung danach ausrichten. Eine Frau kann innerhalb des Zyklus nur an wenigen – ungefähr sechs – Tagen schwanger werden. Dies sind die Tage vor dem Eisprung, der Eisprung selbst und noch etwa ein Tag nach dem Eisprung. Nicht zu vergessen ist, dass die Zykluskurve dir im Alltag das gute und sichere Gefühl schenkt zu wissen, wann die Periode einsetzt und ob du vorsorgen solltest. Mit etwas Erfahrung wirst du deine Zykluskurven immer besser auswerten und deinen Alltag harmonisch mit den jeweiligen Energien des Zyklus abstimmen. Das macht dich widerstandsfähiger, sogar an besonders herausfordernden Tagen.

Wie sieht eine normale Zykluskurve aus?

In einer normalen Zykluskurve, wie sie unten beispielhaft abgebildet ist, ist die Basaltemperatur während der Follikelphase – das sind ungefähr die ersten 14 Tage des Zyklus – etwas niedriger als im restlichen Zyklusverlauf. In der Eisprungphase während der Zyklusmitte steigt die Temperatur um etwa 0,5 Grad Celsius an. Es wird davon ausgegangen, dass ein Eisprung stattgefunden hat, wenn an drei aufeinanderfolgenden Tagen nach dem Eisprung die Temperatur etwa 0,5 Grad Celsius höher ist als an den vorangegangenen sechs Tagen. Während der Lutealphase, der zweiten Zyklusphase, ist die Temperatur weiterhin höher als in der ersten Zyklusphase und fällt erst mit Einsetzen der Periode wieder etwas ab.

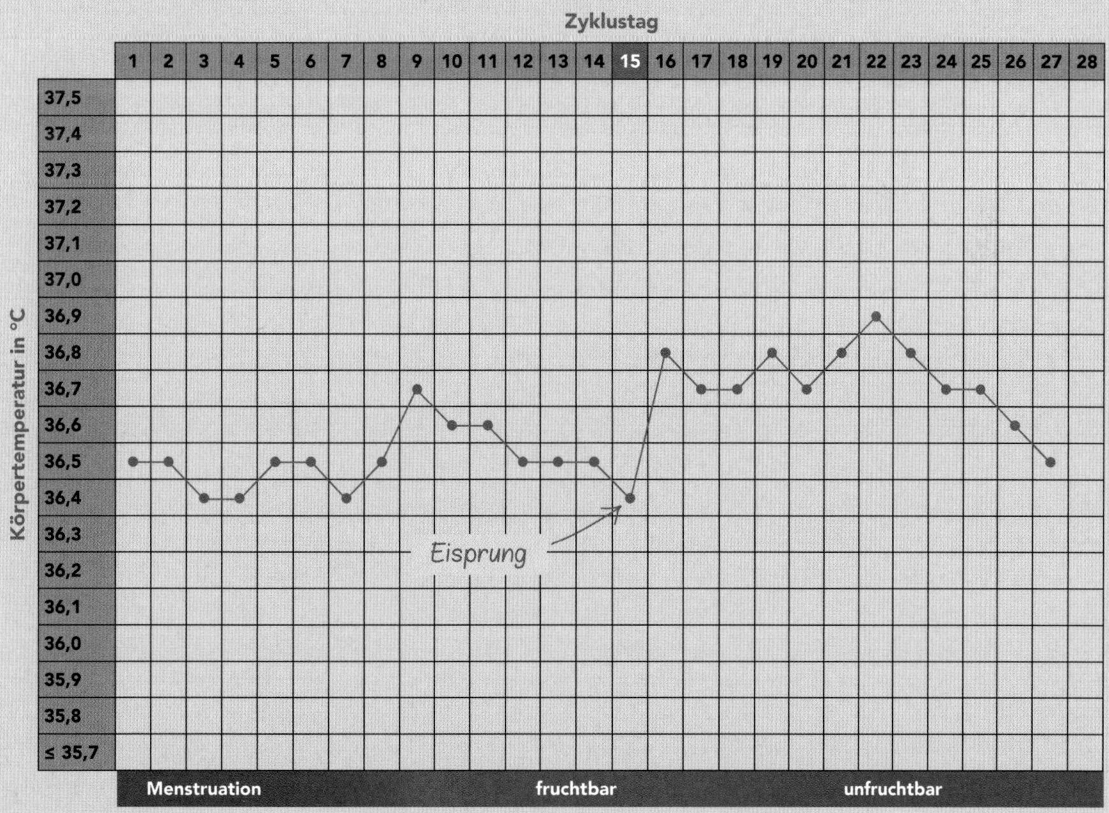

Häufige Gründe für Schwankungen innerhalb der Zykluskurve

Natürlicherweise dauert der Zyklus zwischen 25 und 33 Tagen. Wie bereits gesagt findet der Eisprung mitten in diesem Zeitraum statt. Es ist normal, dass die gemessenen Basaltemperaturwerte der ersten Zyklushälfte unter den Messwerten der zweiten Zyklushälfte liegen. Da wir Frauen alle unterschiedlich sind, dürfen deine Werte auch mal geringfügig von den Normwerten abweichen. Erst wenn du Auffälligkeiten innerhalb von etwa drei Zyklen erkennst, solltest du die Schwankungen näher ergründen.

Wenn ich in meiner Praxis gemeinsam mit meinen Patientinnen Zykluskurven auswerte, finden sich häufiger Kurven mit fehlendem Eisprung. Das ist ein typisches Merkmal für einen Progesteronmangel, der beispielsweise nach dem Absetzen der Pille auftreten kann. Die Pille unterdrückt, wie du bereits erfahren hast, die körpereigene Progesteronbildung und hält den Progesteronspiegel über die gesamte Einnahmezeit der Pille auf einem niedrigen Level. Nach dem Absetzen von hormonellen Verhütungsmitteln benötigt der Körper ungefähr sechs Monate (oft länger), bis er seine körpereigene Hormonproduktion reguliert hat.

Immer häufiger sind auch Kurven mit schwankenden Messwerten, die in der Kurve hoch und runter sprenkeln. Solch eine Zykluskurve deutet auf eine gesundheitsschädliche Stressbelastung der Frau hin. Sie lebt vermutlich schon seit langer Zeit (über Monate) mit Dauerstress und Doppelbelastungen und als Zeichen einer stressbedingten Nebennierenreizung schwankt die Basaltemperatur zwischen hohen und niedrigen Temperaturwerten hin und her.

Frauen, die an den Symptomen von Progesteronmangel leiden, oder Frauen, die mit Stresssymptomen zu kämpfen haben, erlebe ich in der Praxis jeden Tag. Oftmals finden sie in der Hausarztpraxis weniger Zuspruch und sind dankbar, wenn sie mit Tipps zur Selbsthilfe wieder zuversichtlich in die Zukunft blicken können. Möglicherweise fühlst du dich jetzt gerade selbst angesprochen. Deswegen werfen wir als Erstes einen Blick auf die Zykluskurven der beiden häufigsten Auslöser für Zyklusschwankungen: Dauerstress und Progesteronmangel. In Kapitel 3 ab Seite 99 findest du weiterführende Tipps und Yogasequenzen, mit denen du deinen Zyklus regulieren und dich aus der Dauerstressspirale lösen kannst.

Die Zykluskurve bei Progesteronmangel

Frauen mit einem Progesteronmangel leiden häufiger an Kopfschmerzen, Schlafstörungen, Stimmungsschwankungen, Wassereinlagerungen und Zwischenblutungen. Ihre Symptome verstärken sich zumeist innerhalb der zweiten Zyklushälfte. Die Ursache für einen unerfüllten Kinderwunsch ist oft in einem Mangel an Progesteron zu finden. Die folgende Kurve zeigt beispielhaft den Verlauf nach dem Absetzen der Pille. Der Körper ist noch nicht in der Lage, aus eigener Kraft heraus ausreichend Progesteron zu bilden und den Zyklus zu stabilisieren.

In vielen Fällen braucht der Körper eine Weile, bis sich sein normaler Hormonspiegel wieder eingepegelt hat und er von selbst beginnt, bestimmte Hormone wieder in ausreichenden Mengen zu produzieren. Wenn du deine Pille vor Kurzem wegen eines Kinderwunschs abgesetzt hast, kalkuliere wie bereits angedeutet mindestens sechs Monate ein, bis sich das Hormonsystem stabilisiert und wieder eingepegelt hat. Begegne diesen Monaten mit Gelassenheit und schenke deinem Körper Kraft und Energie, die ihm während der Pilleneinnahme verloren gegangen sind.

In der unten abgebildeten Kurve siehst du eine normale erste Zyklushälfte. Manchmal kann diese auch um ein paar Tage länger sein, sodass der Eisprung erst gegen den 17. oder 18. Tag stattfindet. Der Eisprung selbst ist ganz normal. Die zweite Zyklusphase ist verkürzt und dauert nur etwa zehn Tage. Wie du deinen Zyklus bei einem Kinderwunsch regulieren kannst, erfährst du im vierten Kapitel.

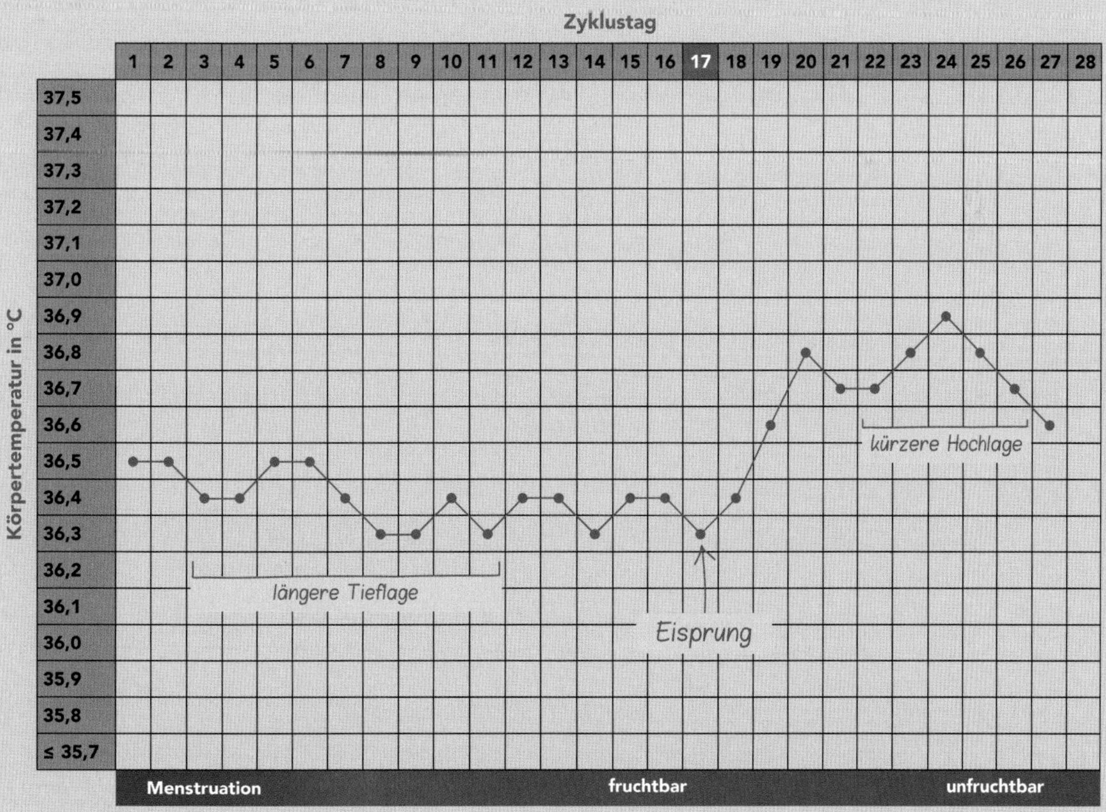

Die Zykluskurve bei Dauerstress

Jetzt schauen wir uns noch eine weitere Kurve an, wie sie beispielhaft bei einer Frau im Dauerstress und mit hohen Anforderungen aussehen könnte. Wenn die täglichen Belastungen über einen längeren Zeitraum empfindlich das Körper-Geist-Seele-System bedrücken, leiden die Nebennieren. Die Nebennieren haben die Aufgabe, den Körper bei (Dauer-)Stress durch die Ausschüttung bestimmter Hormone, zum Beispiel Cortisol, widerstandsfähiger zu machen und die belastende Situation auszuhalten. Wenn die belastende Zeit jedoch länger anhält, erschöpfen sich die Nebennieren und die Cortisolproduktion ist ausgereizt. Mitunter greifen die Nebennieren dann noch auf Möglichkeiten zurück, aus Progesteron ausreichend Cortisol zu synthetisieren. Je nachdem, wie lange sich eine Frau schon in der Überlastung befindet, könnten sich dann zusätzlich zu der unten stehenden Kurve noch Werte wie in der Kurve von Progesteronmangel widerspiegeln.

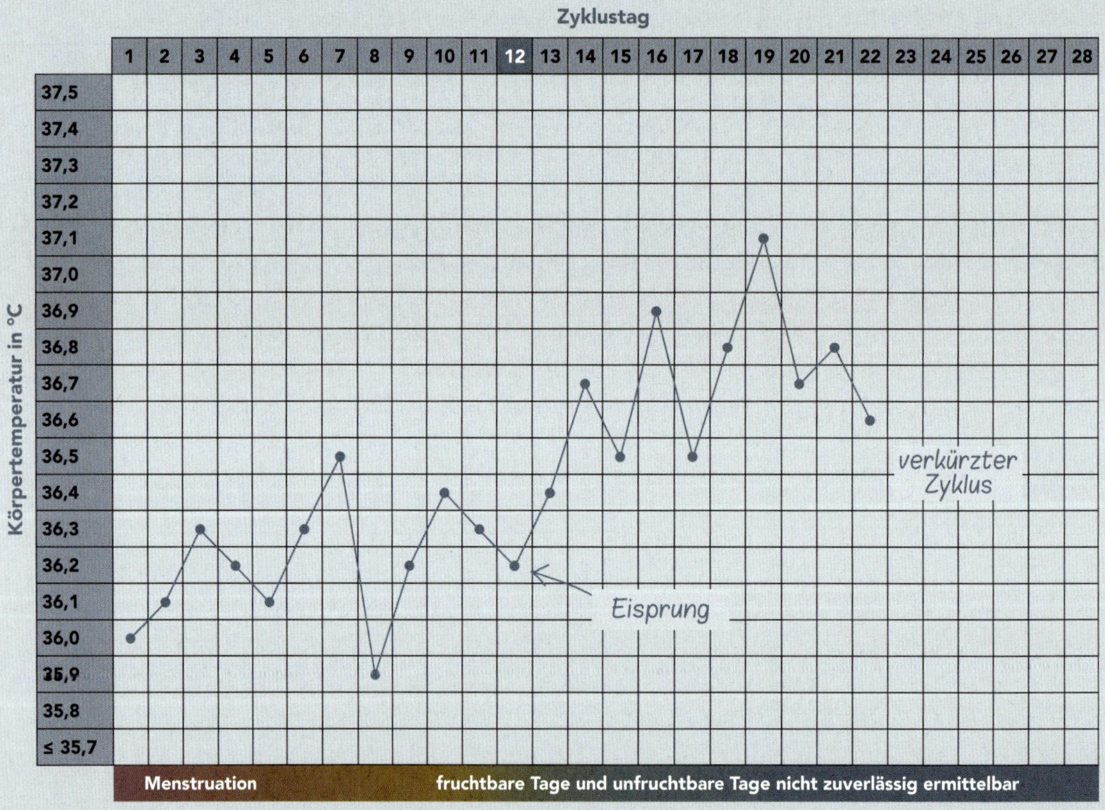

Im Dauerstress sind beide Zyklushälften in der Kurve mit stark schwankenden Messwerten gekennzeichnet. Sie können mal sehr hoch ansteigen und dann wiederum sehr niedrig absinken. Die zugehörige Zykluskurve sieht wie eine Gebirgskette mit großen und kleinen Bergen aus. Meistens ist die Periode schwach und die Zyklusdauer verkürzt. Außerdem sind typische Stresssymptome wie Gereiztheit, Müdigkeit, Verdauungsprobleme und vegetative Körperzeichen wie Herzrasen zu spüren. Ab Kapitel 3 (Seite 99) findest du Vorschläge, wie du dich aus der Dauerstressspirale lösen und deine Akkus wieder aufladen kannst.

Lange und kurze Zyklen, Wechseljahre und Schilddrüsenprobleme

Selbstverständlich gibt es viele Ursachen für einen verkürzten oder einen verlängerten Zyklus. Wenn du einen relativ kurzen Zyklus hast, findet der Eisprung schon am achten oder neunten Tag des Zyklus statt. Beachte dann, dass die Möglichkeit besteht, während der Blutung schwanger zu werden, denn deine fruchtbaren Tage könnten sich mit der Periode überschneiden. Bei einem in die Länge gezogenen Zyklus wartest du wahrscheinlich meist auf die Periode, doch es hat nicht mal der Eisprung stattgefunden. Die erste Zyklusphase ist dann länger als in einer normalen Zykluskurve, die zweite Zyklusphase ist dagegen oft verkürzt. Insgesamt zieht sich der Monatszyklus in die Länge und kann bis weit über 40 Tage andauern.

In der Perimenopause sinkt der Progesteronspiegel, während der Östrogenwert noch stabil bleibt. Deswegen haben Frauen in der Perimenopause häufiger einen verkürzten Zyklus mit einer verkürzten zweiten Zyklushälfte. Später, in der Menopause, treten immer wieder unregelmäßige Zyklen ohne Eisprung auf. Der Körper stellt jetzt mehr und mehr die Östrogenproduktion ein und das Zusammenspiel von Progesteron und Östrogen gerät durcheinander. In der gesamten Phase der Wechseljahre können die Dauer und die Menge der Blutung stark variieren. Frauen in der Postmenopause haben keine Blutung mehr. Sollte sich eine Blutung einstellen, ist das ein Grund, sich bei einem Frauenarzt oder einer Frauenärztin vorzustellen und die plötzlich eintretende Blutung abzuklären.

Auch die Schilddrüse, das schmetterlingsförmige Organ im Halsbereich, kann für Schwankungen innerhalb der Zykluskurve sorgen. Bei einer Schilddrüsenüberfunktion erkennst du eine erhöhte Durchschnittstemperatur. Der Zyklus kann unerwartet lang sein und über 35 Tage dauern und die Periodenblutung dafür sehr gering ausfallen. Möglicherweise spürst du zusätzlich innere Unruhe oder schwitzt mehr als sonst. Bei einer Schilddrüsenunterfunktion ist die Durchschnittstemperatur um die 35 Grad Celsius. Der Eisprung kann wie bei der Pilleneinnahme ausfallen, die Menstruation bleibt häufig aus. In solch einem Fall solltest du bei einem Kinderwunsch begleitend an die Stärkung deiner Schilddrüse denken.

Die Zykluskurve bei einer Schwangerschaft

Deine Zykluskurve kann dir auch verraten, ob du schwanger bist. Bei einer Schwangerschaft verläuft die Follikelphase erwartungsgemäß ganz normal. Während der Eisprungphase steigt die Basaltemperatur um etwa 0,5 Grad Celsius an. Wird das Ei befruchtet, bleibt die Temperatur während der zweiten Zyklushälfte und dann noch über Monate erhöht und die Periode bleibt aus.

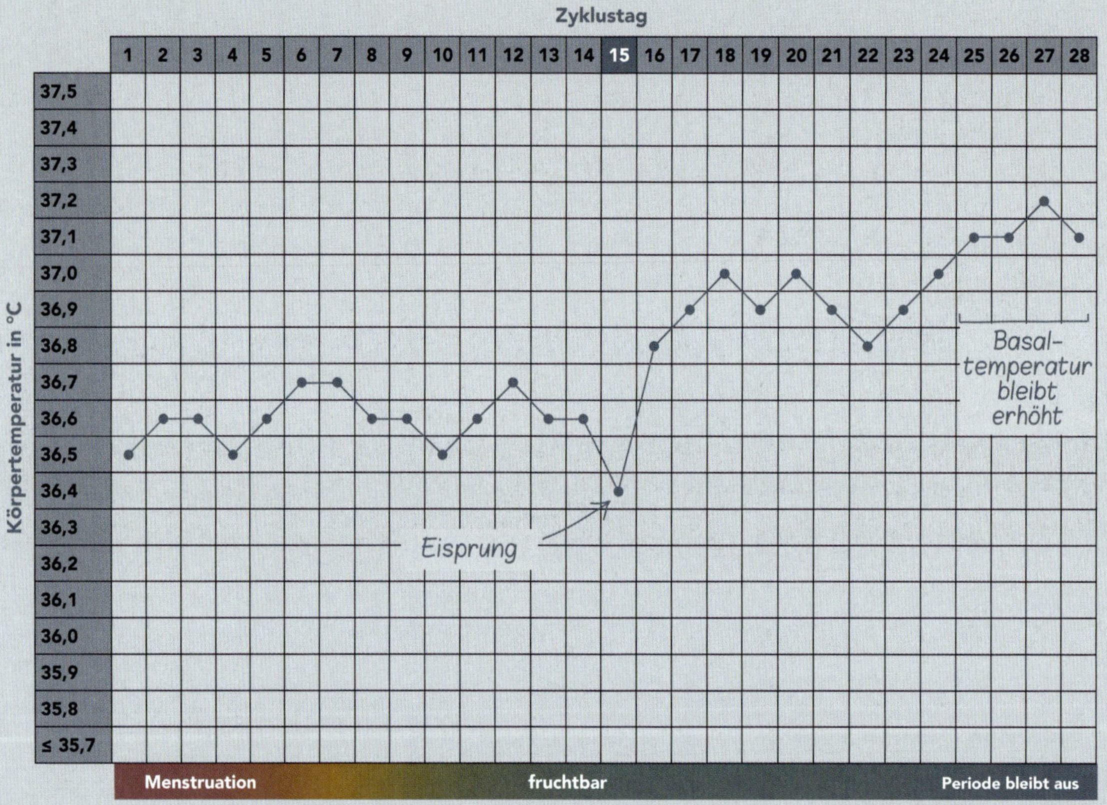

DEN EIGENEN KÖRPER VERSTEHEN LERNEN

Die Zykluskurven in diesem Buch sind typische Beispielkurven aus der Praxis und spiegeln die häufigsten Schwankungen innerhalb des weiblichen Zyklus wider. Sie sollen dir dabei helfen, einen Überblick darüber zu gewinnen, ob dein Zyklus in einem normalen Rhythmus verläuft. Beachte, dass jeder Körper anders ist und auch dein Zyklus immer in einem individuellen Kontext zu dir ausgewertet werden muss. Deine selbst ermittelte Zykluskurve kann also geringfügig von den hier gezeigten Beispielen abweichen. So steigt etwa deine Basaltemperatur während des Eisprungs mal mehr als 0,5 Grad an oder mal etwas weniger. Genauso ist es möglich, dass deine Werte im Dauerstress noch weiter schwanken, als ich es in dieser Beispielkurve angedeutet habe. Um einen aussagekräftigen Selbstbefund zu bekommen, empfehle ich dir, die Zykluskurven über mindestens drei, besser noch sechs Monate zu erstellen und miteinander zu vergleichen. Grundsätzlich gilt: Bist du dir unsicher, nimm dein Diagramm mit zu deinem behandelnden Arzt oder deiner Ärztin, damit dir bei der Auswertung fachlich geholfen wird.

Es ist fantastisch und spannend, sich bewusster mit dem eigenen Zyklus auseinanderzusetzen. Denn dadurch bekommst du ein besseres und wertschätzendes Gefühl für deinen Körper und lernst nicht nur, deine weiblichen Kräfte für dich zu nutzen, sondern du bekommst auch ein Gespür dafür, in welchen Zyklusphasen dir Yoga und osteopathische Impulse am besten helfen können.

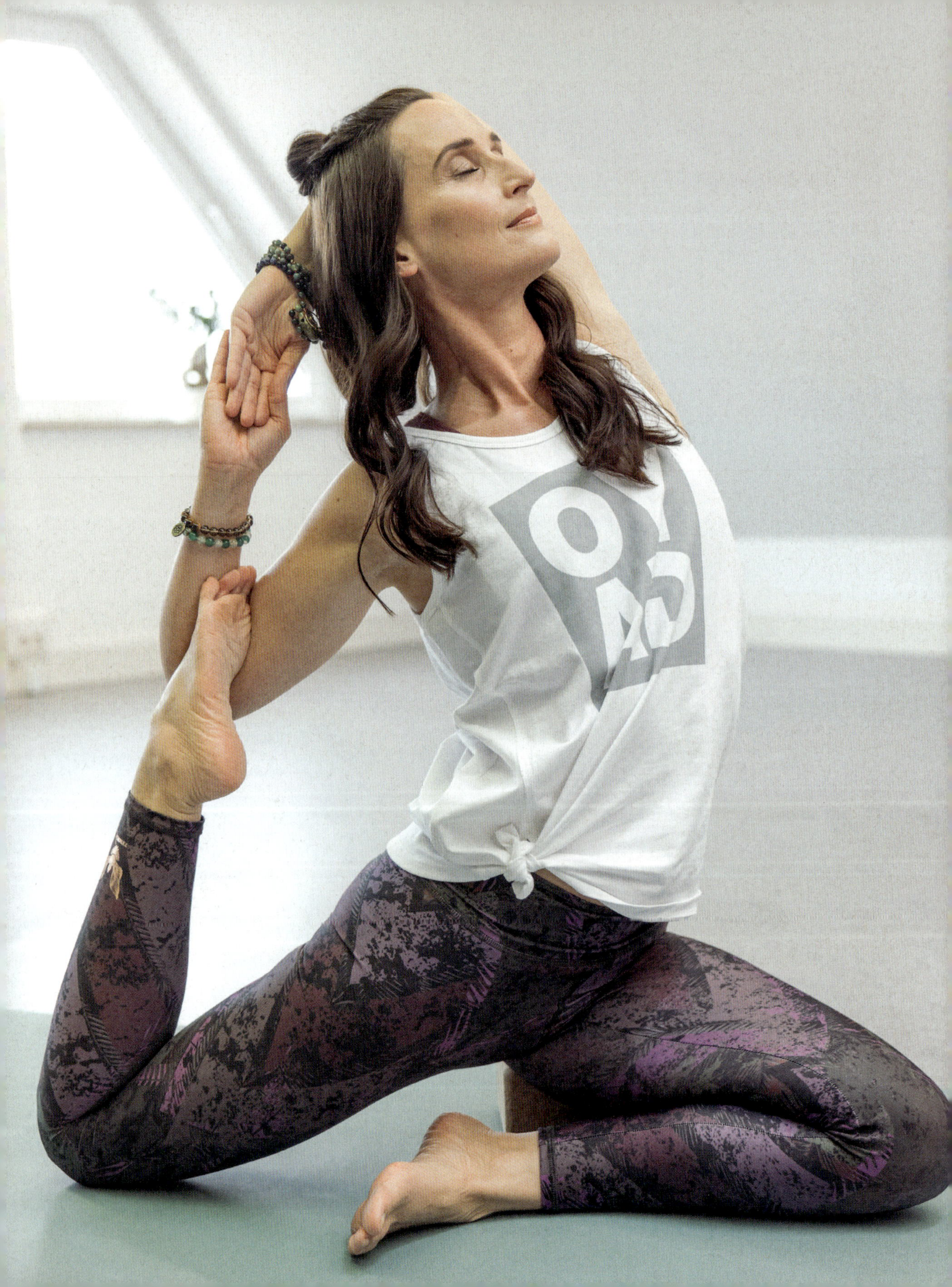

2

Mit Yoga und Osteopathie *die weiblichen Heilkräfte wecken*

Nachdem du im ersten Kapitel Grundkenntnisse zum Thema weibliche Gesundheit erworben hast, wenden wir uns im zweiten Kapitel der Praxis zu und ich verrate dir, warum die Verknüpfung aus Yoga und Osteopathie für uns Frauen so wertvoll ist! Beide Philosophien sind nämlich dem Körper-Geist-Seele-System sanft und einfühlsam zugewandt und passen sich besonders schnell an unsere weiblichen Energien an. Wenn wir lernen, beide Therapieformen zu kombinieren und den weiblichen Gegebenheiten entsprechend anzuwenden, können wir unsere Selbstheilungskräfte entfachen und die meisten Beschwerden intuitiv selbst lindern.

Yoga für Frauen

Yoga ist eine uralte indische Lehre, die erstmals um das 2. Jahrhundert nach Christus von Patanjali in den *Yogasutras* niedergeschrieben wurde. Es sollte eine Methode sein, den Geist zu beruhigen, ihn zu kontrollieren und insbesondere Männer in kriegerischen Zeiten zu stärken.

Erst in der Tantra-Bewegung (um 500 nach Christus) wurden die Yogahaltungen *(Asanas)* in die Praxis mit einbezogen. Es waren zumeist Sitzhaltungen.

In der Hatha-Yoga-Bewegung (um das 12. Jahrhundert) rückte dann der Körper mit seinem Muskel-Skelett-System mehr in den Mittelpunkt der Yogapraxis. In den letzten Jahrzehnten entwickelten sich aus dem klassischen Hatha-Yoga viele moderne Abwandlungen und neue Yogastile wie beispielweise Bikram-Yoga und therapeutisches Yoga.

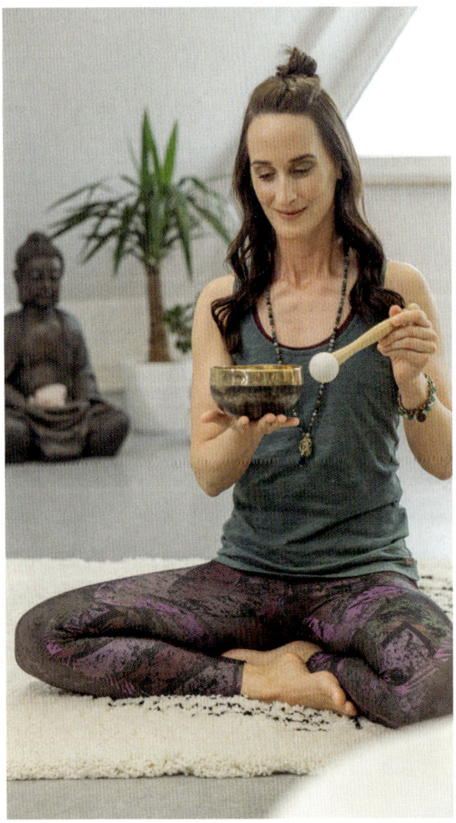

Die Methode des Yoga hat sich schon immer an den Menschen und die Bedürfnisse der Gesellschaft anpassen können. Die Grundprinzipien von *Pranayama*, den Atemtechniken, Asanas und Meditation sind jedoch immer als die klassischen Yogasäulen erhalten geblieben und Bestandteil von jeder Yogapraxis. Man kann Yoga demnach als eine Erfahrungslehre ansehen, die Körper, Geist und Seele verbindet und sich an den individuellen Menschen anpasst.

Es liegt auf der Hand, dass sich Yoga heutzutage mehr noch den Bedürfnissen von Frauen zuwendet und sich für spezielle Frauenthemen öffnet. Das ist auch gut so, denn die Gesellschaft, in der wir heute leben, braucht selbstbewusste Frauen, die ihre naturgegebenen Energien wiederentdecken und sich trauen, ihr schöpferisches Potenzial in die moderne Welt von heute einzubringen.

Mit Yoga können Frauen ihre naturgegebenen Energien wiederentdecken.

Was Yoga uns geben kann

In diesem Buch möchte ich dir Yoga als eine Methode vorstellen, die moderne wissenschaftliche Erkenntnisse, eigene Erfahrungswerte aus der Praxis und jahrtausendealte, bewährte Praktiken aus der Yogaphilosophie zusammenführt. Yoga kann auch ein Weg sein, in einen entspannten Zustand zu kommen, in dem es möglich ist, achtsamer mit dem Körper umzugehen und liebevoll auf die weiblichen Energien zu schauen. Mit etwas Übung bekommt man durch Yoga ein besseres Gespür für die Zeichen des Körpers und lernt, auf die eigenen Bedürfnisse einzugehen. Vielen wird dann klar: Bei körperlichen Beschwerden müssen auch der Geist und die Seele gestärkt werden, denn wir sind individuelle Wesen, in denen der Körper, der Geist und die Seele untrennbar miteinander verbunden sind. Im traditionellen Yoga ist diese Erkenntnis schon immer gelebte Philosophie. Yoga ist auf die Ganzheit und auf die Individualität des Menschen ausgerichtet und weiß, dass Frauen bei Beschwerden eine andere oder eine erweiterte Behandlung für ihren Körper brauchen als Männer, was ich, wie eingangs beschrieben, durch meine eigenen Erfahrungen bestätigen kann.

In meinen Yogakursen habe ich beobachten können, dass Frauen, die sich dem Yoga öffnen, ein feinfühliges Gespür und ein tieferes Verständnis für ihren Körper bekommen und sich ganz neu erleben. Sie ergründen ihre Symptome und fühlen sich den Beschwerden und den Gegebenheiten des Alltags nicht mehr ausgeliefert. Wie von selbst lösen sich durch die neu entdeckte Selbstfürsorge immer mehr manifestierte Lebensgewohnheiten des Alltags auf und es entsteht Raum, sich den eigenen Träumen und Bedürfnissen zu zuwenden. Genau das wünsche ich mir für meine Leserinnen: den Mut zu haben, mehr Weiblichkeit zu leben, besser für sich selbst zu sorgen und sich bei Beschwerden zu helfen zu wissen. Denn dann ist das Körper-Geist-Seele-System harmonisch verbunden und wir Frauen können unsere weiblichen Kräfte dazu nutzen, ganzheitlich gesund zu bleiben.

Als Einstieg für deinen weiblichen Weg möchte ich dir mein Yoga-Grundprogramm für Frauen schenken, welches ich in meiner Praxis und in meinen Yogakursen für Frauen unterrichte. Das Grundprogramm ist eine moderne Abfolge mit den klassischen Säulen des Yoga: Pranayama, Asanas und Meditation. Es beginnt mit einer kurzen Körperwahrnehmung, dann reihen sich im Hauptteil Asanas für den weiblichen Körper aneinander und zum Schluss üben wir mit *Shavasana* und Meditation die Tiefenentspannung. Doch bevor wir mit der Yogapraxis beginnen, gibt es zuvor noch ein paar Infos zu den klassischen Yogasäulen und wie diese optimal an die Frau von heute angepasst werden können.

Achtsamkeit, Shavasana und Meditation: Methoden zur Entspannung

Meditation ist ein Weg zur inneren Ruhe und zu geistiger Klarheit. Ursprünglich ist Meditation in den alten indischen Lehren ein spiritueller Weg, um den Geist zu ordnen und letztlich die Erleuchtung zu erlangen. Doch kaum jemand kann sich heutzutage die Zeit nehmen, stundenlang oder mehrmals am Tag zu meditieren, wie es in vielen Schriften der traditionellen Yogaphilosophie festgehalten ist. Deswegen werden in der westlichen Welt von heute Meditations- und Entspannungstechniken hauptsächlich als mentales Training gegen Stress eingesetzt. Das ist natürlich für uns Frauen besonders interessant, denn unsere Fähigkeit, im Alltag viele Dinge gleichzeitig zu erledigen und im Blick zu haben, kann Fluch und Segen zugleich sein. Einerseits schaffen wir viel und arbeiten effizient, doch auf der anderen Seite geraten wir dadurch leicht in Stress und haben das Gefühl, getrieben zu sein und nicht zur Ruhe zu kommen.

ENTSPANNUNG AM ANFANG, SHAVASANA AM ENDE DER YOGAPRAXIS

Am Anfang deiner Yogapraxis steht eine Entspannungsphase. Sie hat den Zweck, dich aus der Gedankenspirale des Alltags zu lösen und dich bewusst im gegenwärtigen Moment ankommen zu lassen. Frei von störenden Gedanken wird es möglich oder leichter, den Fokus auf sich selbst zu richten, den eigenen Körper zu spüren und seine Zeichen bewusst wahrzunehmen. Im Dialog mit dir selbst zeigen sich körperliche Symptome klarer und du bekommst ein Gefühl dafür, welche Übungen dir jetzt guttun und mit welchen Yogahaltungen du die Bedürfnisse deines Körpers stillen kannst.

Das *Shavasana* am Ende der Yogasequenz ordnet das Körper-Geist-Seele-System und webt die heilenden Impulse des Yoga in das Unterbewusste ein. Viele Yogis nutzen während *Shavasana* geführte Meditationen, um leichter in den Zustand von Tiefenentspannung zu kommen. Falls es dir ebenfalls leichter fällt, dich mit einer geführten Anleitung in die Tiefenentspannung sinken zu lassen, höre dir eine passende Meditation mit den angebotenen QR-Codes an.

Übrigens: Aus aktuellen Studien weiß man, dass eine regelmäßige Meditationspraxis manifestierte Denkmuster und Gewohnheiten nachhaltiger auflöst als eine unregelmäßig-intensive Praxis. Demgemäß empfehle ich dir, täglich fünf bis zehn Minuten zu meditieren und dir lieber eine Meditationsroutine aufzubauen, anstatt einmal in der Woche intensiv und über einen längeren Zeitraum zu üben.

In diesem Buch lernst du eine einfache, kurz gehaltene Entspannungstechnik kennen (Seite 49), die du zu Beginn deiner Yogapraxis anwenden kannst. Mit der Kurzentspannung ist es dir möglich, Stress und Getriebenheit weit hinter dir zu lassen und ein besseres Gefühl für deinen Körper zu bekommen.

Im Yoga ist es üblich, sich nach den Yogahaltungen erneut hinzulegen und zur Ruhe zu kommen. Das sogenannte *Shavasana* führt dich nach dem Yogaflow in eine Tiefenentspannung und versetzt das Körper-Geist-Seele-System in einen meditativen Zustand. Auf der Seite 72 findest du einen QR-Code mit einer Anleitung für *Shavasana* als Abschluss zu deiner Yogapraxis.

Pranayama: Mehr Lebenskraft mit Atemlenkung

Im Yoga werden alle Atemtechniken als Pranayama zusammengefasst. Das Wort »Pranayama« hat zwei Bedeutungen. Zum einen geht es darum, Lebensenergie *(Prana)* gleichmäßig in unseren fünf Körperhüllen *(Koshas)* zu verteilen: in der physischen Hülle, in der energetischen Hülle, in der mentalen Hülle, in der emotionalen Hülle und in der Glückseligkeitshülle. In all diesen Schichten sind verschiedene Energien und Schwingungen vorhanden, die über unsere Atmung harmonisch miteinander verbunden und in einem stetigen Austausch miteinander sind.

Zum anderen lehrt Pranayama, wie wir die Atmung innerhalb dieser fünf Körperschichten bewusst lenken können und über gezielte Atemlenkung sowohl auf den Körper als auch auf den Geist einwirken. Pranayama ist demnach einer der Gründe, warum die Yogapraxis ganzheitlich wirksam ist. In dem Grundprogramm, mit dem wir in diesem Buch Yoga üben, stelle ich dir ab der Seite 51 die *Ujjayi*-Atmung vor, die, wie ich finde, ideal für uns Frauen ist: Sie gewöhnt uns an, mehr in den Bauch zu atmen, was wir Frauen gerne vermeiden, weil wir lieber einen flachen Bauch haben wollen oder weil wir häufig eine zu enge Hose tragen. Außerdem atmen wir über die *Ujjayi*-Atmung länger aus, aktivieren damit den Parasympathikus – den Körperreaktionen dämpfenden Anteil im vegetativen Nervensystem – und bauen Stress ab. Wenn du noch mehr über die Atmung wissen möchtest und darüber, welche vielfältigen Wirkungen sie auf den Körper hat, lies dir noch die Infos im Kasten durch.

Wie die Atmung auf den Körper wirkt

Bestimmt hast du in deinem Leben schon oft die Erfahrung gemacht, dass sich deine Atmung auf die Prozesse in deinem Körper auswirkt. Aber nicht nur das: Umgekehrt kann sich die Körperhaltung auch auf deine Atmung auswirken: Zum Beispiel fällt das Atmen mit einer krummen Körperhaltung viel schwerer. Genauso bewirken verschiedene Emotionen eine Veränderung innerhalb der Atemmuster: Bei Angst beschleunigt sich die Atmung und sie fühlt sich flacher an. In der Entspannung fließt der Atem frei und bis tief in den Bauch. Das sind nur wenige Beispiele, die verdeutlichen, wie der Atem all unsere Körperhüllen durchdringt und miteinander verbindet.

Es gibt unterschiedliche Wege und Arten der Atmung. Werfen wir einen Blick darauf:

- Bei der **Brustatmung** heben sich vor allem die Rippen und der Brustkorb. Als Effekt vergrößert sich der Brustraum und der Bauch bleibt schmal. Während der Brustatmung atmen wir eher flach und nehmen pro Atemzug weniger Sauerstoff auf. Deshalb muss das Herz mehr arbeiten. Viele ältere Menschen oder Menschen, die am Schreibtisch arbeiten, atmen vermehrt in den Brustraum und belasten damit unbewusst das Herz.
- Bei der **Bauchatmung** wird das Zwerchfell aktiver in den Atemprozess mit eingebunden. Es bewegt sich beim Einatmen abwärts und zieht sich zusammen. Die Bauchdecke wölbt sich nach vorn. Das Herz und die Bauchorgane wandern etwas nach unten und werden entlastet. Der Beckenboden wird aktiv. Beim Ausatmen entspannt sich das Zwerchfell und die Bauchdecke wird wieder flach. Die Bauchatmung drainiert das gesamte Körperfließsystem und hilft dem Körper, sich von Schadstoffen zu befreien.
- Viele haben sich angewöhnt, den **Mund** für die Atmung zu benutzen. Dafür gibt es einige Gründe: verkrümmte Nasenscheidewände, Smog und Umweltgifte, Heuschnupfen und chronische Nasennebenhöhlenentzündungen oder Stress und Hektik des Alltags. Doch der Mund ist kein Atemorgan wie die Nase und durch die Mundatmung wird die Atemqualität schon zu Beginn des Atemzugs verschmälert: Es gelangt zu viel Atemluft in den Körper, die zudem die Atemwege kühl und ungefiltert erreicht. Das Säure-Basen-Verhältnis im Körper verschiebt sich, die Mundschleimhäute trocknen aus und die Bakterienflora im Mund gerät aus der Balance. Der Körper wird anfälliger für Infektionen und Zahnfleischentzündungen.
- Die **Nase** hingegen ist das natürliche Atemwerkzeug. Sie nimmt die Atemluft auf, wärmt und reinigt sie und dann erst wird die Atemluft zur Lunge weitergeleitet. Mit der Nasenatmung entlastest du dein Immunsystem und schenkst deiner Lunge qualitätvolle Atemluft. Daher mein Tipp: Falls du zu den Mundatmern gehörst, gewöhne dir wieder an, durch die Nase zu atmen. Das mag sich zu Anfang unnatürlich anfühlen, aber mit ein bisschen Übung gewöhnst du dich schnell daran. Durch den kleinen Atemkniff finden wesentliche und positive Veränderungen in dir statt: Chronische Nebenhöhlenentzündungen lösen sich in vielen Fällen wieder auf, die gesamte Mundflora regeneriert sich und man kann viel besser riechen.

Asanas: Den Körper stärken

Als sich Yoga vor vielen Tausend Jahren entwickelte, zählten die Asanas schon zu den tragenden Säulen des Yoga. Ursprünglich waren fast alle Asanas sitzende Haltungen und dienten als Vorbereitung für die langen Meditationsphasen. Mittlerweile sind mit Asanas alle Körperhaltungen im Yoga gemeint, und obwohl sie genau wie Pranayama und Meditation Einfluss auf unser geistig-seelisches Befinden haben, werden sie in den modernen Yogaklassen mehr als Mittel eingesetzt, um das Muskel-Skelett-System zu stärken. Ich stelle dir aus diesem Fundus an Yogahaltungen im Grundprogramm die wirkungsvollsten Asanas für den Frauenkörper vor. Sie beruhen auf dem Prinzip der Körperstärkung, doch wir distanzieren uns mal von dem Gedanken, einen schönen Körper zu formen, einen flachen Bauch zu haben oder uns einen schönen Po anzutrainieren. Stattdessen verjüngen und stärken wir uns von innen heraus: Mit der Asana-Auswahl möchten wir die Geschlechtsorgane vitalisieren, das weibliche Hormonsystem harmonisieren und Bänder, Faszien oder Organaufhängungen stärken, die das weibliche Körpersystem zusammenhalten.

WANN IST ES SINNVOLL, NUR EINE ASANA ZU ÜBEN?

Ich empfehle dir, alle Asanas als zusammenhängende Abfolge zu üben, denn die Reihenfolge ist perfekt auf die Frauengesundheit abgestimmt und stärkt ganzheitlich.

Doch bei Stress und Zeitdruck oder zur gezielten Schmerzlinderung tut es auch mal gut, sich ganz intuitiv eine einzelne Asana aus dem Grundprogramm herauszusuchen. Statt einer ganzheitlichen Wirkung erzielst du dann symptombezogene Effekte, kannst aber Yoga selbst dann üben, wenn der Alltag mal wieder rappelvoll mit Terminen ist.

Das Grundprogramm für Frauen

Nachdem du dir jetzt ein wenig Wissen über die grundlegenden Säulen des Yoga angeeignet hast, möchte ich mit dir in die Praxis einsteigen. Mit dem Grundprogramm erweckst du deine weiblichen Heilkräfte und sorgst mit einem ausgewogenen Körper-Geist-Seele-System für dauerhafte Gesundheit. Es soll dir eine Hilfe sein, dich als Frau mit alltäglichen Frauenbeschwerden gesund und vital zu halten. Für den Zweck, das Grundprogramm als Vorsorgetool zu nutzen, empfehle ich dir, zweimal in der Woche damit Yoga zu praktizieren. Um bestimmte Asanas für dich leichter zu machen oder besser an deine Fertigkeiten anzupassen, kannst du dir jederzeit Hilfsmittel wie Blöcke, Yogakissen oder einen Gurt dazunehmen. Ideen und Vorschläge für Asana-Varianten findest du unmittelbar im Text zu den einzelnen Yogahaltungen. Ab Seite 75 findest du Vorschläge, wie du das Grundprogramm mit osteopathischen Impulsen modifizieren kannst, und zwar abgestimmt auf ausgewählte häufige Frauenbeschwerden. So kannst du gezielt individuelle Symptome lindern.

Unerwartete Reaktionen und Kontraindikationen

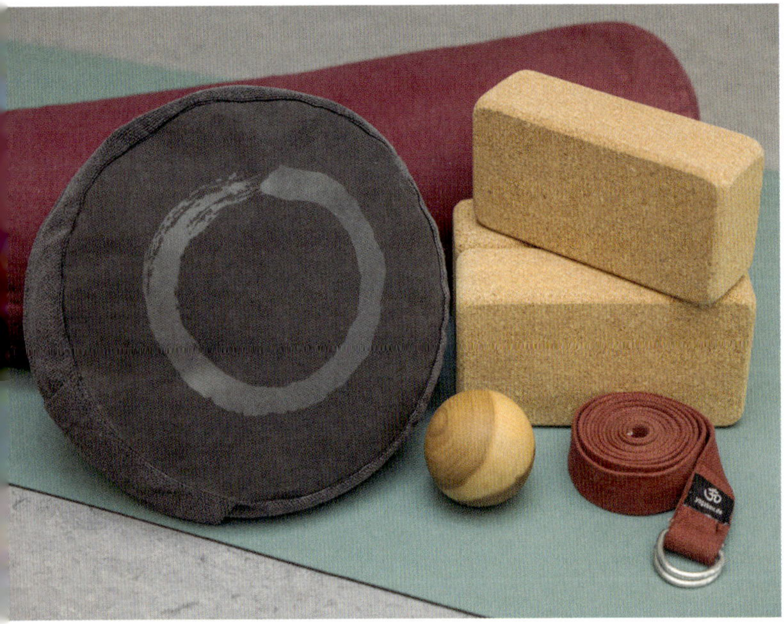

Hilfsmittel wie Blöcke, Gurt, Bolster, Kissen oder Faszienbälle unterstützen die Yogapraxis für ein korrektes und entspanntes Üben.

Ab Seite 73 findest du Tipps und Anleitungen für Ausgleichsbewegungen, falls dich eine Asana an deine Grenzen bringt oder wenn sie stärkere Reaktionen in dir hervorruft. Du kannst auch den Rücken runden oder zwischendurch die Beine ausklopfen, die Schultern rollen oder das Becken im Liegen hin und her bewegen. Fühle dich frei, ausgleichende Bewegungen, wann immer du sie vom Gefühl her brauchst, mit in deine Asana-Abfolge einzustreuen.

Das Grundprogramm darf auch während der Periode praktiziert werden. Ich empfehle dir, die Intensität dann herunterzuregeln und in sanften Varianten zu üben. Sei an diesen Tagen achtsamer mit dir und horche genauer in deine Körperreaktionen hinein. In den Abschnitten zu den Zyklusphasen ab Seite 115 findest du Tipps, zu welchen Zyklusabschnitten welche Yogapraxis passt.

Bei kompliziertem Schwangerschaftsverlauf, bei fieberhaften und akuten Infekten, großen offenen Wunden und stärkeren Kreislaufschwankungen mit Schwindel solltest du auf Yoga verzichten. Generell gilt: Bei Zweifel und Unsicherheit, während einer Schwangerschaft, nach einem Trauma oder nach einer Operation besprich dich mit Ärztinnen oder Osteopathen deines Vertrauens und stimme dein Grundprogramm zusammen mit erfahrenen Yogalehrenden individuell auf deine (momentanen) Bedürfnisse ab.

Übungszeit und Intensität auf einen Blick

Nimm dir für das Grundprogramm 40 bis 60 Minuten Zeit und praktiziere es nach deinen Möglichkeiten. Ideal wäre, wenn du es zweimal in der Woche in deinen Terminplan einbauen kannst, denn erst mit einer regelmäßigen Yogapraxis erreichst du ein höheres Energielevel und dauerhafte Gesundheit. Sollte es Tage mit Termin- und Zeitdruck geben, picke dir als Kompromiss eine oder zwei Asanas heraus und übe sie morgens vor der Arbeit oder abends, wenn Ruhe einkehrt. Mit Einzelübungen kannst du dir keine ganzheitlichen Effekte versprechen, doch zumindest deine Yogaroutine einhalten. Die meisten Asanas werden im Grundprogramm ein bis drei Minuten gehalten. Mehr Infos zu den Asanas und Vorschläge für sanfte Varianten findest du direkt im Beschreibungstext zu den einzelnen Yogahaltungen.

Falls dir eine Asana noch zu schwer ist, dann ist das ein Zeichen dafür, dass dieser Schritt im Moment noch zu groß für dich ist. Mache dann kleine Schritte bis zum Ziel, orientiere dich zwar an meinem Vorschlag, aber passe die Intensität und die Dauer der Asana an dein Wohlbefinden an oder genehmige dir eine längere Pause in einer Ausgleichspose. Yoga ist kein Wettkampf. Du übst für dich und dein persönliches Weiterkommen. Übe darum mit Leichtigkeit und habe Vertrauen in deine Körperweisheit, anstatt zu viel Kraft aufzuwenden und dir etwas beweisen zu wollen.

Ein leichter Einstieg ins Grundprogramm: Erst mal entspannen!

Die Entspannungsphase am Anfang einer Yogasequenz erleichtert es, aus dem stressigen Alltag in die Ruhephase zu finden. Sie ermöglicht, den Fokus auf das Selbst zu richten und den Körper zu entspannen. Meistens ist es so: Erst in einem entspannten Zustand fallen einem die Körperzeichen bewusst auf und erst dann können wir in einen wertschätzenden Dialog mit unserem Körper kommen. Lasse dir für die Anfangsentspannung mindestens fünf Minuten Zeit und dehne sie gerne länger aus.

Eine unkomplizierte Entspannungstechnik zu Beginn deiner Yogapraxis ist die Übung »Ein Blick nach innen«. Alles, was du brauchst, ist ein ruhiger Ort, deine Yogamatte, eine Decke oder ein Kissen und fünf bis zehn Minuten deiner Zeit. Wichtig ist, dass du ungestört bist und dich wohlfühlst. Ich überlege mir meist noch eine Affirmation für meine Yogapraxis, eine gezielte Absicht oder eine innere Haltung, mit der ich üben möchte. Wenn das auch etwas für dich ist, dann probiere meinen Vorschlag einfach aus! Deine Absicht könnte beispielsweise sein: »Ich möchte mich entspannen und vom Alltag abschalten« oder: »Ich möchte die Zeichen meines Körpers bewusst spüren«, vielleicht auch: »Ich werde mir meiner weiblichen Energien bewusst.« Leite deine Entspannung dann ein, indem du dir deine Absicht dreimal im Stillen aufsagst. Dann lasse dich ganz auf die Entspannung ein und schalte vom Alltag ab. Dazu kannst du dir gerne die geführte Anleitung mit dem QR-Code anhören.

m-vg.de/link/weibliche-kraft_1

Ein Blick nach innen

- Lege dich auf den Rücken, schließe die Augen und mach es dir bequem. Wenn du eine Meditationsabsicht hast, dann sage sie dir jetzt dreimal auf.
- Spüre, wie dein Atem und dein Herzschlag zur Ruhe kommen und wie sich alle Anspannungen in der Muskulatur lösen.
- Lege dann die Hände so um den Bauchnabel, dass sich die beiden Daumenkuppen über dem Bauchnabel und die Zeigefingerkuppen beider Hände auf dem Unterbauch treffen.
- Lege die Aufmerksamkeit unter die Hände am Bauch und spüre, wie sich die Wärme der Hände auf den Bauchraum und seine Organe überträgt.

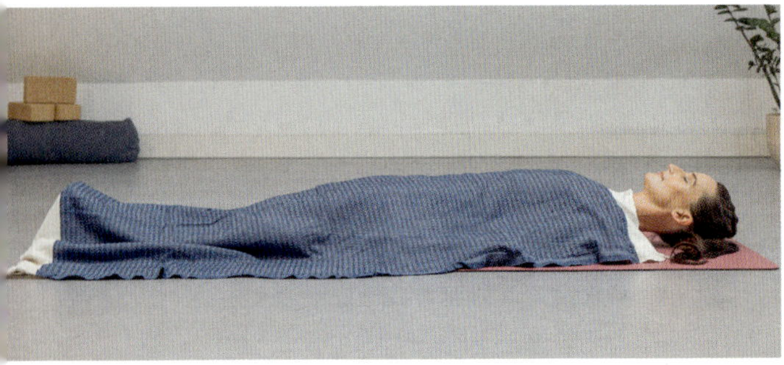

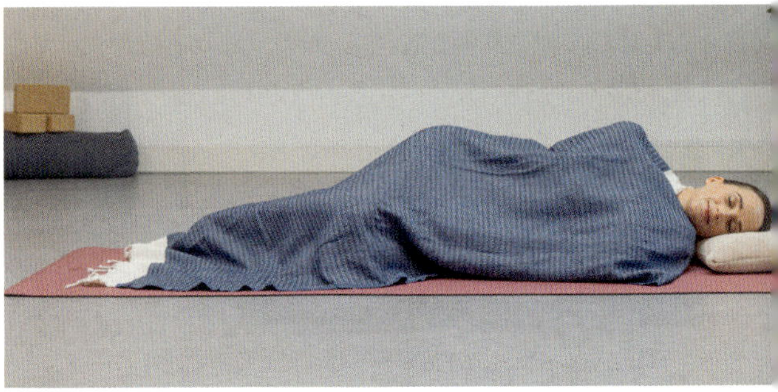

- Stelle dir vor, wie die Gebärmutter die Energie der Hände aufnimmt und ein unsichtbares Band zum Kosmos entsteht.
- Spüre wertfrei, wie die Gebärmutter, der gesamte Bauch und der ganze Körper auf die Energie und die Berührung reagieren.
- Nimm wahr, wie es dem Körper jetzt gerade in der Entspannung geht, und höre den Zeichen und Reaktionen deines Körpers wertfrei zu.
- Lege nach etwa fünf Minuten die Arme entspannt neben den Körper und bleibe noch eine Zeit lang auf dem Rücken liegen.
- Beginne tief durchzuatmen, rekle dich und stimme dich auf die folgende Yogasequenz ein.

DIE ENTSPANNUNGSPHASE AN DEINE BEDÜRFNISSE ANPASSEN

Du kannst die Entspannungsübung »Ein Blick nach innen« genauso im Sitzen oder in der Seitenlage ausführen, Letzteres empfiehlt sich zum Beispiel, wenn du schwanger bist. Falls du mit Hilfsmitteln besser entspannen kannst, nimm dir Decken und Yogakissen dazu. Wenn du schon yogaerfahren bist oder eine Lieblingsentspannung hast, fühle dich frei, diese anstelle der vorgeschlagenen Übung zu praktizieren. Sei geduldig mit dir selbst und akzeptiere, wenn dir das Abschalten vom Alltag anfänglich schwerfällt. Mit der Zeit spürst du, wie gut es dir tut, vom Alltag abzuschalten, und dich zu entspannen wird dir leichter fallen.

Kraftvolles Pranayama für Frauen: Die Ujjayi-Atmung

Nach der Entspannungsphase schließt das Pranayama an. Das Pranayama vertieft die entspannenden Effekte und hilft, die Gedanken zu ordnen und sich zu fokussieren. Über das bewusste Atmen generierst du die nötige Energie für deine Asana-Praxis und erschaffst dir neue Atemräume. Achte bei Pranayama immer auf eine aufgerichtete Körperhaltung und strecke die Wirbelsäule. Dann fließt deine Atmung besser in den Bauch und füllt alle möglichen Körperräume mit frischem Sauerstoff und neuer Energie auf. Falls es dir schwerfällt, den Rücken bei Pranayama über einige Minuten gerade zu halten, setze dich auf einen Yogablock. Bei der *Ujjayi*-Atmung nutzen wir den Effekt der Stimmritzenverengung, durch die das Ausatmen verlängert wird. Zum einen reguliert sich durch die lange Ausatemphase das vegetative Nervensystem und du wirst dich richtig schön entspannt fühlen. Zum anderen trainierst du deine Lunge und deine Atemwege und fühlst dich nach dem Pranayama nicht nur entspannt, sondern dazu noch energiegeladen. Nimm dir für das Pranayama etwa fünf Minuten Zeit und spüre der Wirkung im Sitzen nach.

Ujjayi-Atmung

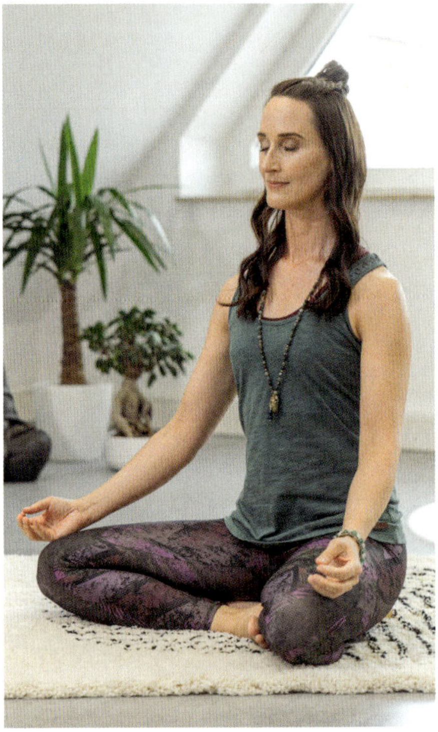

1. Schließe im Sitzen die Augen. Lege die Hände locker auf den Oberschenkeln ab. Lasse den Atem für ein paar Atemzüge wertfrei fließen. Atme dann vollständig durch die Nase ein und setze zwischen der Ein- und Ausatmung eine Mini-Atempause.
2. Atme dann vollständig durch die Nase aus und stelle dir dabei vor, sachte gegen einen Spiegel zu hauchen – der Mund bleibt geschlossen, die Schultern entspannen sich. In der Kehle entsteht dadurch ein sanftes, hörbares Rauschen. Wenn du möchtest, kannst du jetzt mit der Ausatmung das Mantra *Om Bhavam Namah* einbringen.
3. Bleibe drei bis fünf Minuten (oder länger) in dieser Atmung. Spüre anschließend der Wirkung im Sitzen nach und komme zurück in deinen eigenen natürlichen Atemrhythmus.

STÄRKENDES MANTRA DER LEBENSENERGIE

Die *Ujjayi*-Atmung in Kombination mit dem Mantra *Om Bhavam Namah* ist eine wunderschöne Möglichkeit, sich den verborgenen weiblichen Urkräften anzunähern und das unsichtbare Band, das uns Frauen mit den kosmischen Kräften verbindet, zu stärken. *Om Bhavam Namah* bedeutet so viel wie »In mir fließt unendliche Lebensenergie« oder schlicht »Ich bin«. Atme dann in der *Ujjayi*-Atmung ein und sprich mit der Ausatmung das Mantra. Es verleiht dir Kraft und erweitert dein Bewusstsein. Du wirst schon nach wenigen Minuten das Gefühl haben, in tiefer Verbundenheit wahrhaftig bei dir anzukommen.

Eine weitere Möglichkeit ist, die *Ujjayi*-Atmung innerhalb einer Asana einzubauen, zum Beispiel in der Peak Pose »Königstaube«, die auf Seite 62 beschrieben ist. Stelle dir einatmend vor, wie du universelle Energie über das Schädeldach aufnimmst. In der Atempause verteilt sich die Energie im ganzen Körper. Mit der Ausatmung leitest du verbrauchte und überschüssige Energien über dein Wurzelchakra, ein Energiezentrum im Beckenraum, in die Erde ab. Eine genaue Anleitung dazu findest du direkt im Beschreibungstext der »Königstaube«.

Die Asanas

Die einzelnen Asanas im Hauptteil deiner Yogasequenz bauen aufeinander auf und ergänzen sich gegenseitig in ihrer Wirkweise. Daher hast du den größten und nachhaltigsten Effekt, wenn du das komplette Grundprogramm mit allen Asanas zweimal in der Woche für 40 bis 60 Minuten übst.

Nachdem du dein Pranayama beendet hast, steigst du direkt in die erste Asana ein. Mit »Knie zum Bauch« mobilisierst du den unteren Bauchraum und den unteren Rücken und setzt die ersten aktivierenden Reize für die Gebärmutter, die Eierstöcke und die Eileiter. So steigerst du dich von den ersten beiden liegenden Asanas über die sitzende Asana »Den Hals dehnen« zur Peak Pose »Königstaube«. Die »Königstaube« ist die einzige Asana, für die später kein osteopathischer Impuls vorgesehen ist. Sie ist in der Yogasequenz die energetisch stärkste Asana und hilft dir, in deine weibliche Kraft zu finden.

Dann schließen sich die übrigen vier Asanas in der Bauch- und Rückenlage sowie das *Shavasana* an. Mit ihnen finden Ausgleich und Regulation im Hormonsystem statt. Alle Organe und Muskeln, die unmittelbar in einem Zusammenhang mit den Hormondrüsen und dem Zyklus stehen, fangen an, sich zu regenerieren.

Nimm dir nach den einzelnen Asanas Zeit, auch mal in ihre Wirkung hineinzuspüren. Bei »Knie zum Bauch« passt zum Beispiel die Rückenlage, um die Effekte der Asana bewusst wahrzunehmen. Bei »Den Hals dehnen« passt der Sitz mit geschlossenen Augen. Wann immer du einen kleinen Ausgleich brauchst, rekle dich, strecke dich oder mache andere wohltuende Bewegungen. Ein paar Ideen für Ausgleichsposen findest du ab Seite 73.

Gesunde Eierstöcke und Eileiter

Stelle dir während der Asana »Knie zum Bauch« die Eileiter und die Eierstöcke im Unterbauch über dem Schambein vor. Die Abbildung auf Seite 21 unten hilft dir bei der Visualisierung.

Indem du ein Bein zum Bauch ziehst, werden die Gebärmutter, die Eileiter und die Eierstöcke auf der gleichen Seite sanft komprimiert. Löst du die Asana auf, entsteht ein leichter Zug. Die wechselnden Reize Druck und Zug bewirken eine Verbesserung der Durchblutung innerhalb der Eierstöcke: Frische Nährstoffe kommen an, verbrauchtes Blut wird schneller abtransportiert. Außerdem dehnt die Asana den unteren Rücken und entlastet einen vollen, geblähten oder trägen Darm. Das nimmt natürlich viel Druck von den Geschlechtsorganen, die unter der Last eines geblähten Darms leiden. Die Eierstöcke, die Eileiter und die Gebärmutter können aufatmen, sich besser entfalten und ihre Funktionsweise optimieren.

Ziehe jedes deiner Beine in der Asana etwa eine Minute an den Bauch und spüre, was in deinem Beckenraum und in deinem unteren Rücken der jeweils gedehnten Seite geschieht. In der Pakethaltung, bei der beide Beine an den Bauch gezogen sind, lösen sich Blockaden in der Lendenwirbelsäule und der Rücken wird in seinen Bewegungen flexibler. Bleibe eine Minute in der Pakethaltung, schaukele dich, wenn du möchtest, sanft hin und her und gönne deinem Rücken als Abschluss der Asana eine Mini-Massage.

Nimm dir in allen Asanas des Grundprogramms nach dem Auflösen der Haltung noch Zeit zum Nachspüren, hier in »Knie zum Bauch« beispielsweise mit geschlossenen Augen in der Rückenlage. Falls dir die Yogahaltung schwerfällt oder du merkst, dass du dich in den Schultern und im Nacken anspannst, probiere die Variante mit Gurt und Kissen aus.

WOHLTUENDE EFFEKTE FÜR DIE EILEITER UND DIE EIERSTÖCKE

- Entlastung
- Vitalisierung
- Prophylaxe gegen Eierstockzysten
- Zyklusregulation
- Linderung von weiblichen Rückenschmerzen
- Verbesserung der Darmperistaltik
- Schmerzreduktion bei prämenstruellem Syndrom (PMS)
- Sanftes Lösen von Verwachsungen im Bauchraum

Knie zum Bauch

1. Ziehe in der Rückenlage das rechte Bein nah an den Bauch und umgreife es locker mit beiden Händen. Lasse dabei die Schultern entspannt. Lenke die Atmung tief in den rechten, komprimierten Unterbauch. Spüre, wie sich die rechte, untere Rückenseite dehnt und sich der gleichseitige Eierstock in die Kompression führen lässt.
2. Strecke das rechte Bein danach wieder auf der Erde aus, vergleiche das Gefühl in beiden Beinen miteinander und ziehe dann das andere Bein an den Bauch.
3. Ziehe abschließend beide Beine zu einem runden Paket an den Bauch, umarme deine Beine und lasse tiefe Atemzüge in den Bauch fließen. Löse die Asana langsam auf und spüre nach.

Variante

Statt das herangezogene Knie mit den Händen festzuhalten, lege einen Gurt um Knie und Rücken, sodass der Gurt das Knie hält. Lege dann die Arme entspannt an den Körperseiten auf der Matte ab. Lege dir bei Bedarf ein Kissen unter den Hinterkopf.

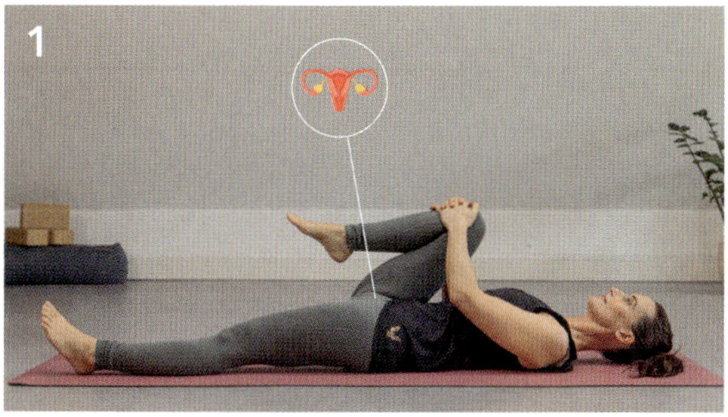

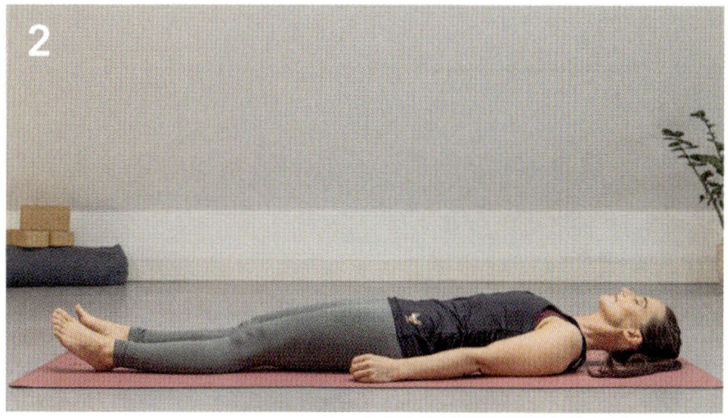

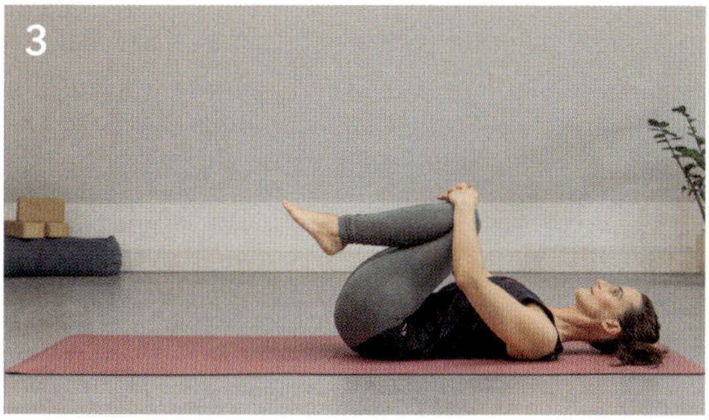

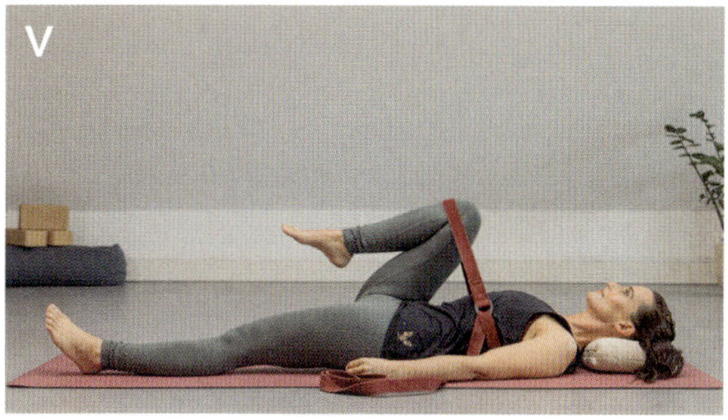

Vitalkraft im Becken

Das Becken verbindet den Rücken mit den Beinen und verteilt bei allen Bewegungen die einwirkenden Kräfte auf beide Beine, damit der untere Rücken geschützt ist. Vorn am Becken kannst du mittig das Schambein und seitlich am Becken die Beckenschaufeln erspüren. Auf der Rückseite des Körpers fühlst du das flächige Kreuzbein mit dem Steißbein. Innerhalb des Beckens sind die Geschlechtsorgane, der Darm, die Blase und wichtige Blutgefäße eingebettet.

Während der Abfolge werden die großen Beckenknochen nacheinander bewegt und angesprochen. In der Schulterbrücke spannen sich die Po- und Rückenmuskeln an, die Lendenwirbelsäule streckt sich, der Beckenboden wird aktiv. Im zweiten Schritt öffnet sich das Becken vorn. Die Bewegung wird von den meisten als den Beckenboden entlastend wahrgenommen. Hinten am Becken drücken sich die großen Gelenkflächen (iliosakrale Gelenke) zusammen. Danach, beim Zusammendrücken der Knie, dehnen sich die Iliosakralgelenke etwas auseinander und setzen einen mobilisierenden Impuls vorn am Schambein. Im letzten Schritt, wenn das Becken zurück auf die Matte gesunken ist, entspannen sich alle Beckenstrukturen. Mit dem »Beckenflow« wird also das gesamte Becken in allen knöchernen Anteilen mobilisiert und gleichzeitig eine Drainage der Lymphbahnen und Venen im Beckenraum initiiert.

DRAINAGE ODER MOBILISATION?

Wenn du bei dem »Beckenflow« den Fokus auf die Drainagewirkung legen möchtest, empfehle ich dir, die Abfolge im Rhythmus deiner Atmung zu üben. Dann lindert der »Beckenflow« Beschwerden wie Krampfadern oder Schwellungen in den Beinen, Menstruationsprobleme (PMS und Blutungsschwankungen) und Durchblutungsstörungen. In der Perimenopause ist die Beckendrainage ein gutes Vorsorgetool gegen Zysten in den Eierstöcken und innerhalb der Gebärmutter.

Wenn du den Fokus auf die Mobilisation der einzelnen Beckenknochen setzen möchtest, halte die einzelnen Positionen etwas länger. Anstatt dich auf die Atmung zu konzentrieren, nimm wahr, was innerhalb des »Beckenflows« im Becken geschieht: Wann spannen sich welche Muskeln an? In welchen Positionen spürst du mehr die Bewegungen der iliosakralen Gelenke und wann ist der Beckenboden aktiv? Als Eigenmobilisation löst der »Beckenflow« alle möglichen Blockaden und Schmerzen innerhalb des Beckens, der Beine und im unteren Rücken auf.

Der »Beckenflow« ist ein sehr energievolles und vitalisierendes Element im Grundprogramm und ist bei unerfülltem Kinderwunsch mein Übungstipp für beide Partner.

Beckenflow

1. Lege dich auf den Rücken, stelle die Füße hüftbreit auf und lege die Arme locker seitlich neben dem Körper ab.
2. Spanne dann die Pomuskeln an, ziehe den Bauchnabel an die Wirbelsäule und hebe das Becken mit der nächsten Einatmung in Verlängerung der Lendenwirbelsäule in die Brücke an.
3. Rolle ausatmend auf die Fußaußenkanten und spreize die Beine leicht, sodass die Knie weit nach außen zeigen.
4. Rolle dann einatmend auf die Innenkante der Füße, drücke die Knie fest gegeneinander und halte diese Position kurz.
5. Bringe die Knie abschließend in die Mittelstellung zurück und lasse ausatmend das Becken zur Erde sinken. Die Muskeln entspannen sich wieder.

Dauer

Übe den »Beckenflow« insgesamt drei bis fünf Minuten. Sollten dir drei Minuten noch zu lang sein, mache innerhalb dieser Zeitspanne eine kleine Pause in der Rückenlage und fange dann wieder an, dich zu bewegen.

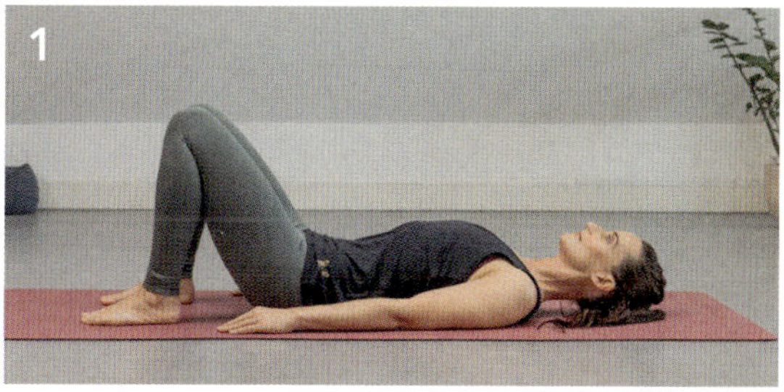
1

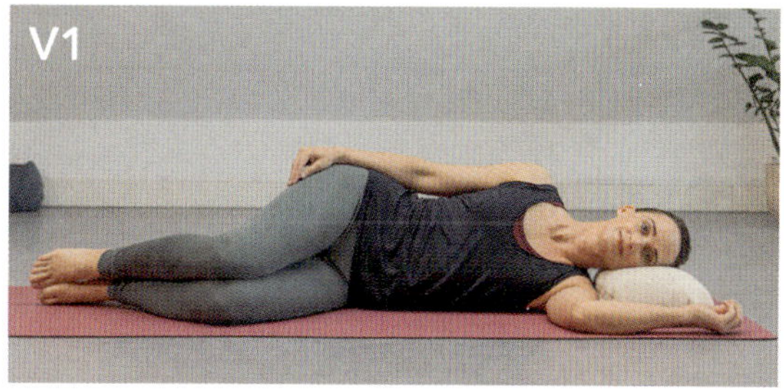
V1

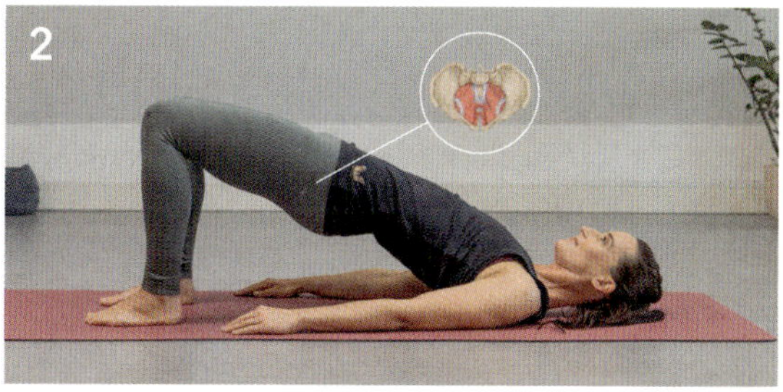
2

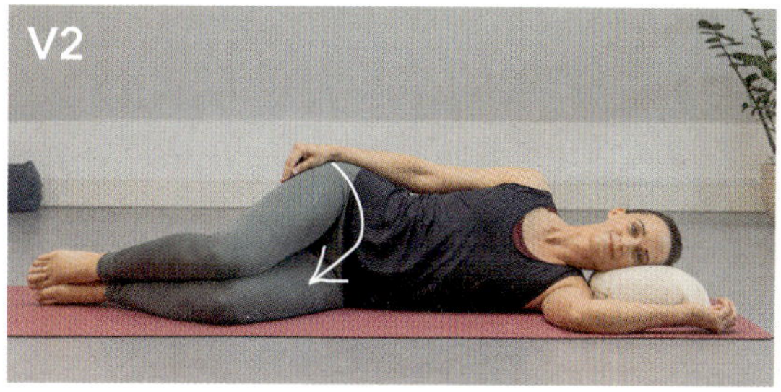
V2

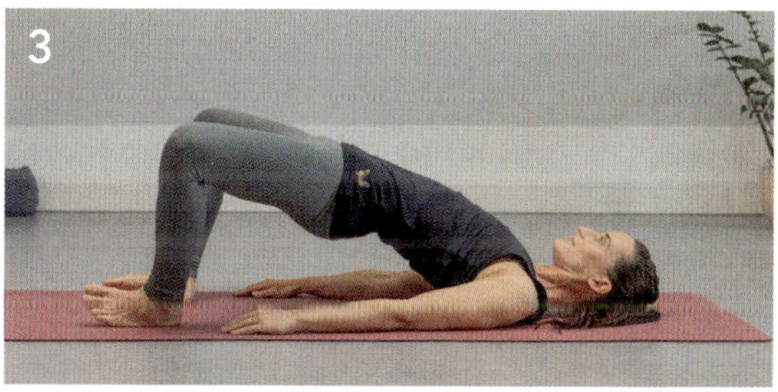
3

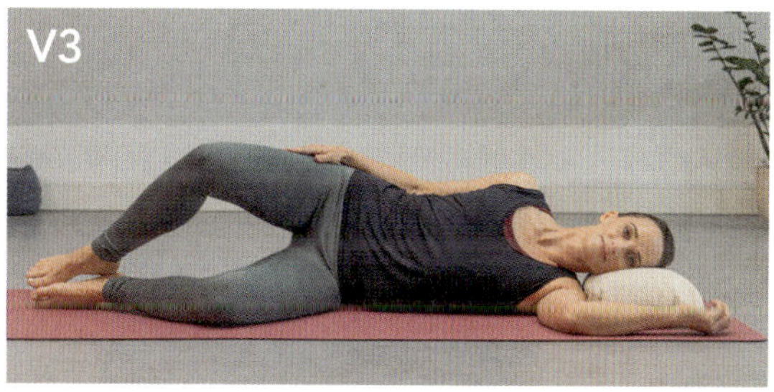
V3

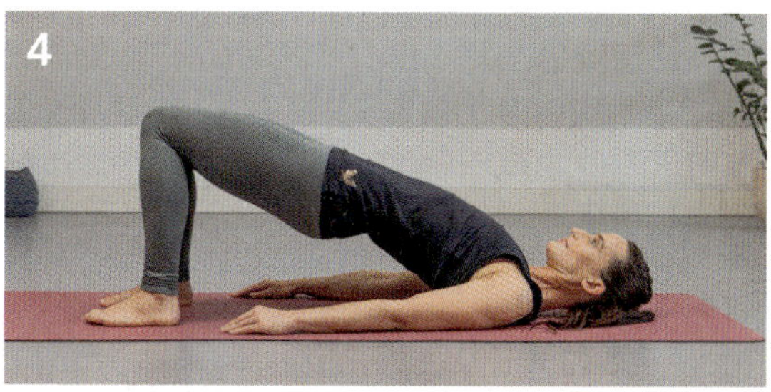
4

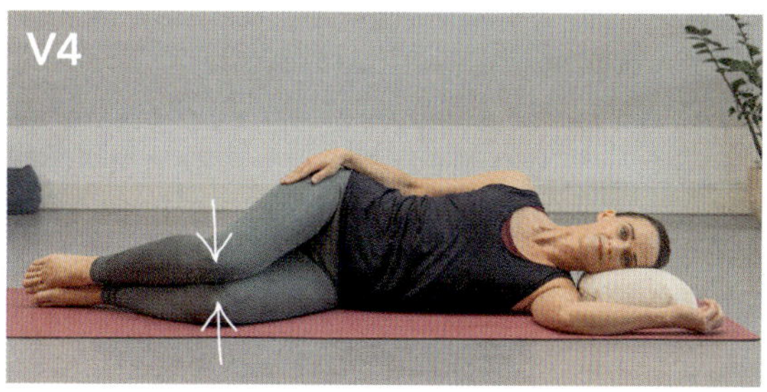
V4

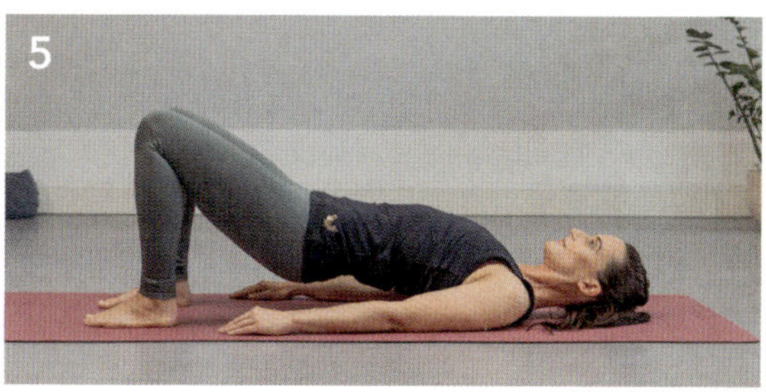
5

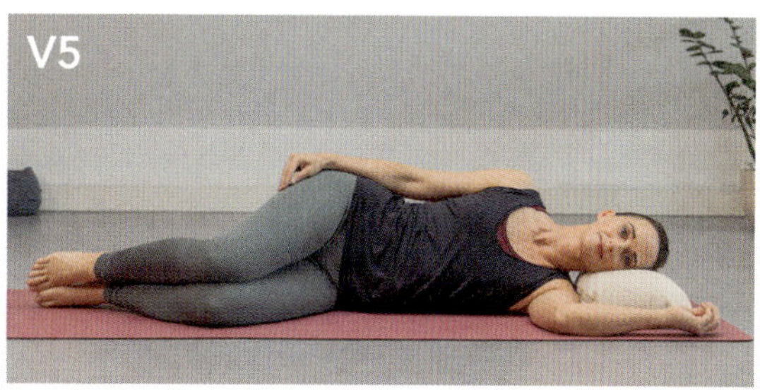
V5

Variante

1. Wenn du schwanger bist oder stärkere Rückenschmerzen hast, mache den »Beckenflow« in der Seitenlage: Beuge in der Seitenlage die Beine an. Der untere Arm liegt bequem auf dem Boden, der obere auf dem Becken (Abbildung V1).
2. Kippe das Becken dann nach vorn, sodass ein leichtes Hohlkreuz in der Lendenwirbelsäule entsteht (Abbildung V2).
3. Führe danach die Knie auseinander und in die Außendrehung (Abbildung V3).
4. Drücke dann die Knie fest zusammen (Abbildung V4).
5. In der letzten Position löse die Spannung wieder auf (Abbildung V5).

Hinweis

Besprich bei Schwangerschaftskomplikationen, bei Unsicherheit oder Unwohlsein mit deinem behandelnden Personen aus Medizin oder auch Osteopathie, ob du den »Beckenflow« üben darfst.

Muskeln und Faszien im Halsbereich dehnen

Die Muskeln vom Hals abwärts zu den Schultern reagieren sensibel auf Stress. Auch innere Anspannung und eine gekrümmte Haltung, wie es Schreibtischarbeit oder Kindertragen mit sich bringt, spannt die Halsmuskeln übermäßig an. Kein Wunder, dass die meisten von uns öfter über Schmerzen in den Halsmuskeln klagen oder unter Einschränkungen bei der Kopfbeweglichkeit leiden. Obwohl sich hier auch Männer angesprochen fühlen dürfen, sollten wir Frauen im Besonderen auf geschmeidige Kopfbewegungen und entspannte Halsmuskeln achten. Grund dafür ist die Schilddrüse. Das schmetterlingsförmige Organ im Halsbereich ist bei uns Frauen aufgrund der komplexen hormonellen Prozesse im Körper ohnehin schon Schwerarbeiterin. Wenn dann noch verspannte Halsmuskeln auf das empfindliche Gewebe der Schilddrüse drücken und die Blutzufuhr einschränken, könnten wir sie mit unserer Daueranspannung in eine Dysfunktion lenken.

Wenn du den Kopf zur Seite neigst, dehnst du deine Halsmuskeln, vor allem den Kapuzenmuskel. Das tut besonders gut, wenn du öfter unter Migräne oder Spannungskopfschmerzen leidest. Atmest du dazu in die gedehnten Muskeln hinein, wirkt deine Atmung wie eine innere Massage: Feinste Gewebeverklebungen lösen sich auf und die Muskulatur bekommt Raum zur Entfaltung. Sobald du nach etwa einer Minute Erleichterung spürst, löse dich langsam aus der Asana, mache eine kurze Ausgleichsbewegung zum Lockern – rolle zum Beispiel die Schultern oder strecke dich – und dehne dann die andere Seite. Nach der beidseitigen Dehnung lässt sich meist sogar der Kopf viel besser bewegen. Achte in der Asana auf eine gerade Haltung. Wenn dir das Aufrichten schwerfällt, probiere eine Variante aus, setze dich auf einen Stuhl oder auf ein Yogakissen.

Die Asana ist bei allen möglichen Verspannungen im Schulter- und Nackenbereich mit Kopfschmerzen und Tinnitus wirksam. Sie reguliert die Schilddrüsen- und Hypophysenfunktion und kann daher bei allen Zyklusproblemen, bei hormonellen Beschwerden oder im Dauerstress zur Linderung der Symptome beitragen.

Den Hals dehnen

1. Setze dich in den Schneidersitz und richte die Wirbelsäule bewusst auf.
2. Lege die linke Hand locker hinter den Rücken oder seitlich auf der Erde auf, senke das rechte Ohr in Richtung der rechten Schulter, sodass sich der Hals zur Seite neigt und sich die linke Halsmuskulatur dehnt.
3. Ziehe, um die Dehnung zu verstärken, den Hals sanft mit der rechten Hand weiter in die Dehnung. Lasse einige Atemzüge bewusst in die linke Halsmuskulatur fließen und spüre, wie sich der Muskel auch von innen durch die Atmung aufdehnt.
4. Löse die Dehnung achtsam auf und wechsle dann die Seite. Nimm dir abschließend im Sitzen einen Moment Zeit zum Nachspüren.

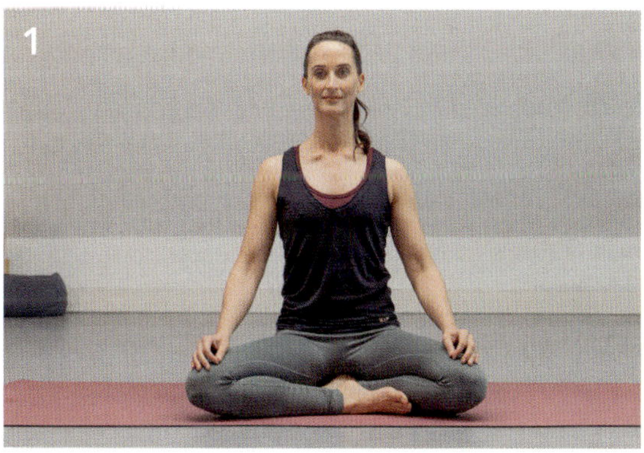

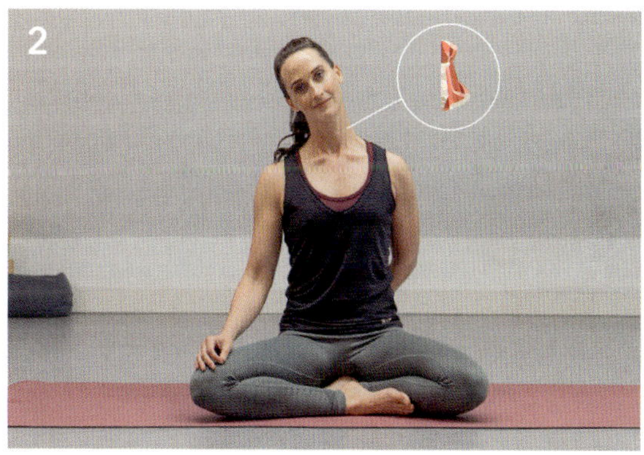

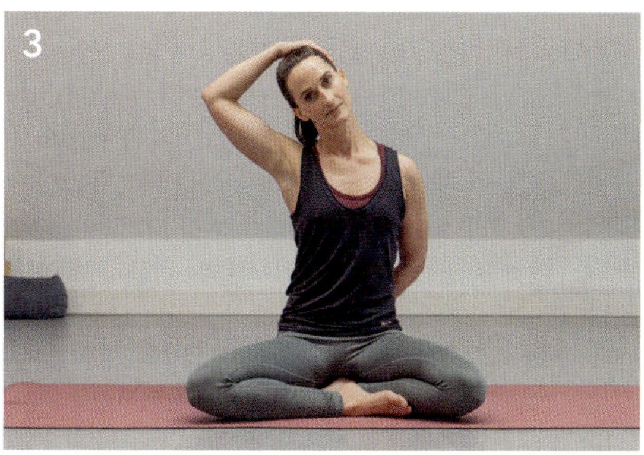

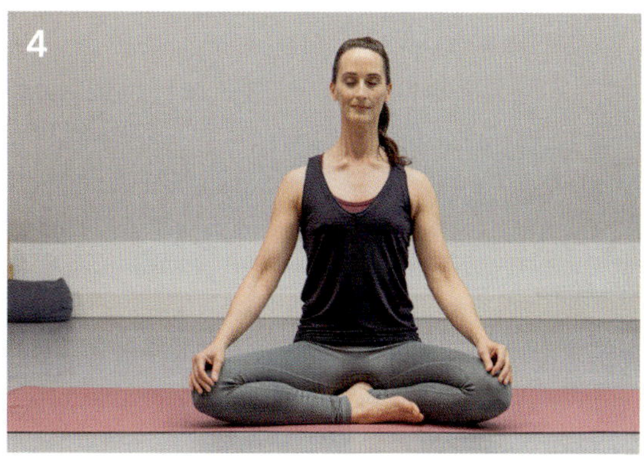

Variante

Wenn das Sitzen auf dem Boden unangenehm ist oder es dir nicht gelingt, dann setze dich anders hin, beispielsweise auf ein Meditationskissen, und führe die Bewegung im Sitzen aus.

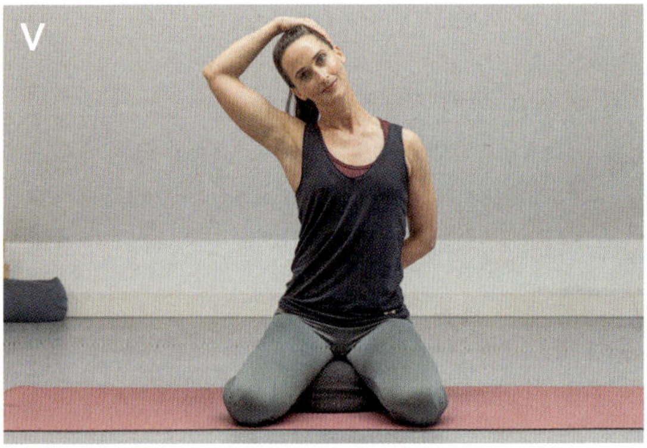

Peak Pose

Die Peak Pose oder »Königstaube« richtet den Blick auf den eigenen Wesenskern und wendet sich der universellen, weiblichen Energie zu. Inmitten eines hektischen Alltags findest du mit der Peak Pose die Kraft, für dich und deine Bedürfnisse zu sorgen und erfüllt im Hier und im Jetzt zu leben. Außerdem bringt die Asana deine natürliche Schönheit hervor und schenkt dir Anmut, Kraft und Selbstvertrauen. Mit ihr kannst du dich in einer Welt voller Herausforderungen und Anforderungen wieder mit Energie aufladen. Die Asana ist übrigens eine wunderschöne Übung, falls du keine Gebärmutter mehr hast, das Vertrauen in deine Körperweisheit verloren gegangen ist oder du deine Gebärmutter mit universeller Energie aufladen möchtest, zum Beispiel bei Kinderwunsch.

DER ATEM ALS WIRKVERSTÄRKER

Die Peak Pose beziehungsweise »Königstaube« kann sehr wertvoll und sehr persönlich sein. Mache aus ihr das, was du gerade brauchst oder was sich in dir entwickelt. Stelle dir zum Beispiel vor, wie du dich über das Kronenchakra *(Sahasrara Chakra)*, ein Energiezentrum auf dem Kopf, mit der universellen Kraft des Kosmos verbindest. Mit dem Wurzelchakra *(Muladhara Chakra)* im Beckenraum nimmst du bewusst Kontakt zu den Erdenergien auf und verbindest dich mit der Kraft von Mutter Erde. Auf diese Weise bist du in einem äußerst starken Energiekreislauf eingebunden. Jetzt aktiviere den Energiestrom über die *Ujjayi*-Atmung. Einatmend nimmst du die Energie des Universums über das Kronenchakra auf. Spüre, wie die universelle Energie überall durch deinen Körper fließt. Mit der Ausatmung gibst du überschüssige, verbrauchte Energien aus deinem Körper über das Wurzelchakra in die Erde ab. Das Visualisieren des Energiestroms hinterlässt ein Gefühl von Dankbarkeit und ein Gefühl voller Urvertrauen.

Natürlich beeinflusst die »Königstaube« auch den Körper. Sie dehnt und reguliert den Beckenboden und löst Spannungen in der Hüft- und Beckenbodenmuskulatur auf. Dadurch kann sich das Becken auf natürliche Weise weiten, verklebte Faszien im Körperkern werden erreicht und können sich wieder entfalten. Außerdem wird der untere Rücken so mobilisiert, wie es im Alltag kaum möglich ist. Das verschafft neue Bewegungsmöglichkeiten und eine selbstbewusste Aufrichtung beim Gehen und beim Stehen.

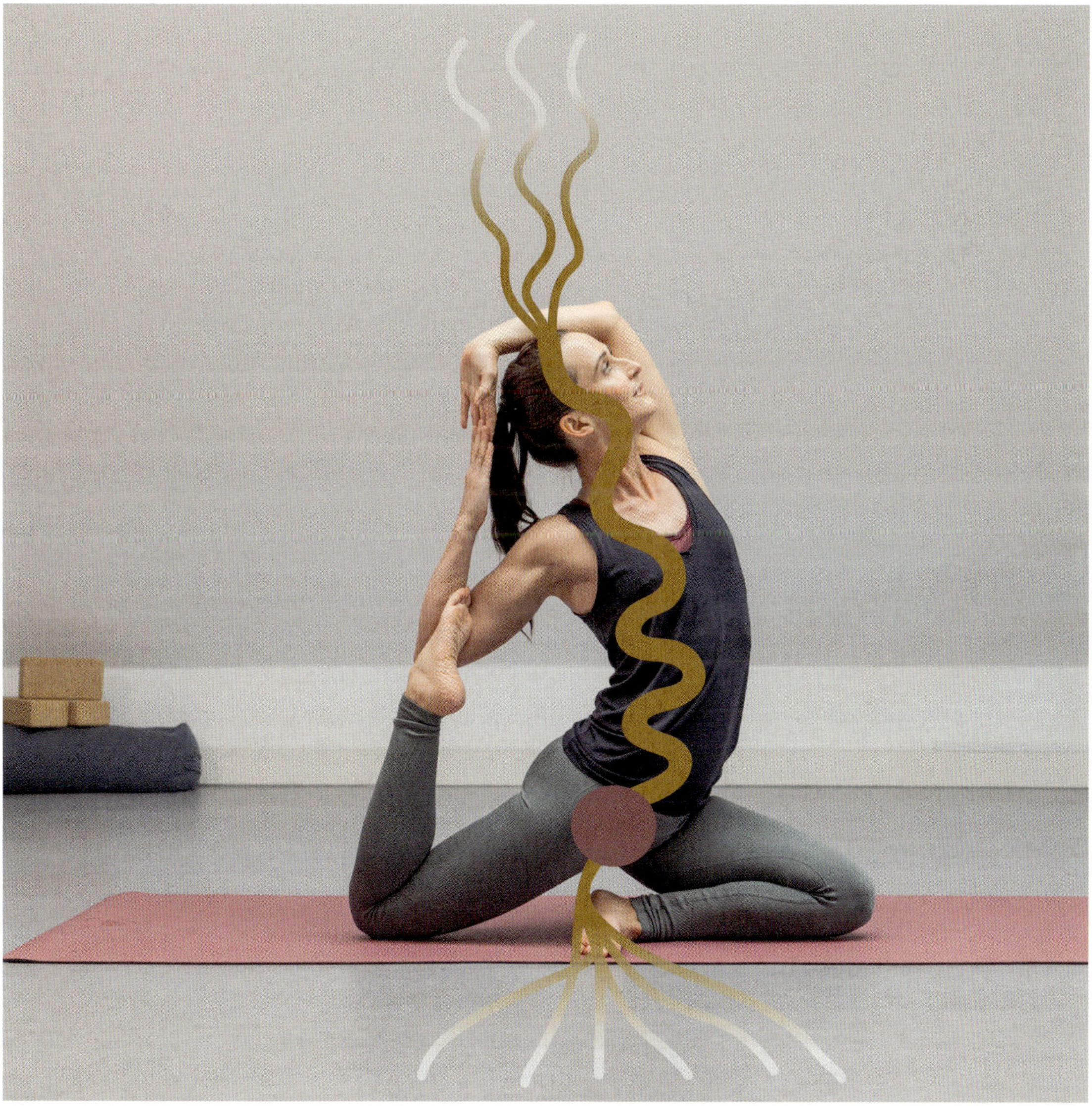

In der »Königstaube« kannst du die universelle Energie durch deinen Körper lenken und fließen lassen.

Die Königstaube

1. Komme in den Vierfüßlerstand.
2. Ziehe das linke Knie nach vorn zu den Händen. Lege das Knie so auf dem Boden auf, dass es nach außen und der linke Fuß zur rechten Hand zeigt. Strecke das rechte Bein lang nach hinten aus und lege den Fußrücken auf der Matte ab.
3. Winkle jetzt den rechten Unterschenkel an.
4. Richte den Oberkörper auf und greife die rechte Hand mit der linken Hand am Hinterkopf. Lehne den rechten Vorfuß an den rechten Ellenbogen an und wende den Blick nach oben zum Himmel.
5. Löse nach einer Weile die Asana sanft auf und übe die »Königstaube« für die andere Seite.

Hinweise

- Wenn du die »Peak Pose« übst, sei achtsam mit dir und beachte deine persönlichen Grenzen. Führe die Asana nur so lange aus, wie sie sich für dich gut anfühlt, und nimm dir Hilfsmittel dazu, wie unten bei den Varianten beschrieben.
- Die »Königstaube« kann sowohl körperlich als auch auf emotionaler Ebene herausfordernd sein und es können sich Themen an der Spiegelfläche des Bewusstseins zeigen, die lange im Verborgenen zurückgenommen waren. Gestehe dir zu, Tränen kullern zu lassen, wenn sie in dir hochkommen, und akzeptiere genauso körperliche Grenzen in der Peak Pose.
- Für eine zusätzliche Dehnung der Hals-Nacken-Muskulatur kannst du in der »Königstaube« den Kopf zur geöffneten Seite drehen (V2).

Variante

Falls die »Königstaube« anfangs zu herausfordernd für dich ist, übe zunächst in der leichten Variante mit Yogabolster: Lege dir das Bolster längs auf die Matte, nimm die gleiche Beinposition wie beschrieben ein und lege den Oberkörper auf dem Bolster ab (V1). Die Arme ruhen entspannt auf dem Boden. Das Gleiche gilt, falls du schwanger bist oder gerade stärkere Rückenschmerzen hast. Die leichtere Variante »Liegende Taube« greift noch stärker ins fasziale Körpersystem ein und ermöglicht dir auf sanfte Art und Weise mehr Beweglichkeit in den Hüftgelenken und im Rücken. Deswegen bleibe ruhig etwas länger in der Haltung: wenn es sich gut anfühlt, drei Minuten pro Seite. Denke daran, mit dem Seitenwechsel auch den Kopf zur anderen Seite zu drehen.

Du kannst aber auch weitere Hilfsmittel verwenden, um die Haltung etwas angenehmer zu gestalten (V2). Lege etwa einen Block unter eine Seite des Pos, damit du dich besser im Gleichgewicht halten kannst, oder unterpolstere bei Knieschmerzen deine Knie mit einem zusammengerollten Handtuch.

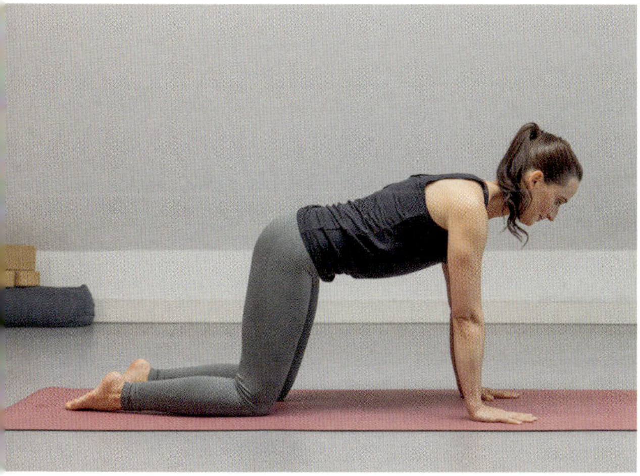

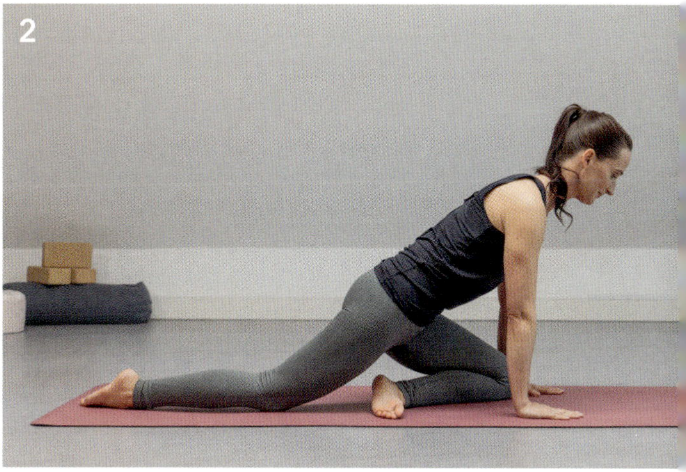
2

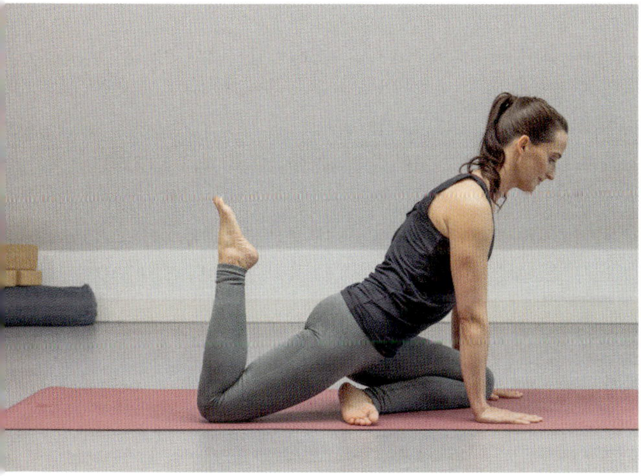

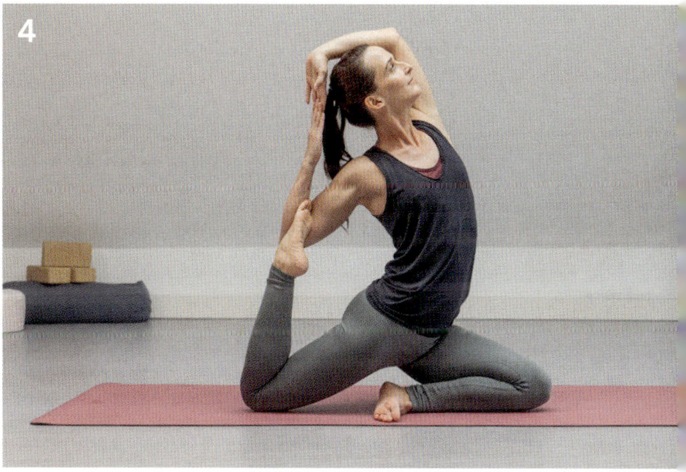
4

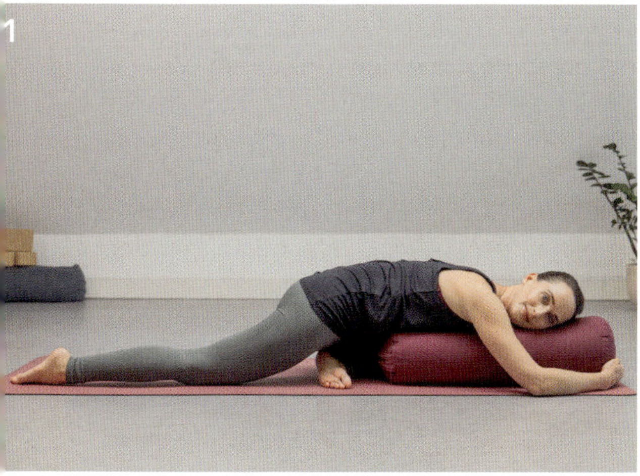
1

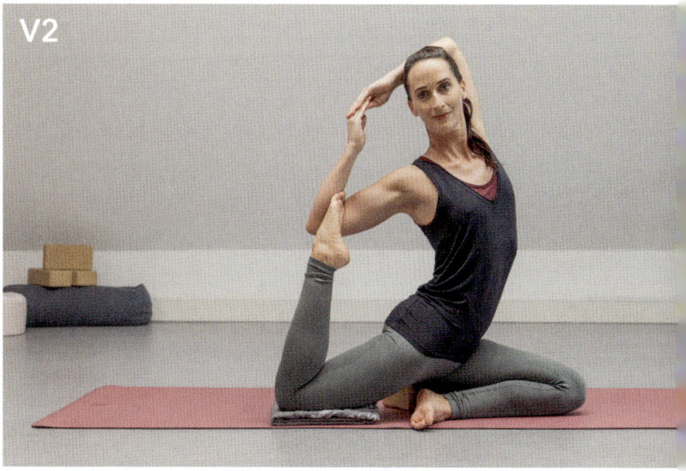
V2

Balance im Hormonsystem

Bei der »Kobra« nutzen wir das Hormonsystem stärkende Effekte: Einerseits stabilisiert die Asana ein gesundes Hormonsystem. Andererseits kann sie ein Ungleichgewicht innerhalb des Hormonsystems auch wieder ordnen. Die Wirkweise ist einfach zu erklären: Rollen wir innerhalb der »Kobra« das Kinn an das Brustbein heran, dehnt sich die Muskelrosette hinten im Nacken. An der Halsvorderseite geben wir der Schilddrüse einen sanften Druck. Gleichzeitig entfalten sich die vorderen und hinteren Halsfaszien. Insgesamt regulieren wir über die Muskel- und Fasziendehnungen die Hypophyse als oberste Schaltzentrale im Hormonsystem und vitalisieren die Schilddrüse, damit sie entsprechende Hormone produzieren kann, die für die Geschlechtsorgane wichtig sind.

Im Bauch- und Beckenraum entspannen sich derweil Faszien und Muskeln des Darms, der Nebennieren und von allen Organen des Urogenitaltrakts. Ohne Druck und Anspannung von Faszien und Muskeln können die Geschlechtsorgane die Hormone der Hypophyse und der Schilddrüse besser aufnehmen und verwerten. Nach der »Kobra« tut es gut, sich in der Bauchlage auszuruhen und sich zu erden.

Die Kobra

1. Ziehe die Hände in der Bauchlage bis kurz vor die Schultern zurück. Lege die Stirn und die Unterarme auf die Erde. Strecke die Beine lang aus, lege sie dicht zusammen, lege dabei die Fußrücken auf die Erde ab.
2. Drücke die Hände in die Erde, stoße dich von ihr ab, löse den Oberkörper von der Erde und richte den Brustkorb auf. Dabei verlängert sich der Hals und der Blick senkt sich sanft zur Erde.

Hinweis
Bleibe so lange in der Haltung, wie es angenehm ist, und lasse die Atmung bis an das Schambein fließen. Löse die Haltung dann achtsam wieder auf.

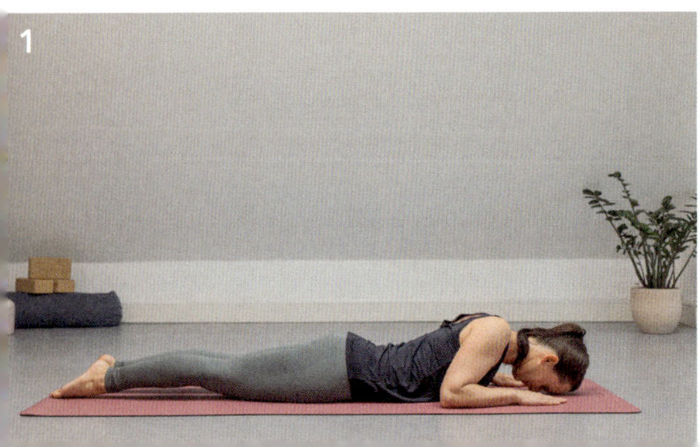

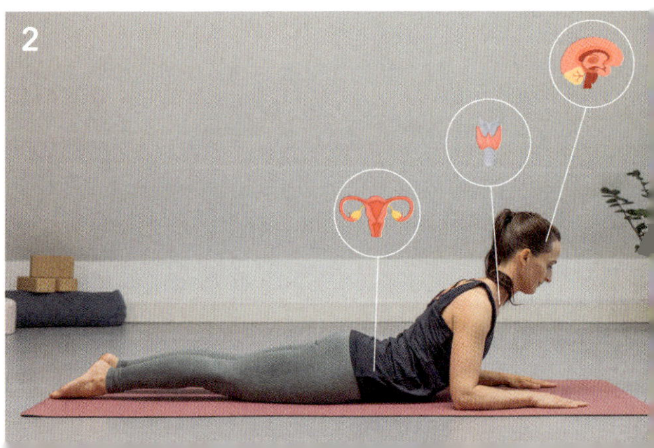

VIELSEITIGE WIRKUNG BEI HORMONELLEN STÖRUNGEN

- Reguliert Zyklusschwankungen
- Linderung von Endometrioseschmerzen
- Die Empfängnisbereitschaft fördernd bei Kinderwunsch
- Regulierend während Dauerstressphasen
- Verringerung von Belastungen der Schilddrüse
- Nimmt Druck aus dem Bauchraum
- Aktiviert bei Müdigkeit

Ein offenes Herz

Der »Liegende Schmetterling« ist eine wahre Wohltat für einen verspannten Körper! Die Asana öffnet und streckt gleich zwei Körperregionen: zum einen den Brust- und Herzraum und zum anderen den Unterbauch mit den Leisten. Wenn du in der Asana angekommen bist, entscheide selbst, auf welche Körperpartie du den Fokus bei dir lenken möchtest: Herz und Brustraum oder Bauch und Leisten. Wenn sich dein Oberkörper angespannt anfühlt, offne die Arme weit vom Körper und drehe die Handflächen zum Himmel. Schicke den Atem entweder unter das Brustbein, sodass es sich mit der Atmung hebt und senkt, oder lenke den Atemfluss seitlich in die Rippenbögen, damit sich der Brustkorb zu den Seiten ausdehnen kann.

Möchtest du den Reiz mehr für den Beckenraum setzen, lenke die Atmung bis unter den Bauchnabel oder bis zum Schambein.

Mit dem »Liegenden Schmetterling« dehnst du die gesamte vordere Faszienkette und die meisten Energiebahnen *(Meridiane)*. Der Körper fühlt sich nach der Haltung gut versorgt an und kann sich beim Gehen und beim Stehen besser aufrichten. Die Asana hilft dir bei großen Brüsten, die Brustwirbelsäule zu entlasten und sie in die Gegenrichtung - die Streckung - zu mobilisieren. Die Streckung weitet auch den Herzraum und das Herz bekommt die Möglichkeit, sich zu entfalten und sich den schönen Dingen der Welt zuzuwenden. Durch die nach außen rotierten Beine öffnet sich der gesamte Beckenraum. Alle Körperstrukturen, die deine Beckenorgane halten müssen, wie Faszien, Bänder, Fettschürzen und Kapseln, dürfen sich entspannen. So löst sich ganz viel Druck von deinen Geschlechtsorganen, dem Darm und der Blase.

Diese Asana dehnt die gesamte vordere Faszienkette und öffnet den Brust- und Beckenraum. Die Atmung kann sich vertiefen und der Körper richtet sich im Stehen automatisch besser auf.

Liegender Schmetterling mit Bolster

1. Setze dich auf den Boden und lege das Bolster mit dem kurzen Ende an das Kreuzbein hinten am Rücken.
2. Lege die Fußsohlen aneinander, sodass die Knie automatisch nach außen fallen.
3. Lege nun den Oberkörper mit dem Kopf auf dem Bolster ab und breite die Arme seitlich neben dem Körper unterhalb der Schulterhöhe aus. Drehe die Handflächen zum Himmel. Lasse die Atmung entweder in den Herz- oder in den Beckenraum fließen, je nachdem, wo sie intuitiv gebraucht wird.

Hinweise

- Nimm dir für den »Liegenden Schmetterling« drei bis fünf Minuten Zeit, damit der Reiz tief im Fasziengewebe wirken und die Atmung dorthin Energie schicken kann, wo sie am meisten gebraucht wird.
- Du musst nicht sofort in der Endstellung der Asana ankommen. Lasse dir Zeit und entspanne immer dann die entsprechende Muskulatur, zum Beispiel im Kiefergelenk oder in den Leisten, wenn dich dein Körper dazu einlädt. Stütze beim Auflösen der Asana den Hals mit einer Hand und rolle dich über eine Körperseite zurück ins Sitzen.

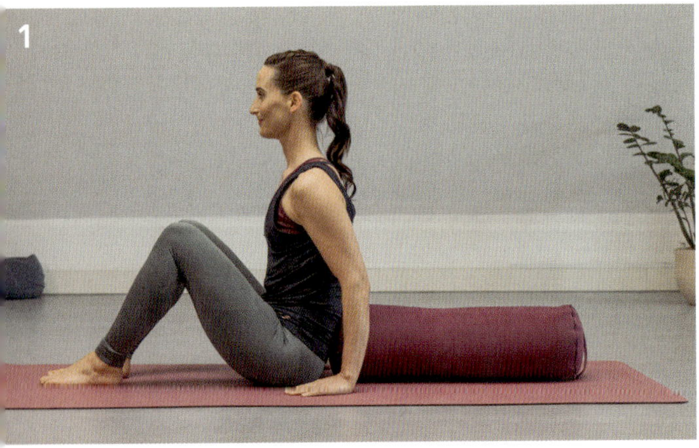

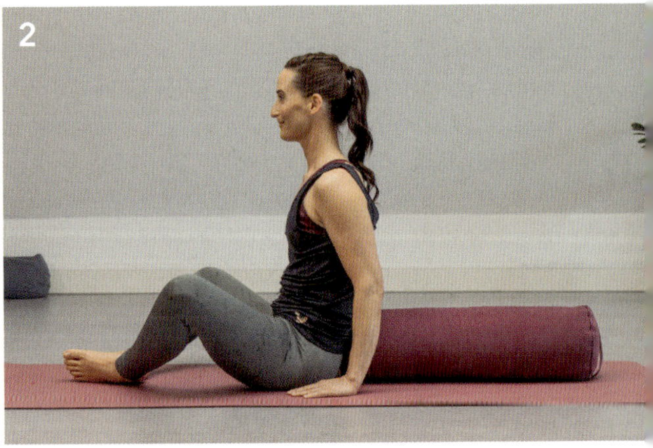

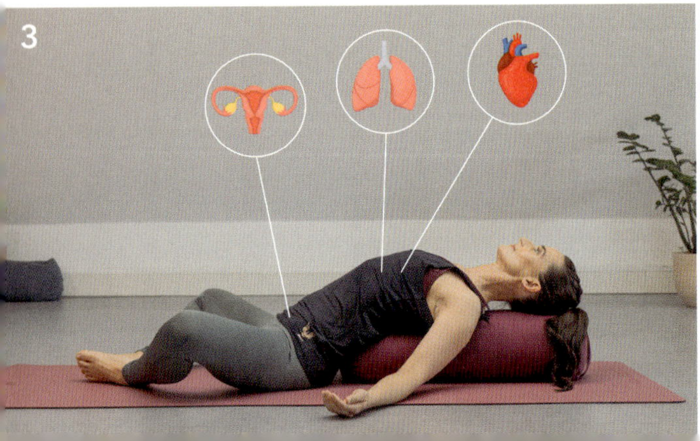

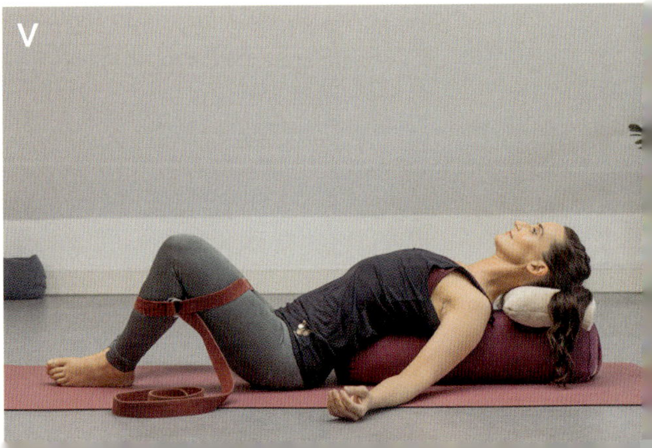

Variante
Sollte die Asana für dich noch zu anstrengend sein, nimm dir wie auf der Abbildung gezeigt Hilfsmittel. Unterpolstere beispielsweise den Kopf oder halte die Knie mit einem Gurt in der Außenrotation.

Beckenbodentraining

In der »Schulterbrücke« sind deine beiden Füße das verbindende Fundament zur Erde, auf das sich die Brücke aufbaut. Sie sollten deshalb nicht wegrutschen oder instabil auf der Matte stehen. Brücken überwinden im Leben Hindernisse und schaffen Verbindungen, die zuvor nicht möglich waren. Ähnliches bewirkt die »Schulterbrücke« in deinem Unterbewusstsein: Sie unterstützt dich, innere, blockierende Prozesse zu erkennen und zu bearbeiten. Es fällt dir nach der Asana leichter, im Alltag die Verbindungen zu erkennen, die zur Lösung deiner Probleme beitragen. Die Prozesse im Unterbewusstsein geschehen ganz nebenbei.

Um die körperlichen Wirkungen der »Schulterbrücke« voll zu entfalten und den Beckenboden zu regulieren, musst du dich hingegen etwas konzentrieren. Stelle dir vor, wie der Unterbauch in der Haltung so gedehnt wird, dass die Blase, die Gebärmutter und der Enddarm ein Stück weit nach oben zum Bauchnabel gezogen werden und der Beckenboden entlastet wird. In der »Schulterbrücke« passiert noch etwas: Die Rücken-, Po- und die tiefen Bauchmuskeln arbeiten jetzt. Sind diese Muskelgruppen gut trainiert, kann das Becken in der »Schulterbrücke« aktiv oben gehalten werden. Sind die Muskeln zu schwach, fällt es schwer, das Becken überhaupt zu heben oder oben zu halten. Dann solltest du die tiefen Bauchmuskeln und die Rückenmuskeln gezielt mit Training stärken.

VORTEILE EINES STARKEN BECKENBODENS

- Hocheffektiv bei Organsenkungen, Kontinenzproblemen und schwachem Beckenboden
- Sanftes Rückenmuskel- und Beckenbodentraining
- Fördert die synergistische Zusammenarbeit von Zwerchfell und Beckenboden sowie die Bauchatmung
- Mentale Stärkung

Die Schulterbrücke

1. Lege dich auf den Rücken und stelle die Füße beckenbreit auf. Positioniere die Sprunggelenke wie in einer unsichtbaren Linie ungefähr unter den Kniegelenken. Lege die Arme locker seitlich neben dem Körper ab und drehe die Handflächen nach oben zum Himmel.
2. Spanne dann die Pomuskeln an, ziehe den Bauchnabel zur Wirbelsäule und hebe das Becken in Verlängerung der Wirbelsäule vom Boden ab. Halte die Position entweder oder bewege dich im Fluss der Atmung: Hebe das Becken mit dem Einatmen an und senke es mit dem Ausatmen wieder.
3. Löse die Asana danach langsam auf. Es tut gut, kurz in der Rückenlage nachzuspüren und den Körper in der Rückenlage zu neutralisieren.

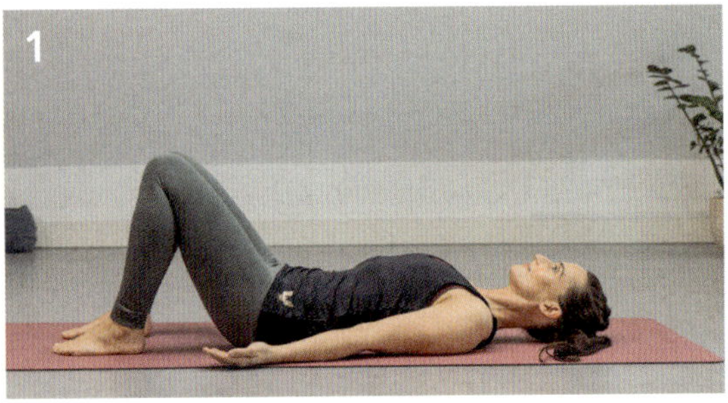

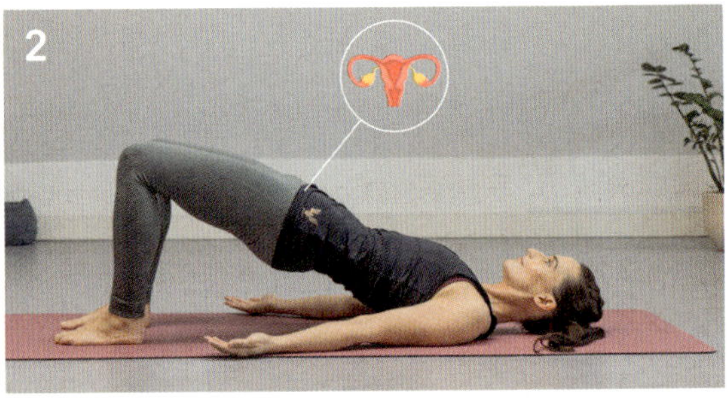

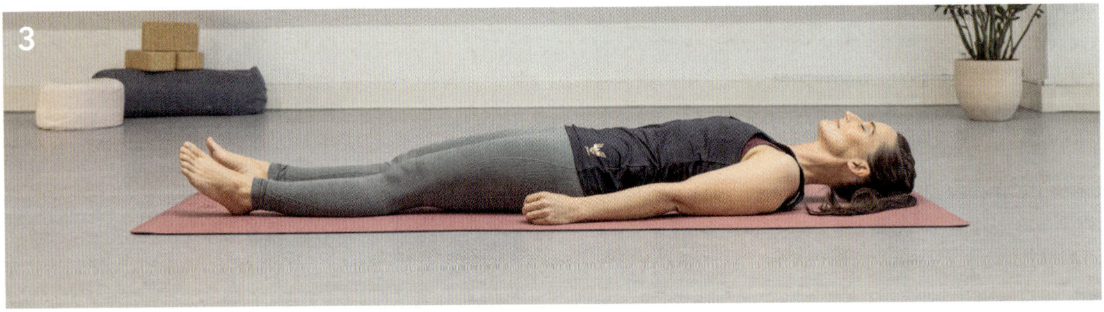

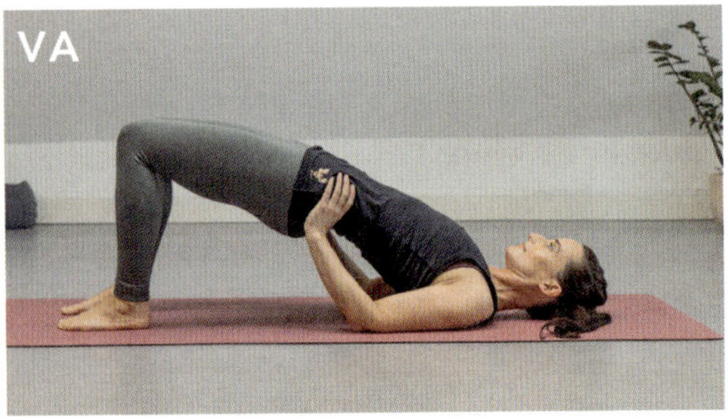

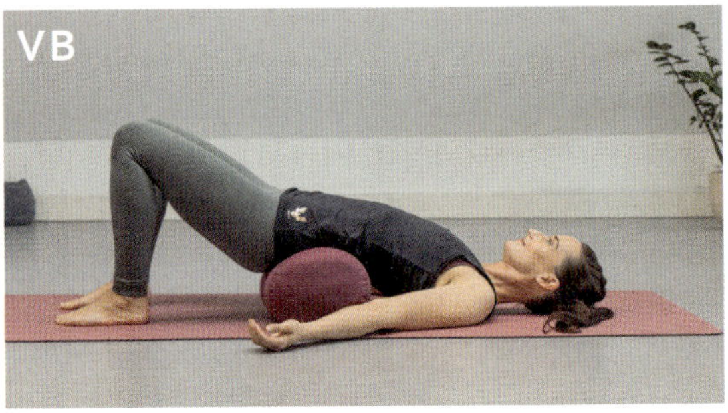

Hinweis
Du kannst die »Schulterbrücke« in deinem Yogaflow auf zweierlei Arten üben: Entweder du hältst die »Schulterbrücke« aktiv über acht bis zehn Atemzüge, gerne auch länger, oder du bewegst dich in der Asana dynamisch zu deiner Atmung. Baue im letzteren Fall einatmend die Brücke auf und lasse dich ausatmend zurück zur Erde sinken.

Variante A
Platziere die Hände am Beckenkamm, wenn du das Becken angehoben hast.

Variante B
Lege dir ein Yogabolster quer auf die Matte und positioniere dich so darüber, dass das Bolster den unteren Rücken stützt, wenn du daraufliegst. So kannst du noch entspannter in diese Haltung hineinsinken.

Für einen schmerzfreien Rücken

Das »Happy Baby« ist eine wunderbare Übung für Frauen, die sich im Alltag sehr zurücknehmen müssen, oder für Frauen, die Führungspositionen übernehmen, in denen die männlichen Energien wie wissenschaftlich-technisches Denken, Kontrolle und selbstbewusstes Auftreten eine wichtige Rolle spielen. Denn im »Happy Baby« kann losgelassen werden, darf sich spielerisch bewegt und die weiblichen Kräfte dürfen ausgepackt werden! Alle Bewegungen und Emotionen dürfen hier frei sein, nicht so ernst und streng, dafür intuitiv und liebevoll. Lasse im »Happy Baby« alles los, was du loslassen möchtest oder was du gerade loslassen kannst – dazu zählt nicht nur Muskelanspannung, sondern vielmehr auch geistige Starre und seelischer Ballast.

Das »Happy Baby« wirkt nicht nur auf allen Ebenen äußerst befreiend, es hat auch viele wohltuende Effekte auf das Körpergeschehen: Meine Wahrnehmung ist, dass viele Frauen aus verschiedensten Gründen das Becken krampfhaft verschlossen halten. Mögliche Gründe sind Stress und Anspannung, eine angenommene Rolle, die ihnen eigentlich zutiefst widerstrebt, fehlendes Aufbautraining nach einer Schwangerschaft, zurückgesteckte eigene Bedürfnisse, Traumata, Scham und vieles mehr.

Eine solche Haltung geschieht ganz unbewusst und ist an einer X-Beinstellung erkennbar, an einer veränderten Winkelstellung im Hüftgelenk, einer Fehlregulation im Beckenboden oder an einer dauerhaften Anspannung der Muskulatur im Beckenraum. Dann können die Beine im Liegen meistens nicht entspannt nach außen fallen und die ganze Körperhaltung richtet sich nach der inneren Anspannung aus.

Happy Baby

1. Lege dich auf den Rücken und ziehe die Beine zum Bauch an. Die Lendenwirbelsäule wird dabei rund.
2. Greife dann, von den Beininnenseiten aus kommend, beidseits die Fußsohlen von außen und halte sie fest. Strecke die Unterschenkel etwas und öffne sie so weit, dass beide Knie nach außen streben. Die Arme bleiben lang.

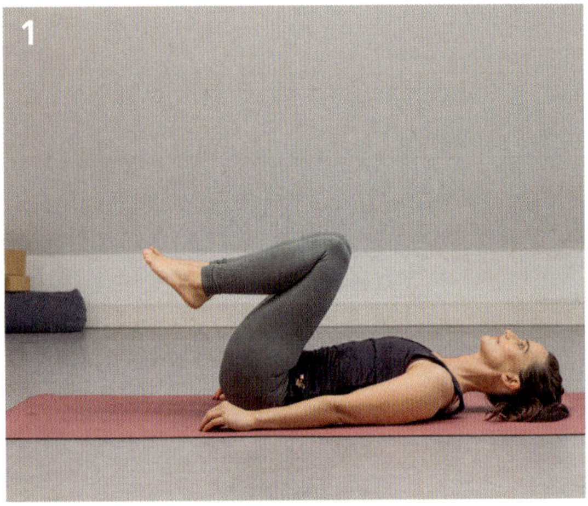

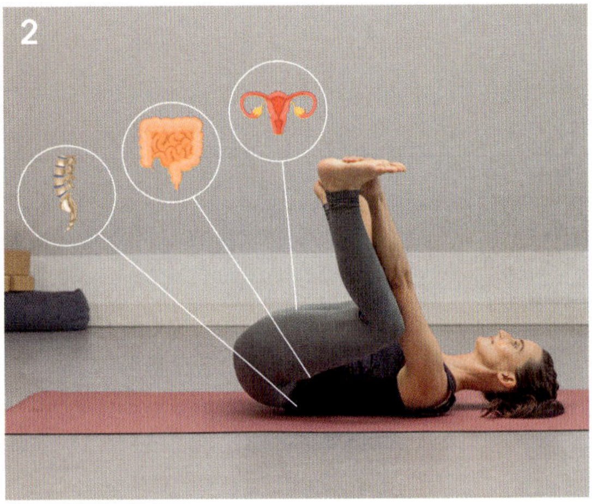

Hinweis
Übe das »Happy Baby« so lange, wie du willst. Probiere dich in der Asana aus, schaukle hin und her oder strecke mal ein Bein aus. Lache, zeige Gefühle oder werde ganz still und sei bei dir selbst. Höre auf die intuitiven Impulse deiner natürlichen, weiblichen Kraft, lasse diese mächtige Energiequelle wieder sprudeln und lebe dich aus.

DIE BEFREIENDE WIRKUNG VON »HAPPY BABY«

Das »Happy Baby« hilft, die körperliche und seelische Anspannung abzulegen und sich frei zu fühlen und sich auch im Alltag frei zu bewegen. Die Asana reguliert den Beckenboden, öffnet das Becken und die Hüften und fördert den Energiefluss von den Füßen zum Beckenraum. Dadurch lösen sich auch die typisch weiblichen Rückenschmerzen auf, die mit Anspannung oder Disbalancen der Gebärmutter, der Eierstöcke oder der Eileitern zu tun haben.

Variante A
Wenn du im »Happy Baby« nicht mit den Händen an deine Sprunggelenke greifen kannst, probiere die einbeinige Variante aus.

Variante B
Für noch mehr Entspannung lege dich mit dem unteren Rücken über ein Bolster.

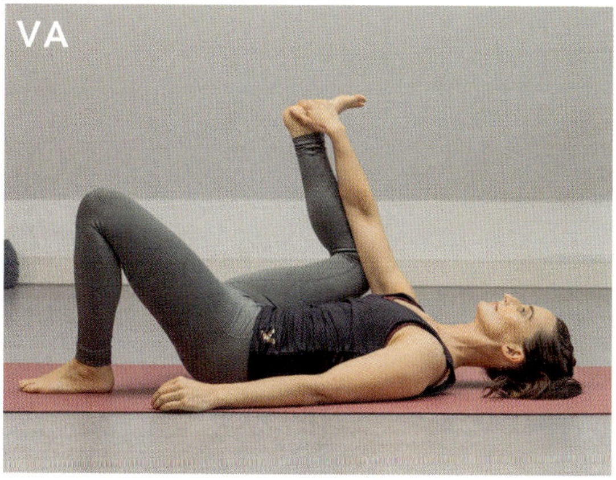

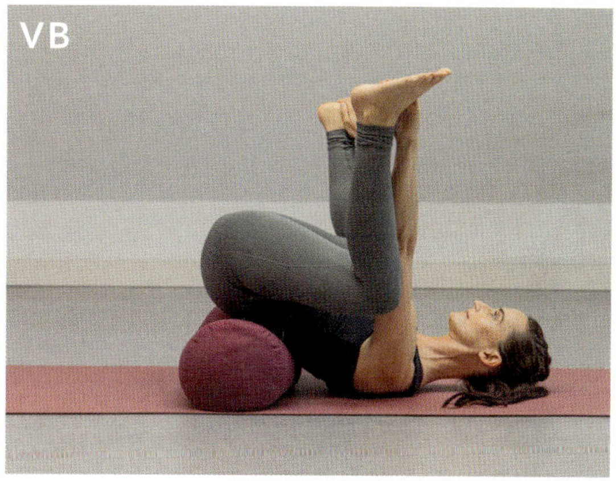

Das Grundprogramm mit Shavasana abschließen

In meinen Yogastunden lieben die meisten Yoginis besonders das *Shavasana*, die Tiefenentspannung am Ende der Yogaeinheit. Das ist durchaus nachvollziehbar und hat gute Gründe, denn in der entspanntesten aller Yogahaltungen kann das Körper-Geist-Seele-System zur Ruhe kommen, die besten Impulse aus der Yogasequenz wirken lassen und die Selbstheilungskräfte aktivieren.

Erstaunlicherweise erzählen mir genau die Yoginis, die in der Yogastunde das *Shavasana* so lieben, dass sie sich zu Hause beim Yogaüben kaum dazu Zeit lassen. Zu Hause piept im Hintergrund schon die fertige Waschmaschine, der Hund will raus oder die Kinder kommen just in dem Moment nach Hause, während du dich für *Shavasana* hingelegt hast, und brauchen die volle Aufmerksamkeit.

Trotz aller widrigen Bedingungen beim Yogaüben zu Hause lege ich dir das *Shavasana* besonders ans Herz. Es sollte zu deiner wichtigsten und liebsten Übung werden. Lasse bei Zeitmangel und Druck dann lieber eine andere Asana ausfallen. Das Körper-Geist-Seele-System braucht Pausen wie *Shavasana*, um zu regenerieren und sich selbst zu heilen.

Übe *Shavasana* in einer ruhigen Umgebung, in der alle technischen Geräte wie Computer und Mobilfunk ausgeschaltet sind, und lasse dir für diesen wunderbaren Abschluss deiner Yogaeinheit mindestens fünf bis zehn Minuten Zeit. Es ist nicht schlimm, wenn du in *Shavasana* einschläfst. Dann braucht dein Körper gerade eine längere Auszeit mit dir. Falls du schwanger bist oder aus anderen Gründen nicht auf dem Rücken liegen kannst, lege dich einfach auf die Seite oder setze dich mit geschlossenen Augen auf einen gemütlichen Sessel. Wenn du möchtest, höre dir in *Shavasana* eine geführte Meditation mit dem QR-Code »Geführte Meditation im Shavasana« an.

m-vg.de/link/weibliche-kraft_2

Restorative Yogahaltung

Lege dich bequem auf den Rücken. Jetzt dürfen auch die Knie und der Kopf mit Kissen unterlagert werden. Wenn dir kühl geworden ist, decke dich ruhig zu. Es soll so entspannend wie möglich für dich sein.

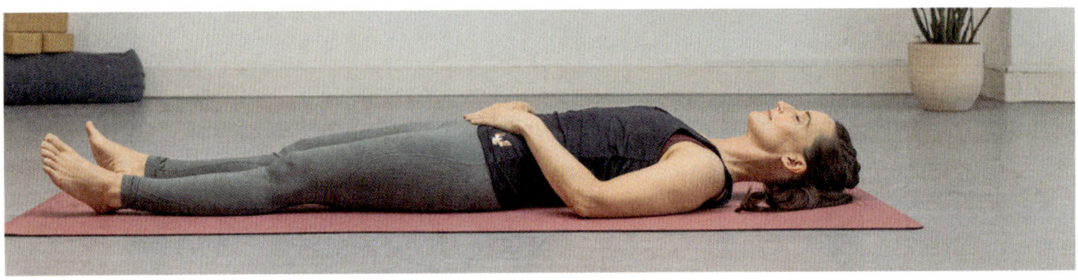

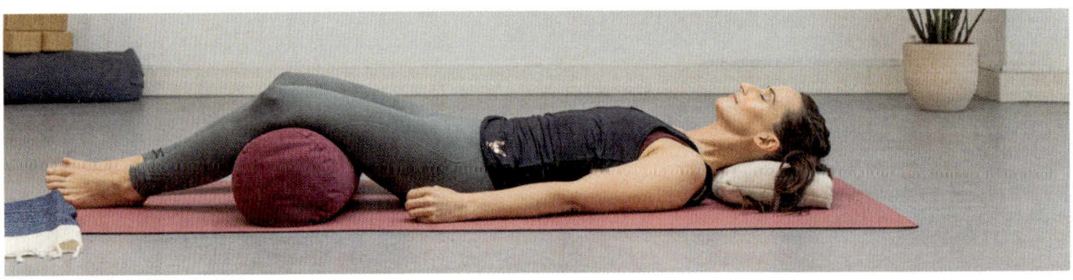

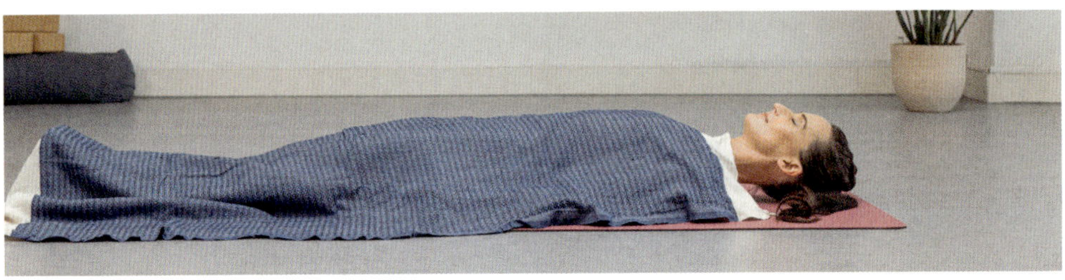

Ausgleichshaltungen zum Neutralisieren

Wann immer du möchtest, kannst du Ausgleichsbewegungen in dein Grundprogramm mit einfließen lassen. Das können intuitive Bewegungen sein, wie im Sitzen die Schultern ein paarmal nach hinten und unten zu rollen, in der Rückenlage die aufgestellten Beine wie Scheibenwischer nach rechts und links zu bewegen oder die Beine auf der Matte auszuklopfen. Zwischen den Übungen kannst du Übergangshaltungen nutzen, um von einer Position in die nächste zu kommen, zum Beispiel »Katze-Kuh«, wenn du aus der Bauchlage in eine sitzende Asana wechseln möchtest.

Wenn dich eine Asana fordert oder du stärker auf einen Impuls reagierst, gönne dir zwischen den Asanas eine kleine Pause, um die Körperreaktionen zu neutralisieren und den Körper zu ordnen. Dafür eignen sich die entspannte Rücken- oder Bauchlage gut oder die »Kind«-Position. Halte die Ausgleichspositionen für etwa eine Minute. Wenn du länger darin verweilen möchtest, weil du spürst, dass dein Körper das benötigt, dann gib dir die Zeit dazu.

Katze und Kuh

1. Komme in den Vierfüßlerstand. Platziere die Hände in einer Linie unter den Schultergelenken und die Knie beckenbreit unter den Hüftgelenken. Lege die Fußrücken auf der Erde ab; der Hals ist lang, richte den Blick zur Erde.
2. Beuge den ganzen Rücken vom Steißbein bis in die Halswirbelsäule und rolle dabei das Kinn zum Brustbein ein. Atme tief in die ganze rückseitige Wirbelsäulenfaszie ein.
3. Strecke den ganzen Rücken mit der Ausatmung wie eine Hängebrücke durch. Hebe dabei das Kinn leicht zum Himmel an.

Hinweis
Kombiniere die beiden Bewegungen miteinander und wechsle im Rhythmus der Atmung von einer Position in die andere.

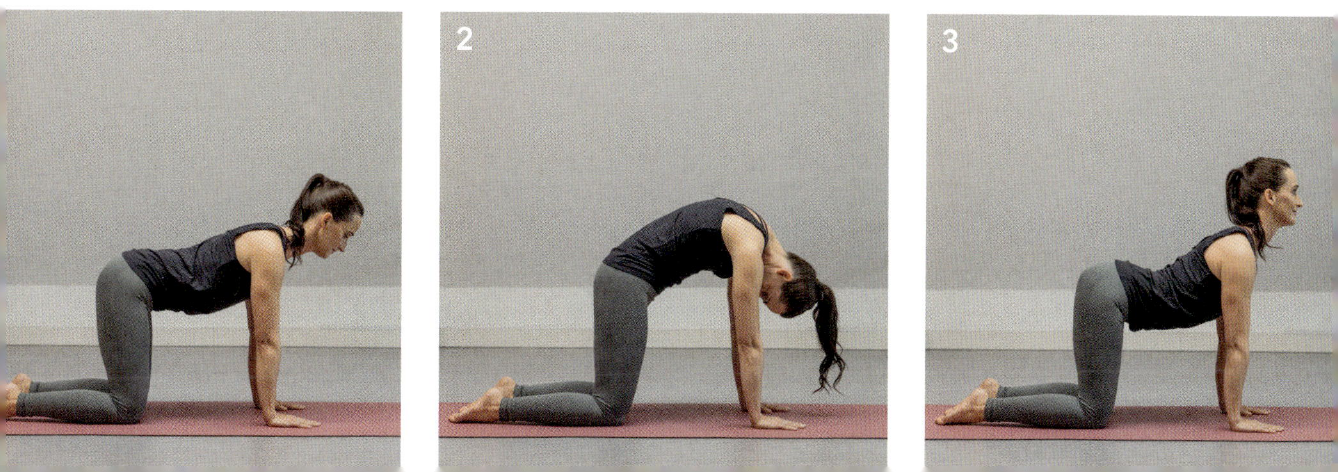

Kind

Komme in den Vierfüßlerstand und setze das Gesäß nach hinten auf die Fersen ab. Öffne die Beine leicht, damit der Bauch dazwischen Platz hat und hängen kann. Beuge den Oberkörper nach vorn und lege die Stirn auf der Erde ab, sodass sich der ganze Rücken rundet. Die Arme können entweder weit nach vorn ausgestreckt oder neben den Hüften in Richtung Füße abgelegt werden. Vertiefe den Atem und lasse ihn in den Bauchraum fließen.

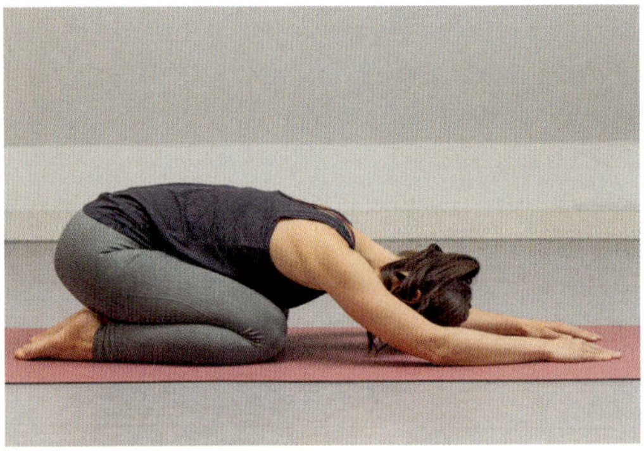

Entspannte Bauchlage

Komme in die Bauchlage, verschränke die Arme vor deinem Gesicht, sodass du die Handrücken als kleines Kissen nutzen kannst. Lege den Kopf mit Blick zu einer Seite auf den Handrücken ab und schließe die Augen. Hier tut es gut, sich vorzustellen, sich zu erden und allen Ballast in die Erde hineinfließen zu lassen.

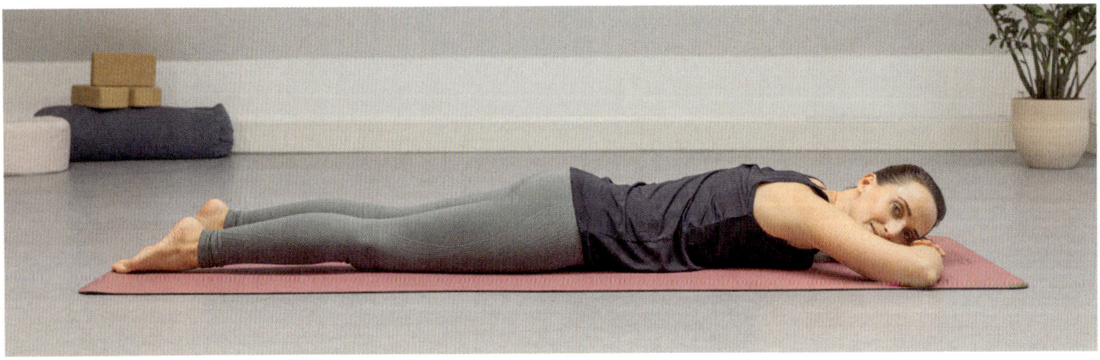

Yoga und spezielle Frauenthemen

Nachdem du das Yoga-Grundprogramm für Frauen als ein Vorsorgeprogramm kennengelernt hast, erfährst du im nächsten Kapitelabschnitt, wie du aus dem Vorsorgeprogramm mithilfe von osteopathischen Impulsen ein Heilprogramm bei typisch weiblichen Beschwerden und individuellen Symptomen machst.

Das Heilprogramm ist eine Selbsthilfe bei allen möglichen Frauenbeschwerden wie PMS, Zyklusschwankungen, Blasenproblemen und Rückenschmerzen. Selbst Frauen in herausfordernden Situationen wie in der Schwangerschaft, bei Kinderwunsch oder bei Wechseljahresbeschwerden bekommen mit den osteopathischen Impulsen weiterführende Möglichkeiten zur Selbstbehandlung.

Bevor ich dir die osteopathischen Impulse ab Seite 76 vorstelle und dir zeige, wie du sie sicher anwendest, erfährst du erst mal einiges zur Theorie der Osteopathie. Aber keine Sorge, das wird spannend!

Mit Osteopathie die weiblichen Heilkräfte aktivieren und stärken

Ende des 19. Jahrhunderts entwickelte der Arzt Andrew Tayler Still die Therapieform der Osteopathie. Diese setzt auf das Naturprinzip der Selbstheilung, in dem der Mensch als Ganzheit und individuelles Wesen im Mittelpunkt steht. Osteopathinnen und Osteopathen glauben an die Körperweisheit, sich bei Beschwerden selbst heilen zu können. Damit die komplizierten Regulations- und Reparaturmechanismen möglich werden, müssen alle Körpersysteme als Einheit eng zusammenarbeiten.

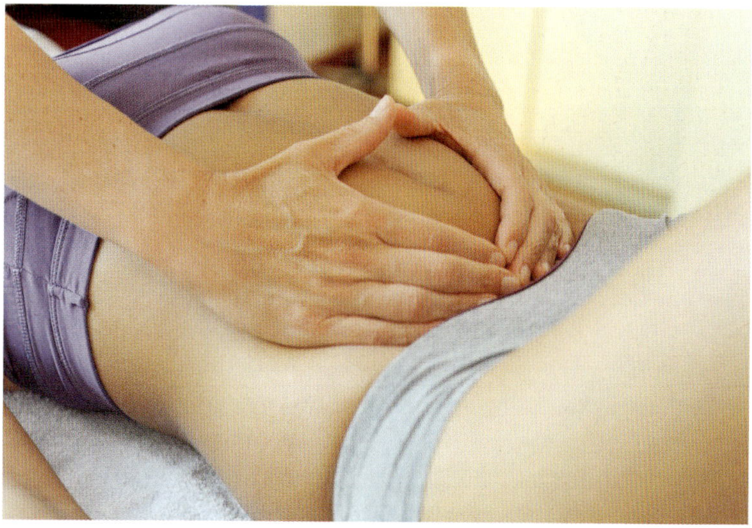

Bei einem hormonellen Ungleichgewicht steht die Gebärmutter häufig im Mittelpunkt einer osteopathischen Behandlung.

FRAUENBESCHWERDEN IN DER OSTEOPATHIEPRAXIS

Osteopathen benötigen zur Behandlung und Untersuchung nur ihre Hände, die über eine jahrelange Ausbildung speziell geschult sind und feinste Körperreaktionen wahrnehmen können. Eine osteopathische Behandlung dauert in der Regel 60 Minuten. Zu Beginn einer Behandlung fragen Osteopathinnen nach dem Verlauf der Beschwerden, nach Ernährungs- und Schlafgewohnheiten, nach der Krankheitshistorie und ob Medikamente eingenommen werden. Sie erkundigen sich auch nach dem persönlichen Umfeld, den beruflichen Gegebenheiten und nach dem seelisch-geistigen Zustand. Durch die ausführliche Anamnese bekommen sie einen ersten Eindruck von den Beschwerden ihrer Patientin und können dann mit spezifischen Tests zu einer Diagnosestellung kommen. Ist die Ursache der Beschwerden gefunden, entwickeln Osteopathinnen eine gezielte Therapie mit manuellen Impulsen zur Auflösung der Beschwerden.

Deshalb konzentriert sich der Osteopath in der Behandlung nicht allein auf die akute körperliche Störung und auf das dringlichste Symptom des Patienten. Vielmehr suchen Osteopathen mit geschulten Händen nach der beschwerdeauslösenden Ursache, die häufig fernab des wahrzunehmenden Symptoms liegt: Knieschmerzen bei pubertierenden Mädchen können beispielsweise durch eine Dysfunktion im Hormonhaushalt innerhalb der Gebärmutter und Eierstöcke ausgelöst werden. Ein Ungleichgewicht innerhalb der Gebärmutter zeigt sich häufiger durch einen angespannten Hüftbeugemuskel oder durch Schmerzen im Hüftgelenk.

Bevor Osteopathinnen und Osteopathen einen gezielten manuellen Impuls an der betroffenen Körperstruktur setzen, behandeln sie zunächst überlastete Nebenstrukturen wie Muskulatur und Faszien, Gelenkkapseln oder Bandaufhängungen von Organen. So wird dem Körper ganzheitlich geholfen, seine Selbstheilungskräfte zu aktivieren und die Beschwerden aus eigener Kraft heraus aufzulösen.

Die Heilkraft der Hände

Die Sensibilität und der Spürsinn der Hände sind außerordentlich hoch entwickelt und jedem ist es gegeben, mit seinen Händen zu heilen. Zumeist nehmen wir Energie über die Hände unbewusst auf und geben Energie über die Hände weiter. Doch bestimmt hast du selbst unzählige Male erlebt, was Berührungen über die Hände auslösen können: ein Gefühl von Geborgenheit durch eine Umarmung, Distanz durch einen eisigen Handschlag, Trost und bedingungslose Liebe, wenn die Mutter ihr Baby streichelt, oder ein Gefühl von Wärme und Heilung, wenn die Hände bei Periodenkrämpfen auf dem Bauch liegen.

In den osteopathischen Impulsen, die ich dir in diesem Kapitelabschnitt zur Selbstheilung vorstelle, wollen wir die Heilkraft der Hände ganz bewusst dort einsetzen, wo Körperpartien angespannt sind und Beschwerden erzeugen. Doch bevor wir uns mit Details beschäftigen, lade ich dich zu einer Übung ein, mit der du ein Gefühl für energetische Hände entwickelst und spürst, was geschieht, wenn die Energie in den Händen bewusst zur Anwendung kommt.

Energie in den Händen

1. Lege die Hände im Sitzen vor der Brust aneinander und rubble sie mit schnellen Bewegungen für einige Sekunden kräftig. Spüre, wie die Hände immer wärmer werden.
2. Wenn die Hände gut erwärmt sind, lege die Hände flächig auf die geschlossenen Augen und nimm wahr, wie die Energie der Hände in die Augen übertritt.

Hinweise

- Lasse die Energie so lange fließen, bis die Augen vom Gefühl her mit genügend Energie versorgt sind.
- Spüre nach. Was haben die paar Minuten Hände auflegen in dir ausgelöst? Was konntest du spüren? Ohne es zu wissen, hast du dich mit der Übung gerade schon selbst behandelt: Du hast die Aufmerksamkeit auf deinen Körper gerichtet, die Augenpartie durchblutet, das vegetative Nervensystem beruhigt, die Atmung vertieft und den Gedankenstrom für ein paar Sekunden unterbrochen. Wahrscheinlich fühlst du dich gerade entspannter als vorher, frischer und fokussierter. Faszinierend, oder? All das bewirkst du in deinem Körper durch ein kurzes Händeauflegen! Sei neugierig, was passiert, wenn du dir für deine Spürarbeit im Laufe der Lektüre immer mehr Zeit einräumst und deine Hände zu einem Selbstheilungswerkzeug werden.

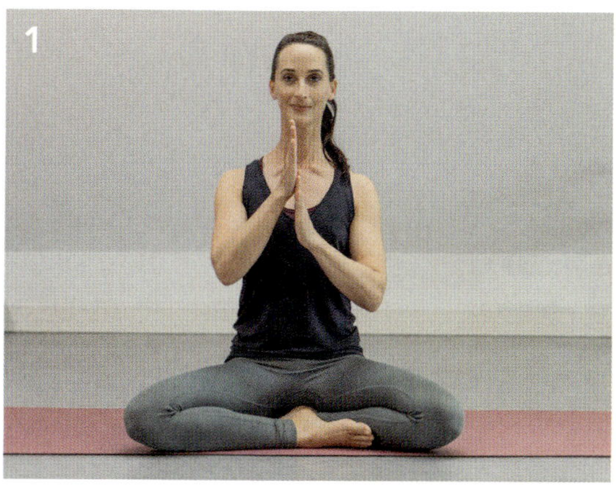

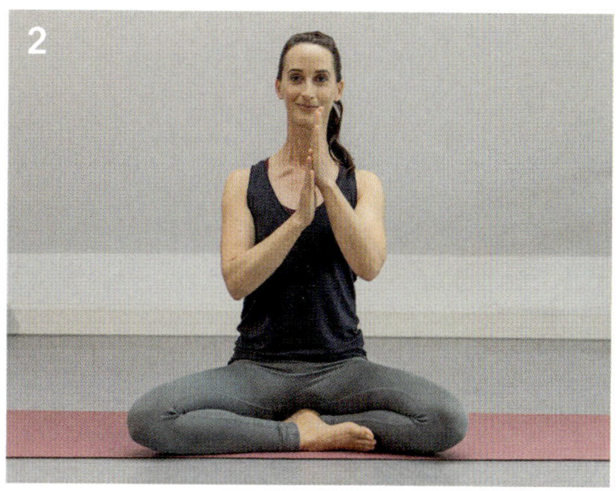

Hand auflegen: Listening, Release und Stillpoint

Prinzipiell können die Hände überall am Körper aufgelegt werden, damit sich ihre heilsame Wirkung im Körper entfaltet. Bei der Osteopathie werden die Hände in der Behandlung meist dort aufgelegt, wo die Ursache der Beschwerden vermutet wird, oder um eine Struktur für einen manipulativen Griff vorzubereiten, zum Beispiel wenn ein Wirbel eingerenkt wird. Im Unterschied zu Reiki – eine japanische Heilkunst, die ebenfalls mit Handauflegen arbeitet – gehen die osteopathischen Impulse über die reine Energieübertragung hinaus: Die Handauflege-Techniken sind in der osteopathischen Behandlung Untersuchungs- und Behandlungstool zugleich und werden im Wesentlichen in drei Behandlungstechniken unterteilt: das Listening, die Release-Technik und der Stillpoint.

Listening: Dem Körper zuhören

Beim sogenannten Listening legt die Osteopathin oder der Osteopath die Hände auf bestimmte Körperregionen auf und fühlt sich in die Körperprozesse und Gewebestrukturen ein. Die Technik erfordert viel Spürsinn und viel Konzentration. Doch die Gesundheitsexperten bestimmen meistens über diesen ersten Patientenkontakt schon den Behandlungsschwerpunkt und finden heraus, welche manuelle Technik zur Heilung der betroffenen Körperstruktur eingesetzt werden muss. Total interessant für uns Frauen: Wir sind von Natur aus sehr feinfühlig und können unserer Intuition vertrauen. Deswegen fällt es uns mit ein bisschen Übung leicht, das Listening als Selbstbehandlungstool einzusetzen und ein Gespür dafür zu bekommen, welche Körperstruktur wahrgenommen werden will und was Behandlung braucht.

Release und Stillpoint: Regeneration und Neuordnung

Osteopathinnen setzen sanfte Release-Techniken ein, um Verklebungen innerhalb faszialer Körperstrukturen zu finden und zu lösen, aber auch, um Organe zurück in ihre physiologische Eigenbewegung zu führen oder den Blutfluss zu verbessern. Die Anwendungsmöglichkeiten sind vielfältig. Beim Release sind die Hände ebenfalls auf einer betroffenen Körperstruktur aufgelegt und folgen der Bewegung des Gewebes. Mit dem bloßen Auge sind die feinen Bewegungen kaum zu erkennen, deswegen wirkt eine Release-Technik für den Behandelten wie ein Händeauflegen. In Wirklichkeit geschieht unter den Händen jedoch so viel mehr! Mithilfe der Körperweisheit beginnt sich das verklebte Gewebe zu entfalten, sich neu auszurichten und sich zu vitalisieren, bis es zu einem Bewegungsstopp innerhalb des Gewebes kommt. Dieser Moment wird als Stillpoint bezeichnet: Der Körper durchbricht die Funktionsstörung, sammelt sich und ordnet sich neu. Das kann mal sehr kurz sein, aber auch länger dauern. Wenn sich das Gewebe unter den Händen wieder zu bewegen beginnt, sind Regenerationskräfte aktiviert und die Behandlung an dieser Stelle abgeschlossen.

Was du unter deinen Händen spürst

Wenn du deine Hände auf bestimmte Körperabschnitte auflegst, nimmst du eine achtsame Haltung gegenüber deinem Körper ein und kannst mit seiner Körperweisheit in Verbindung treten. Das Händeauflegen ist eine feinfühlige und sehr persönliche Möglichkeit, mit dem Körper zu kommunizieren, ihn wahrzunehmen und wahrhaftig zu spüren. Doch das Zuwenden, Sich-Hingeben und intuitiver Spürsinn sind genau die Fähigkeiten, die wir Frauen in uns tragen. Erfahrungsgemäß können wir Frauen deshalb unsere Hände schnell dahingehend schulen, uns mit dem Körper zu verbinden und ins Spüren zu kommen. Unter den Händen empfinden wir meist ein Wärmegefühl. Die Wärme ist ein Zeichen dafür, dass die Durchblutung angeregt und die Körperstruktur unter den Händen energetisch aufgeladen wird. Die Faszien beginnen sich zu bewegen und sich zu entwirren. Gleichwohl erspüren die Hände, wenn es bestimmten Körperteilen nicht gut geht: Dann nehmen sie Anspannung innerhalb des Gewebes wahr, Entzündungszeichen, aufgequollenes Gewebe oder sogar verschobene Gelenke. Die geschulten Hände spüren noch viel mehr: Ihr Spürsinn dringt bis in tiefe Körperstrukturen vor und erkennt Disbalancen im Organsystem, im Nervensystem oder innerhalb des Energiekreislaufs.

Zusammenfassend könnte man das Händeauflegen als Kontaktaufnahme zur Innenwelt des Körpers verstehen, mit der geschädigte Körperstrukturen aufgespürt und reguliert werden können.

Geeignete Körperregionen für das Händeauflegen

Mit der Übung »Energie in den Händen« (Seite 77) hast du bereits einen leichten Einstieg in die osteopathische Selbstbehandlung gefunden und die Heilkraft deiner Hände selbst erlebt. Jetzt zeige ich dir, auf welche Körperregionen wir die Hände auflegen, um über das Listening in einen Dialog mit dem Körper zu kommen oder um mit einem Release und einem Stillpoint die weiblichen Heilkräfte des Körpers zu aktivieren.

Das Listening bietet sich immer dann an, wenn du entspannt auf dem Rücken liegst und deinen Körper besser spüren möchtest. Es stellt einen direkten Kontakt zu deinem Körper her und offenbart Symptome, die du im Trubel des Alltags einfach weggedrückt oder nur unbewusst vernommen hast. In deiner Yogasequenz passt es perfekt als Ergänzung zu deiner Entspannung am Anfang des Grundprogramms. In *Shavasana*, am Ende deiner Yogasequenz, passen die anderen beiden Handauflege-Techniken optimal: Release und Stillpoint als Kombination sind der ideale Abschluss, um dem Körper zu helfen, die Yogaimpulse in das Unterbewusstsein einzuweben, das Energiesystem mit Yin und Yang auszugleichen und nachhaltig zu regenerieren.

Lege deine Hände für die Anfangsentspannung oder in *Shavasana* je nach Gefühl entweder auf den Brustkorb oder auf deinen Unterbauch. Lasse dir für deine Behandlung mit den Handauflege-Techniken ausreichend Zeit. In einigen Asanas, wie beispielsweise dem »Happy Baby«, können die Hände auf die Fußfaszien gelegt werden und den ganzen Körper vom Kopf bis zu den Füßen neu ausrichten.

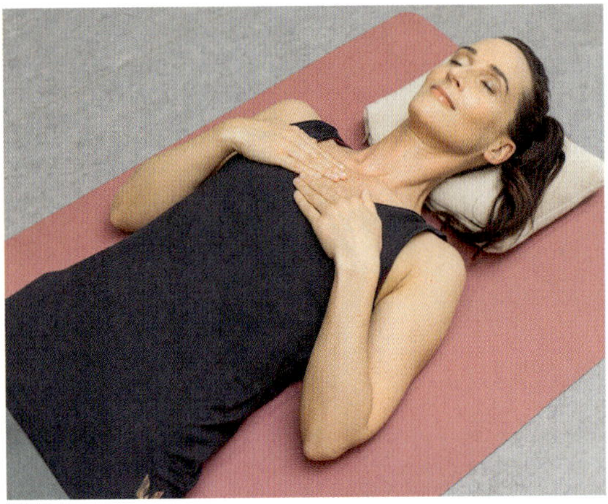

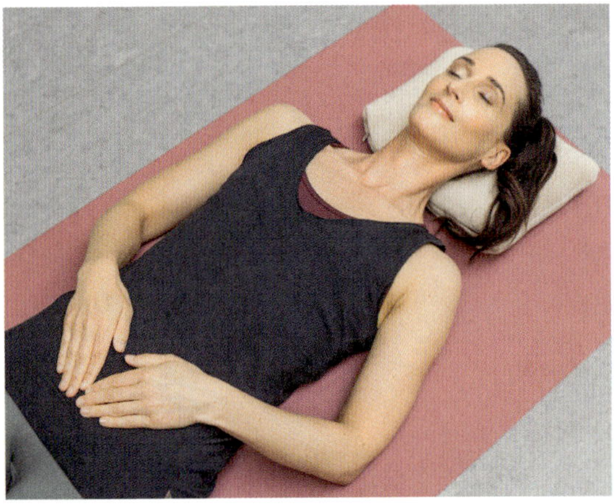

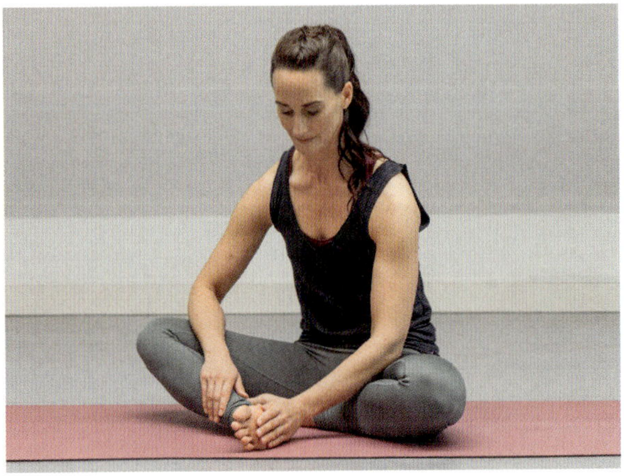

Mit den Händen kannst du einen direkten Kontakt zu deinem Körper aufbauen und deine heilende Energie dorthin lenken, wo sie am meisten gebraucht wird.

Weitere Techniken aus der Osteopathie

Die Behandlungsimpulse erfahrener Osteopathinnen unterscheiden sich selbstverständlich von den osteopathischen Impulsen, die du zur Selbstanwendung in diesem Buch kennenlernst. Die Hände der Experten sind jahrelang in ihren Fähigkeiten, feinste Körperbewegungen zu spüren und auf diese zu reagieren, geschult worden. Außerdem verfügen Osteopathen über ein enormes Hintergrundwissen und kennen sich bestens mit der Anatomie und der Physiologie des Körpers aus. Sie wissen, wie der gesetzte Impuls auf den Körper wirkt, und können die Körperreaktionen genau einschätzen. In ihren Behandlungen greifen sie auf ein umfassendes Repertoire an Behandlungstechniken zurück und wählen daraus gezielt die wirksamsten Methoden für ihre Patienten aus.

Ich möchte dir jetzt kurz und knapp eine Handvoll Techniken aus dem riesigen Fundus osteopathischer Behandlungsmethoden erläutern, die ich als Grundlage für unsere Selbstbehandlungsimpulse ausgewählt habe.

Faszien-Release – das Gewebe beleben und entfalten

Die Technik Faszien-Release ist eine Methode für das Bindegewebe, zu dem auch Gelenk- und Organkapseln zählen. Osteopathinnen und Osteopathen legen wie bei dem Release die Hände auf Körperstellen auf, die behandelt sein wollen, und fühlen sich in die tiefsten Gewebestrukturen im Körper ein. Dort wird über das komplexe Fasziensystem versucht, auf das Gesamtorgan einzuwirken und ihm zu neuer Balance und Vitalität zu verhelfen. Bei sehr verklebten Faszien oder akuten Beschwerden greift noch eine andere Faszientechnik: Die betroffene Faszie wird mit einem starken Zug ausgestrichen. Der Reiz wird oftmals als schmerzhaft empfunden und hinterlässt eine intensive Hautrötung. Für die Selbstbehandlung nutzen wir in diesem Buch den sanfteren Faszien-Release.

Muskeltechniken: Massagen, Triggerpunkte und Dehnen

In der Osteopathie gibt es eine Reihe verschiedener Muskeltechniken. Bei einigen wird der Muskel über isometrische oder isotonische Widerstände behandelt. In diesem Buch verwenden wir meistens Dehn-, Massage- oder sogenannte Triggerpunktbehandlungen, mit denen wir Verhärtungen in Muskeln und in ganzen Muskelgruppen lösen und ihre Funktion verbessern.

Viszerale Heilimpulse für die inneren Organe

Viszerale Impulse beziehen sich auf die Behandlung innerer Organe wie der Nieren, der Leber oder des Darms. Organe können durch erworbene Haltungsmuster, durch Narben, Entzündungen oder Traumata beeinflusst werden. Mit viszeralen Techniken stellen Osteopathinnen und Osteopathen die Funktionsweise der Organe innerhalb des Körpersystems wieder her. Das Ziel ist, die Eigenbewegung des Organs zu normalisieren und die Beweglichkeit des Organs innerhalb des Körpers wiederherzustellen, damit die Abläufe im Organ wieder reibungslos funktionieren.

Die heilsame Verknüpfung von Asanas und osteopathischen Impulsen

Die Verknüpfung aus Yoga und Osteopathie ist in der heutigen Welt eine wertvolle Selbstbehandlungsmethode. Durch ihre ganzheitliche und achtsame Herangehensweise reagiert der weibliche Körper ganz besonders gut auf die heilenden Impulse und aktiviert die in uns schlummernden weiblichen Energien als ein Instrument zur Heilung. Anstatt sich Symptomen des Körpers ausgeliefert zu fühlen und nach Antworten zu suchen, gewinnen wir neues Vertrauen in die eigenen (Heilungs-)Fähigkeiten und können selbst bei chronischen Beschwerden wieder nach vorn schauen. Mit der Absicht, Frauen ein wirksames Behandlungstool zur Linderung von Beschwerden zu schenken, zeige ich dir jetzt, wie du aus dem Grundprogramm ab Seite 48 ein modifiziertes Programm bei individuellen Beschwerden erstellst. Das ist ganz einfach und alltagstauglich: Wir fügen in die Asanas noch passende osteopathische Impulse als Wirkverstärker ein, die aus der jeweiligen Yogahaltung ein individuelles Behandlungstool bei weiblichen Beschwerden machen.

OSTEOPATHISCHE SELBSTBEHANDLUNGSGRIFFE

Mit den osteopathischen Impulsen zur Selbstbehandlung sind keine originalen Handgriffe und Techniken gemeint, die während einer Osteopathiebehandlung angewendet werden: Alle Selbstheilungsgriffe in diesem Buch verstehen sich als Technik mit einer ähnlichen Wirkung und sind osteopathischen Behandlungsmethoden nachempfunden. Sie dienen dazu, den weiblichen Körper gesund zu erhalten, leichte und häufige Alltagsbeschwerden eigenverantwortlich in den Griff zu bekommen oder Verspannungen und Schmerzen zu lindern. Obwohl wir auf viele unterschiedliche Beschwerden eingehen können, solltest du dir bei einer komplizierten Krankheitshistorie oder bei anhaltenden Schmerzen in jedem Fall fachliche Hilfe von einer Ärztin oder einem Heilpraktiker holen und dir helfen lassen, anstatt mit Selbstbehandlungen zu experimentieren.

Das Grundprogramm individuell auf deine Bedürfnisse abstimmen

Die Asanas aus dem Grundprogramm sind so ausgewählt, dass sie den Körper optimal auf den osteopathischen Impuls vorbereiten. Sie dehnen bestimmte Körperstrukturen oder sie entspannen den Körper, damit der osteopathische Impuls greifen kann und Prozesse anregt, die dem Körper zur Heilung verhelfen. Zum Schluss der Yogasequenz setzen wir mit *Shavasana* einen Stillpoint mit der Intention, das Gleichgewicht im Körper-Geist-Seele-System wiederherzustellen.

Genau wie im Grundprogramm gilt bei den modifizierten Selbstheilungsprogrammen zur Linderung von Frauenbeschwerden Folgendes: Sei bei den osteopathischen Impulsen achtsam mit dir selbst und spüre in dich hinein, was dir gerade guttut. Die Impulse sollten nur Wohlfühl- oder Dehnschmerzen auslösen, niemals aber stärkere Schmerzen oder Unwohlsein! Ich gebe dir zu jedem osteopathischen Impuls einen Vorschlag zur Ausführung. Sollte mein Vorschlag für dich nicht stimmig sein, wandle ihn intuitiv so ab, dass er in dir Wohlbehagen auslöst. Ideal ist, wenn du die jeweiligen Übungen so lange ausführst, bis sich das behandelte Gewebe entspannt und du Erleichterung spürst. Das kann manchmal ganz schnell gehen, mal aber auch mehrere Minuten dauern. Wir Frauen können uns mit ruhigem Gewissen auf unsere Intuition verlassen. Solltest du dennoch unsicher sein, besprich dich mit medizinisch geschulten Fachkräften oder mit Yogalehrenden deines Vertrauens.

UMGANG MIT STÄRKEREN ERSTREAKTIONEN

Genau wie eine Behandlung in der osteopathischen Praxis kann deine Selbstbehandlung mit Asanas und osteopathischen Impulsen stärkere Reaktionen auslösen, die über zwei bis drei Tage anhalten. Zu den typischen Reaktionen, zählen Kopfschmerzen, Müdigkeit, Veränderungen des Stuhls oder der Urinfärbung, vorübergehende Kreislaufschwankungen, Muskelkater oder kurzfristige Stimmungsschwankungen. Solltest du solche oder ähnliche Reaktionen bei dir spüren, hilf dem Körper, sie schneller zu bewältigen. Dann trinke viel stilles Wasser und vermeide weitere Anstrengungen. Iss nach der Yogasequenz nur noch etwas, das der Körper leicht verdauen kann, zum Beispiel Suppe oder Wokgemüse, und gehe früh schlafen.

Zwei Selbstbehandlungsmöglichkeiten in »Knie zum Bauch«

In der ersten Übung des Grundprogramms, »Knie zum Bauch«, sind zwei osteopathische Impulse möglich, um dein Grundprogramm zu modifizieren und an deine Beschwerden anzupassen. Sie helfen bei PMS, bei Krämpfen, bei Zyklusschwankungen, Verstopfung und bei Rücken-, Steißbein- und Hüftschmerzen. Mit den Kniekreisen setzt du direkt an den Eierstöcken und den Eileitern einen gezielten Reiz, um die Geschlechtsorgane sanft von Verklebungen zu lösen und den Blutfluss zu verbessern. Außerdem behandelst du über die Kniekreise den Darm und den unteren Rücken, Körperstrukturen, die bei Fehlbelastung unangenehmen Druck auf die Eierstöcke, die Eileiter und die Gebärmutter ausüben können.

Entscheide intuitiv, ob du kleine und fokussierte Kreise setzen möchtest oder ausladende, große Kreise. Die kleinen Kreise kommen stärker im Darm, den Eileitern und den Eierstöcken an und lösen Verklebungen und Anspannung auf. Sie kurbeln die Darmperistaltik an und beugen übermäßigem Druck vom Darm auf die Geschlechtsorgane vor. Große Kreise helfen besser, wenn dein Ziel die Becken- und Rückenmobilisation ist oder du dich in den Hüftgelenken unbeweglich fühlst.

Viszeraler Heilimpuls mit Kniekreisen

1
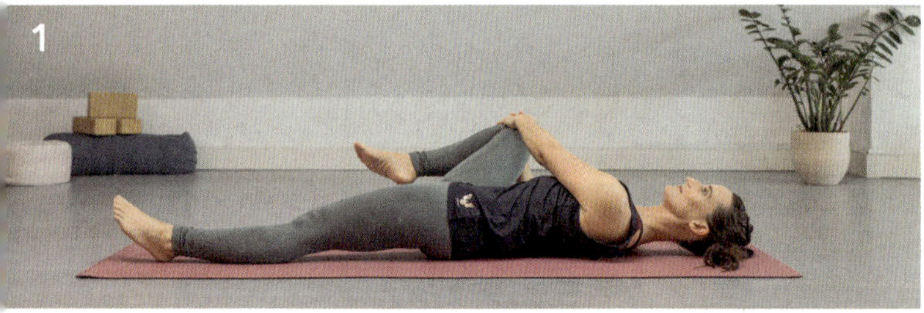

2
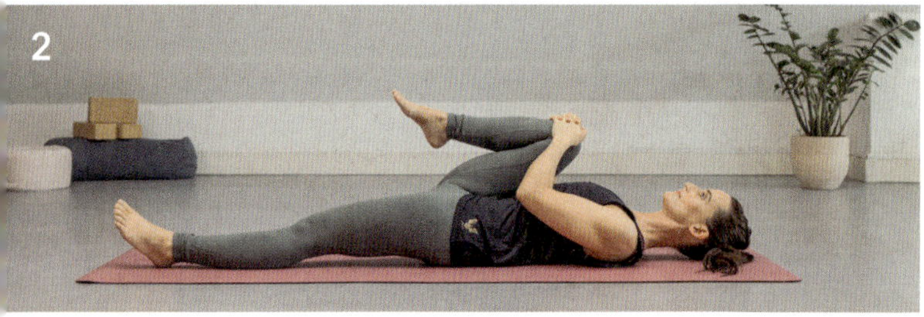

3
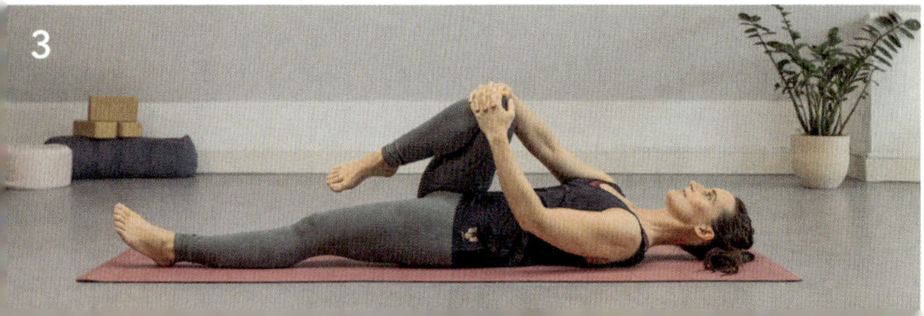

1. Umarme in der Asana »Knie zum Bauch« locker das herangezogene Knie und lasse das Bein aus der Hüfte heraus in alle Richtungen kreisen. Beginne im Uhrzeigersinn.
2. Passe, je nach gewünschtem Ziel, die Größe der Kreise an.
3. Variiere auch das Tempo der Kniekreise nach deinem Empfinden. Sobald sich der Bauchraum, die Hüften und der untere Rücken entspannt haben, wechsle zum anderen Bein.

Viszeraler Heilimpuls mit Ball in der Kniekehle

Der osteopathische Impuls eines Balls in der Kniekehle bewirkt, dass sich zyklusabhängige Knieschmerzen und Schmerzen im Nervengeflecht des unteren Rückens auflösen und die Versorgung der Eierstöcke, der Eileiter und der Gebärmutter verbessert wird. Denn die Gebärmutter richtet sich während des Zyklus etwas auf und verändert dabei minimal ihre Lage. Sind die Geschlechtsorgane durch Verklebungen, Überlastung oder durch einen zu schweren Darm unbeweglicher, ziehen sie in manchen Phasen des Zyklus stärker an ihrer Aufhängung am unteren Rücken und an den Nerven, die bis ins Bein ziehen. Lasse dir nach den Impulsen Zeit zum Spüren, am besten mit geschlossenen Augen in der Rückenlage.

Release mit Ball in der Kniekehle

Klemme in der Asana »Knie zum Bauch« einen Ball, am besten aus Kork oder Holz, in der Kniekehle ein und umarme das Bein dann locker.

Halte die Position so lange, bis der Druck des Balls angenehmer wird und sich die Knie- und Wadenmuskeln merklich entspannen.

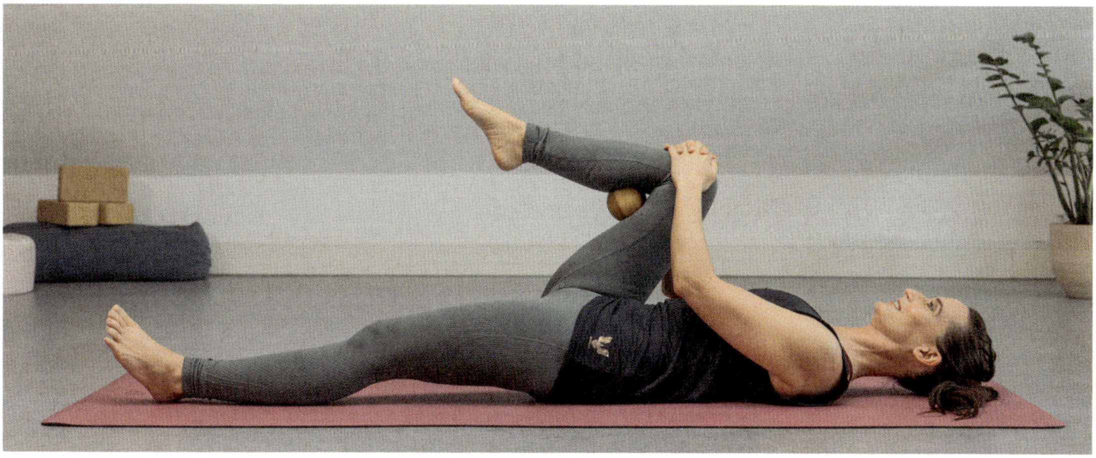

Hinweis
Beide Impulse – Kniekreisen und Ball in der Kniekehle – erzielen zusammengenommen den nachhaltigsten Effekt. Dafür den Ball in der Kniekehle einklemmen, warten, bis sich der Druck unter dem Ball angenehmer anfühlt, und dann beginnen, das Bein wie oben beschrieben kreisen zu lassen.

Selbstbehandlung im »Beckenflow«

Im »Beckenflow« gibt es viele tolle Möglichkeiten, über die Mobilisation hinausgehende Impulse zu setzen. Ich zeige dir den wirkungsvollsten Impuls für Drainageeffekte im Unterkörper, für den Beckenraum und die Beine. Der Impuls wird in der Physiotherapie und in der Osteopathie bei manuellen Lymphdrainagen eingesetzt. Er entlastet die großen Lymphbahnen im Bauchraum und leitet die Lymphe über Sogwirkung weiter zu den ableitenden Organen, zum Beispiel zu den Nieren. Lymphatisch bedingte Schwellungen der Beine und im Bauchraum können bei regelmäßiger Anwendung sichtbar reduziert werden. Ein zur Verstopfung neigender Darm wird wieder aktiver.

Drainage für den Bauchraum

Lege in der Rückenlage die Hände mittig und übereinander auf den Bauch. Die Beine können dabei lang ausgestreckt oder locker gebeugt aufgestellt sein. Atme tief ein und lasse mit der Ausatmung die Hände mit sanftem Druck weiter in das Bauchgewebe einsinken. Nimm den Druck einatmend raus, löse ihn wieder. Folge diesem Ablauf über fünf bis sieben Atemzüge. Wichtig ist, durch die Nase zu atmen und den Atemrhythmus nicht zu schnell werden zu lassen.

Nachdem du die Drainage für den Bauchraum angewendet hast, übe anschließend den »Beckenflow« (ab Seite 56).

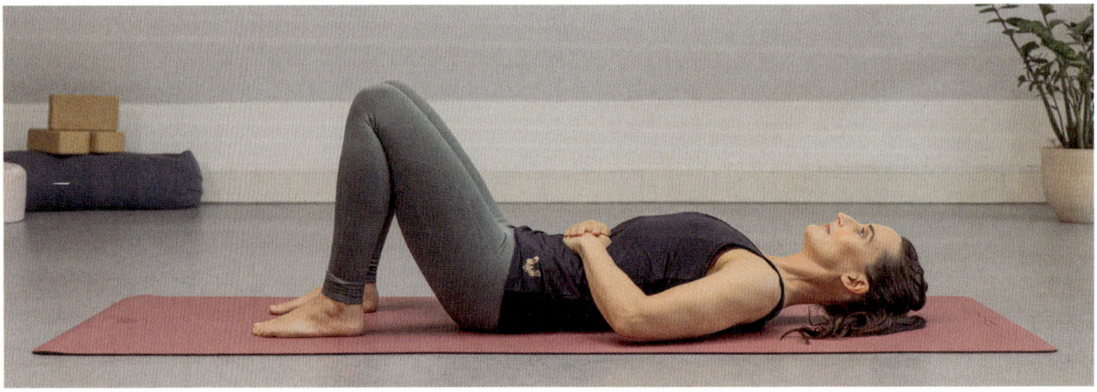

Selbstbehandlung für den Nacken

Die Asana »Den Hals dehnen« kannst du für dich nutzen, um den Hals zu massieren, die Muskeln im Schulter- und Nackenbereich zu entspannen und Druck von der Schilddrüse vorn im Hals zu nehmen. Der osteopathische Impuls wird gezielt am Kapuzenmuskel, dem größten Halsmuskel, gesetzt. Er verbindet den Kopf und Hals mit der Brustwirbelsäule und ist bei den meisten Frauen unter Dauerspannung. Grob beschrieben zieht der Trapeziusmuskel vom Schulterdach den Hals hinauf in Richtung Ohr und zum Hinterhaupt des Schädels. Er hat Verbindungen zum Ohr, zu den Kopfgelenken und zu den Kiefergelenken. Bei Daueranspannung können daher vielerlei Symptome entstehen: Von Tinnitus, craniomandibulärer Dysfunktion (CMD), Kopfschmerzen und Konzentrationsstörungen bis hin zu vegetativen Zeichen wie Herzrasen, Atemproblemen und Schwindel kann alles dabei sein.

Massage für den Nacken

1. Komme in die Halsdehnung (Seite 59) und greife mit der rechten Hand den linken Nackenmuskel.
2. Drücke den Muskel wie einen Schwamm aus und löse den Druck wieder. Folge dabei dem ganzen Muskelverlauf: Massiere den Kapuzenmuskel von den Schultern bis zum Ohr gut durch. Wenn du den Muskel ein paarmal rauf und runter durchmassierst hast, suche jetzt die verspannteste Stelle heraus. Drücke den Muskel dort kräftig zusammen, halte ihn so fest gedrückt und beginne dann, den Kopf sanft zu bewegen.

Hinweise

- Spüre, welche Kopfbewegungen besonders wohltuend sind, und achte darauf, in der Bewegung nicht zu schnell zu werden.
- Sobald Linderung eintritt, löse dich langsam aus der Haltung, richte dich auf und führe eine kleine Ausgleichsbewegung aus. Widme dich anschließend der anderen Seite.

1
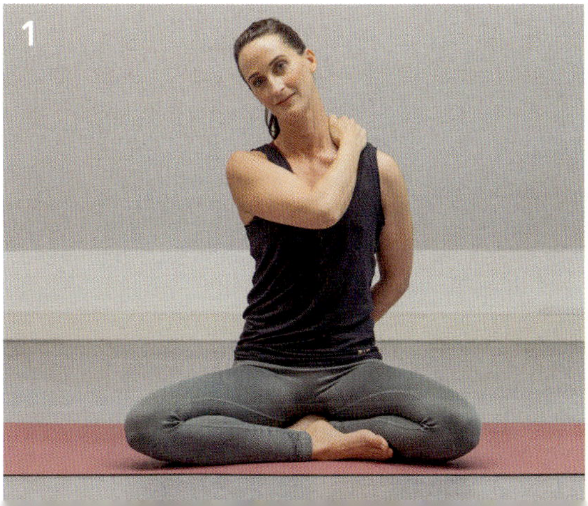

2
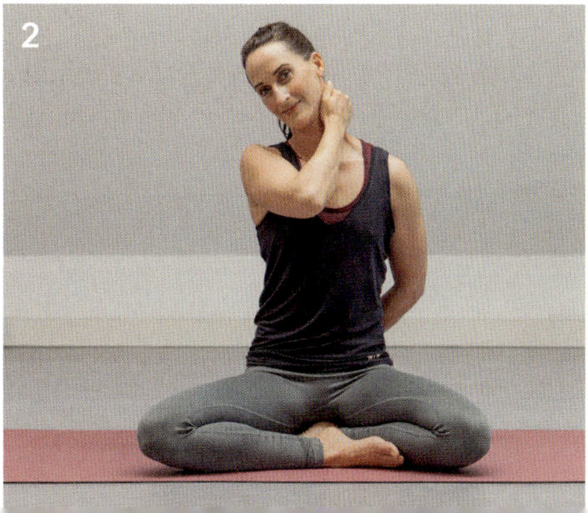

Selbstbehandlung zur Regulation des Hormonsystems

Die »Kobra« kennt zwar viele Variationen, ich möchte dir jedoch ganz speziell einen Impuls ans Herz legen. Er ist einfach auszuführen und sehr angenehm. Während die »Kobra« als Grundhaltung eine regulierende Wirkung für die Schilddrüse hat, wirkt der osteopathische Impuls mehr noch auf die Hypophyse, die Steuerzentrale des Hormonsystems. Du kannst dir vorstellen, dass, wenn die oberste Hormonzentrale direkt angesprochen wird, die Effekte dann noch tiefgreifender wirken und womöglich auch schneller bei den übrigen Zielorganen ankommen.

Pflege der Hypophyse

1. Komme in die Bauchlage, lege deine Unterarme parallel zueinander vor dir ab und komme in die »Kobra«.
2. Lege dann die Stirn am Boden ab, sodass sich die Halswirbelsäule nach oben rundet.

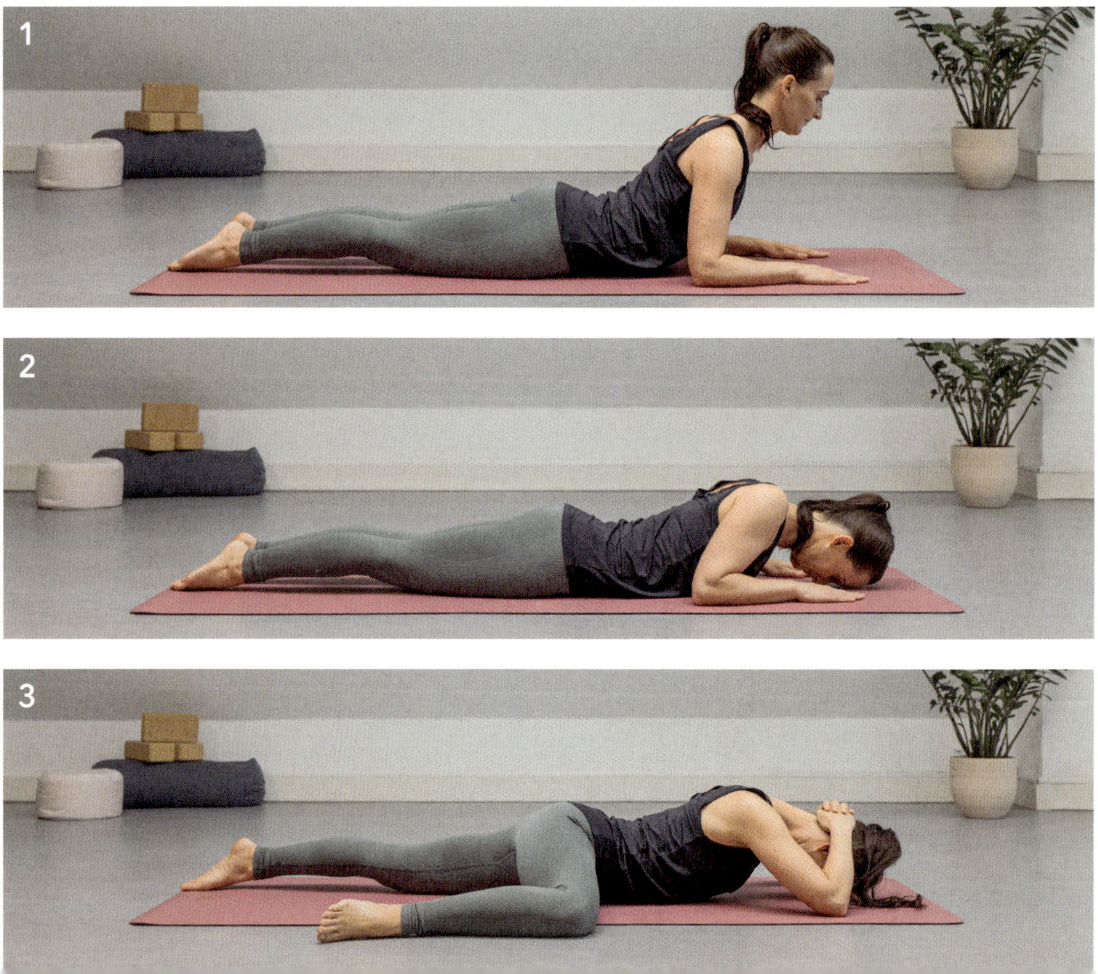

3. Winkle nun das rechte Bein im Knie und in der Hüfte um 90 Grad an. Wirke dem Abheben der rechten Leiste vom Boden entgegen, indem du sie behutsam nach unten drückst. Falte dann die Hände ineinander und lege sie dir auf den Übergang vom Kopf zum Hals über die Hypophyse. Dabei zieht die Eigenschwere der Hände den Kopf noch etwas weiter in die Beugung in Richtung Brustbein. Bleibe in der Asana, bis sich Erleichterung im Hals- und Beckenbereich spüren lässt, was meist nach ein bis drei Minuten der Fall ist. Löse die Asana danach achtsam auf, indem du den Kopf loslässt, ablegst und das Bein wieder lang zur Erde ausstreckst. Wechsle dann zum anderen Bein.

Die Hypophyse ist als Teil des Gehirns hinten unter dem Schädel lokalisiert, etwa dort, wo der Hals und der Schädel ineinander übergehen. Diese Region ist bei den meisten durch den Alltag extrem angespannt und vielleicht kannst du dir gut vorstellen, dass der Druck von angespannter Muskulatur sich auf die Funktion der Hypophyse auswirken kann. Der osteopathische Impuls entspannt das Gewebe um die Hypophyse herum und führt sie in eine sanfte, entlastende Dehnung. Er stellt die Verknüpfung zwischen der Hypophyse und den Geschlechtsorganen her und verbessert die Hormonausschüttung dorthin. Dem Körper wird Entspannung im Hormonsystem signalisiert und die Hormonausschüttung im gesamten Körper reguliert sich. Das macht den Impuls nicht nur bei Zyklusschwankungen wertvoll, sondern auch bei Kinderwunsch, in den Wechseljahren oder bei Dauerstress.

Drei Selbstbehandlungsmöglichkeiten im »Liegenden Schmetterling«

Die Asana »Liegender Schmetterling mit Bolster« bietet wunderbare Möglichkeiten, einen osteopathischen Reiz zu setzen. Ich zeige dir meine drei Favoriten, die ich in der Praxis häufig anwende. Faszien-Release ist, wie der Name schon erahnen lässt, eine Möglichkeit, besonders tief in verborgene Faszienschichten zu gelangen und sie dort von Verklebungen zu lösen. Zu den tiefen Faszienschichten zählt auch die Delbet-Faszie im Beckenraum. Sie verbindet das Schambein mit dem Steißbein und stützt die Geschlechtsorgane und den Beckenboden. Bei Frauen ist die Delbet-Faszie öfter angeschlagen, weil sie bei einer Schwangerschaft oder durch eine Geburt an Festigkeit verliert. Ist sie hingegen zu stark angespannt, zieht sie am Steißbein und am Schambein und verschiebt diese beiden Knochen in eine Fehlstellung.

Mit dem Faszien-Release kannst du die Delbet-Faszie und noch weitere, größere Faszien von Kopf bis Fuß ausgleichen und das gesamte Fließsystem im Körper anregen. Halte den Faszien-Release über mindestens drei, besser über fünf Minuten. Nimm dir so viel Lagerungsmaterial, dass deine Muskeln passiv werden und so wenig wie möglich Muskelaktivität vorhanden ist. Erst dann greift der Impuls mit gewollter Intensität in das fasziale Gewebe ein.

Tiefer Faszien-Release

Unterpolstere in der Asana alle Körperteile mit Lagerungshilfen wie Blöcken und Yogakissen, die gefühlt aktiv durch Muskelkraft gehalten werden. Meistens sind das die Knie, weil sie nicht so weit nach außen fallen können. Lege dann zwei gleich große Kissen oder Blöcke unter die Außenseiten der Knie, damit die Muskulatur passiv entspannt und die Knie bestmöglich zur Erde sinken können. Oft ist es auch der Kopf, der mit einem Kissen gelagert werden sollte, damit alle Anstrengung aus dem Körper weichen kann.

Hinweise

- Wenn du die Augen schließt, fällt es dir vermutlich leichter, in dich hineinzuspüren.
- Wenn sich das Kiefergelenk angespannt anfühlt, öffne den Mund ein wenig.
- Dieser Impuls kühlt den Körper, daher bei Bedarf zudecken.
- Es ist nicht schlimm, wenn du in der Asana einschläfst. Dann braucht der Körper möglicherweise noch ein bisschen mehr Zeit, um das fasziale System zu reaktivieren. Achte in jedem Fall nach längerer Haltedauer darauf, dich sanft, langsam und achtsam aus der Asana zu lösen. Mache eine kleine Ausgleichbewegung – beispielsweise kurz in die »Kind«-Position kommen –, wenn dir danach ist.

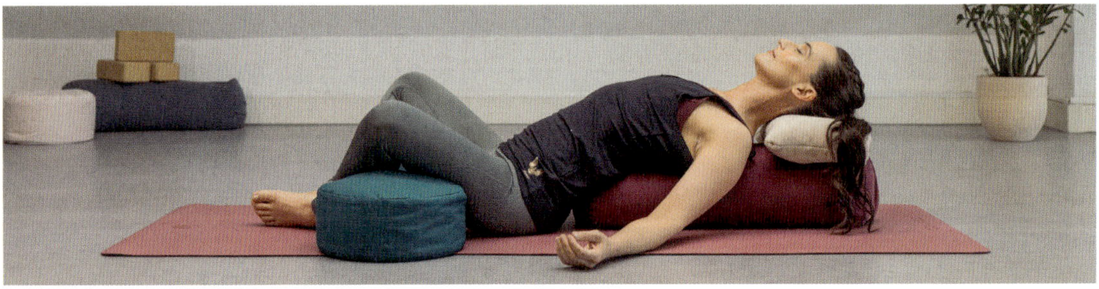

Der zweite Impuls »Die Brustwirbelsäule mobilisieren« lässt schon erkennen, welche Körperstruktur bearbeitet werden soll: Es geht um die Mobilisation der Brustwirbelsäule in die Streckung, um die Auflösung von schmerzhaften Punkten in der umliegenden Muskulatur und um die Entlastung von den Organen Herz, Lunge, Leber und Magen. Für diesen Impuls brauchst du zwei Faszienbälle in einem Säckchen oder als Alternative zwei alte Tennisbälle, die du in einer Socke zusammenschnürst. Damit der Impuls optimal wirken kann, achte auf die richtige Positionierung der Bälle: Die Wirbelsäule ruht zwischen den Bällen, die Bälle selbst liegen rechts und links neben der Wirbelsäule auf und drücken in die Muskulatur. Versuche, dich an den Druck der Bälle zu gewöhnen und dich für etwa zwei bis drei Minuten immer weiter in die Bälle hineinsinken zu lassen. Erschrecke dich nicht, wenn es unter den Bällen mal knackt. Dann hast du mit hoher Wahrscheinlichkeit ein Rippengelenk mobilisiert und die Rippe ist zurück an ihre angestammte Position gerutscht.

Die Brustwirbelsäule mobilisieren

Lege das Säckchen mit den Bällen in der Asana »Liegender Schmetterling mit Bolster« an getriggerte Muskelpunkte zwischen der Wirbelsäule und den Schulterblättern. Die Wirbelsäule liegt zwischen den Bällen und die Bälle ruhen rechts und links auf der Muskulatur neben der Wirbelsäule. Die Bälle heben den Brustkorb ein Stück weiter an. Sollte die Streckung im Brustkorb zu stark sein, lagere den Kopf auf einem Kissen.

Hinweise

- Bleibe so lange in der Position auf den Bällen liegen, bis der Druck auf die getriggerten Muskelpunkte abnimmt und sich die Muskulatur spürbar entspannt.
- Falls es noch mehr Triggerpunkte gibt, behandle noch ein oder zwei weitere Punkte auf die gleiche Weise.

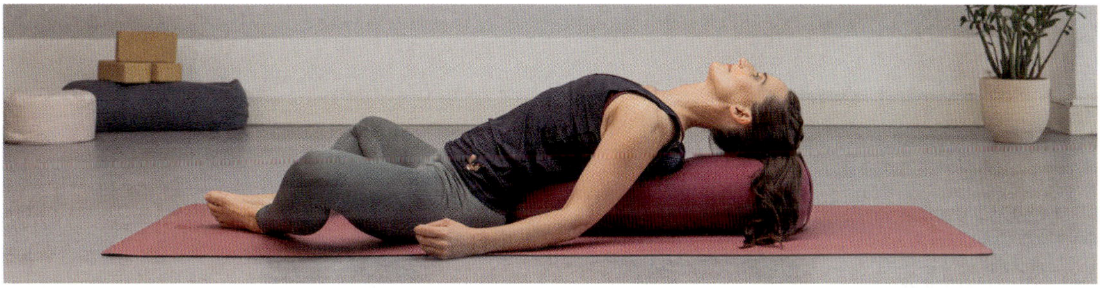

Vom dritten Impuls, dem »Bauchfell-Überhang«, profitieren im Besonderen die Gebärmutter, die Eierstöcke und die Blase. Selbst der Darm wird hier noch mit angesprochen und entlastet. Zu beachten ist die Handposition: Kralle dich nicht in das Gewebe, sondern lasse deine Fingerkuppen sanft und mit Bedacht in das weiche Gewebe über dem Schambein hineinsinken. Bedenke, dass du hier sensible Körperbereiche ansprichst und du dem Körper die Möglichkeit geben solltest, sich an den gesetzten Impuls zu gewöhnen. Führe den Impuls so lange aus, bis das Gewebe unter deinen Fingern weicher wird und sich die Bauchdecke für dein Gefühl entspannt. Löse dich dann achtsam aus der Haltung und stütze deinen Kopf mit einer Hand beim Hochkommen. Der Impuls entfaltet seine Heilkraft bei Blasenschwäche, Organsenkungen, Menstruationsstörungen, Verklebungen durch Operationen, Darmproblemen und Dysfunktionen innerhalb der Gebärmutter und Eierstöcke.

Bauchfell-Überhang

1. Setze dich mittig auf das Bolster und stelle die Füße auf der Matte auf.
2. Lege dich nach hinten mit dem Rücken auf das Bolster ab. Die obere Bolsterkante schließt ungefähr am mittleren Brustwirbelsäulendrittel ab, sodass ein Stück Brustwirbelsäule und der Kopf über das Bolster hinaus Richtung Boden sinken. Der Hinterkopf berührt schließlich den Boden beziehungsweise die Matte. Sollte dieser Überhang zu intensiv sein, lege dir ein Kissen unter den Kopf.
3. Lege jetzt die Fingerkuppen beider Hände in das weiche Gewebe über dem Schambein. Lasse die Finger einsinken und ziehe die Haut sanft nach oben in Richtung Kopf. Unterlagere die Arme so, dass sie entspannt sind, zum Beispiel wie in der Abbildung gezeigt mit Yogablöcken.
4. Lege beide Fußsohlen aneinander und lasse die Beine nach außen in die »Schmetterling«-Position sinken. Spüre den Zug in dieser Position. Schließe die Augen und vertiefe die Atmung.

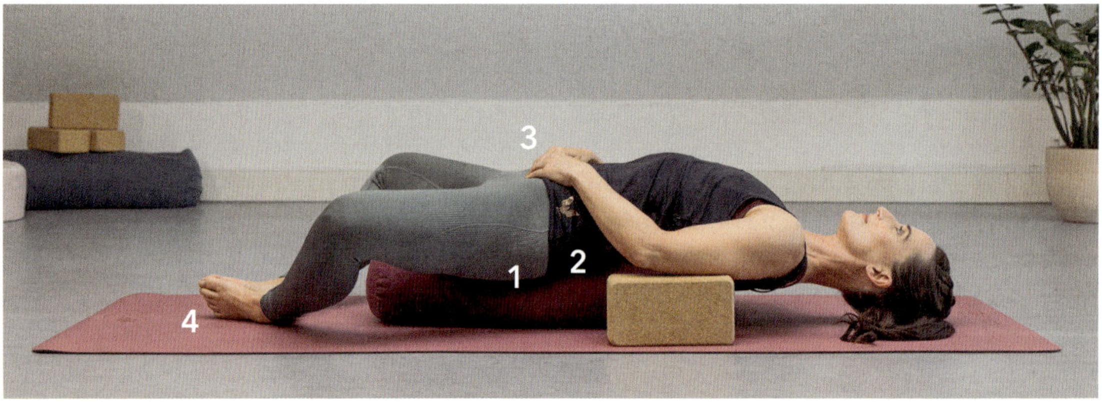

Selbstbehandlung für den Beckenboden und den Unterbauch

In der Asana »Die Schulterbrücke« bieten sich zwei osteopathische Impulse an. Mit dem ersten Impuls »Die Rückenfaszie ausklopfen« behandelst du die große Rückenfaszie und ermöglichst dem Gewebe, sich zu entfalten. Außerdem verbessert sich die Durchblutung im unteren Rücken und im Unterbauch. Gerade bei ausstrahlenden Menstruationsschmerzen, die in den Rücken ziehen, wende den Impuls achtsam an und bekomme ein Gespür dafür, welche Intensität dir guttut. Falls dir das Klopfen auf der Matte zu hart ist, probiere den Impuls auf einer weicheren Unterlage aus. Meine Empfehlung: Klopfe den Rücken für eine Minute aus. Der Impuls kann mit dem Griff »Den Unterbauch strecken« (Seite 94) wirkungsvoll kombiniert werden.

Die Rückenfaszie ausklopfen

1. Hebe in der »Schulterbrücke« das Becken nur einige wenige Zentimeter vom Boden ab – etwa fünf bis zehn Zentimeter.
2. Löse jegliche Muskelspannung und lasse das Becken zur Erde fallen.

Hinweis
Kombiniere die beiden Bewegungen: Komme in einen flotten Bewegungsrhythmus und hebe das Becken im Wechsel an und lasse es wieder auf die Matte fallen.

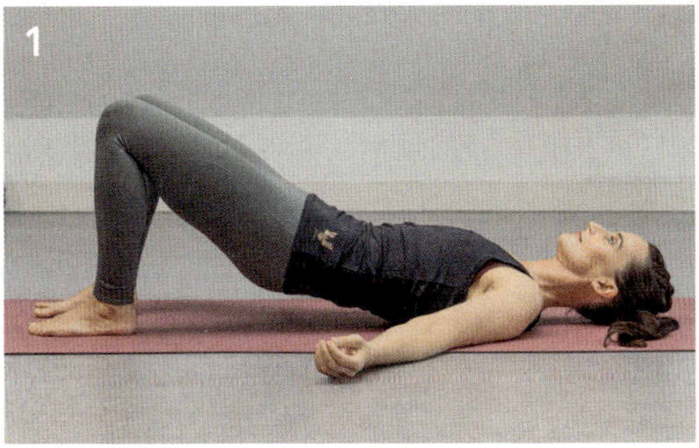

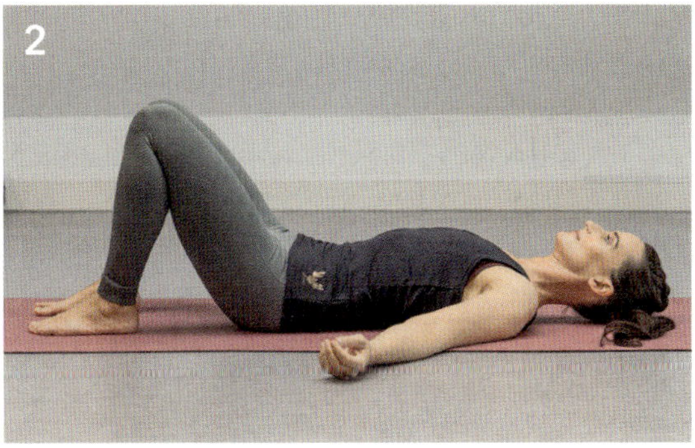

Für den zweiten Impuls »Den Unterbauch strecken« brauchst du einen stabilen Kork- oder Holzklotz. Schiebe den Klotz hochkant unter den Beckenkamm an der Lendenwirbelsäule, sodass der Rücken abgestützt ist. Das ist wichtig, denn dieser Impuls zielt auf das Fasziensystem. Dafür müssen die Rückenmuskeln möglichst passiv bleiben. Falls dir der Reiz des hochkant aufgestellten Klotzes zu viel ist oder wenn du dein Becken nicht so weit nach oben strecken kannst, dann probiere aus, ob es für dich funktioniert, wenn du den Klotz quer oder breit unter deinem Beckenkamm platzierst. Der Klotz sorgt dafür, dass der Unterbauch gestreckt wird, die Bauchfaszien gedehnt und das Urogenitalsystem von Druck befreit werden. Es ist sogar denkbar, dass sich Organsenkungen von der Blase oder von der Gebärmutter zurückbilden. Halte die Asana mit dem osteopathischen Impuls nach Möglichkeit für drei Minuten. Sobald du den Klotz nach der Asana hervorziehst, aktiviere die Bauch- und Rückenmuskeln und halte das Becken einen kurzen Moment oben. Lasse es erst dann langsam zur Erde zurücksinken. Viele Yoginis üben jetzt gern eine Ausgleichsbewegung wie zum Beispiel das Paket (Seite 54).

Den Unterbauch strecken

Positioniere in der Schulterbrücke einen Klotz hochkant oder quer unter dem Beckenkamm, sodass der untere Rücken und das Becken passiv gestützt sind. Lasse das ganze Rückengewicht vertrauensvoll in den Klotz sinken. Strecke die Arme über dem Kopf aus und öffne die Beine etwas nach außen. Atme tief bis unter den Bauchnabel oder bis unter das Schambein.

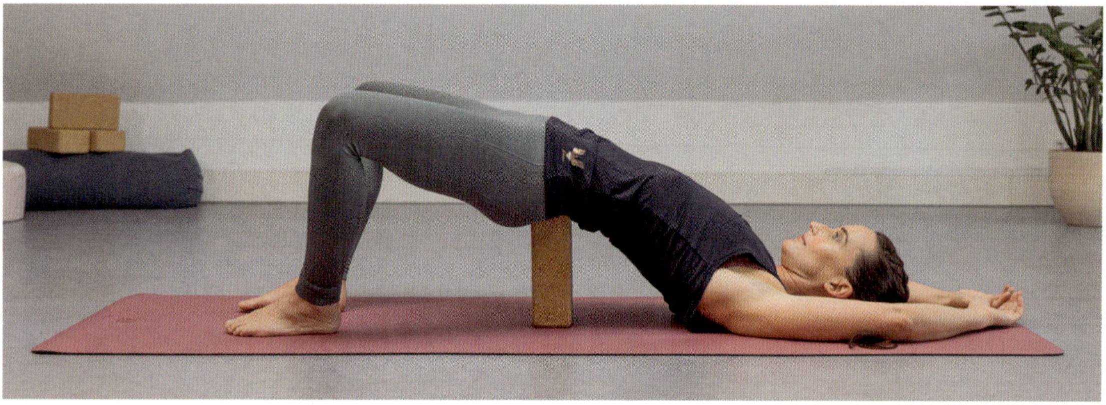

Zwei Selbstbehandlungen im »Happy Baby«

Auch im »Happy Baby« kannst du zwei osteopathische Impulse einbauen. Beide Impulse sorgen für eine bessere Aufrichtung in der Wirbelsäule und haben positive Effekte bei Schmerzen im unteren Rücken und in der Halswirbelsäule.

Für »Die Dünndarmwurzel entspannen« brauchst du zwei Faszienbälle im Säckchen oder als Alternative zwei Tennisbälle in einer verknoteten Socke. Lege das Säckchen mit den Bällen an der oberen Lendenwirbelsäule auf. Die Wirbelsäule liegt zwischen den beiden Bällen und die Bälle drücken rechts und links neben der Wirbelsäule in das Gewebe. Genau dort, wo die Bälle ins Gewebe drücken, ist die Dünndarmwurzel – auch Gekröse oder Aufhängung des Dünndarms genannt – am Rückenskelett befestigt. Sie verhindert, dass der Darm nach unten in den Beckenraum rutscht, und sorgt für eine gute Durchblutung im gesamten Darm.

Die Darmbefestigung am Rücken ist bei Darmproblemen häufig überlastet und angespannt – manchmal so stark, dass sie die Rückenwirbel verschiebt und für Schmerzen sorgt. Der Druck der Bälle entspannt die Dünndarmwurzel, wodurch sich der gesamte Darm entbläht und sich besser mit nährstoffreichem Blut versorgen kann. Der Impuls hilft neben Rückenschmerzen auch bei Verdauungsstörungen, unerfülltem Kinderwunsch und Zyklusstörungen. Wende den Impuls so lange an, bis der Druck der Bälle angenehm wird. Dann kannst du auch ein bisschen auf den Bällen hin- und herrollen und so die Muskeln und Faszien neben der Wirbelsäule massieren.

Die Dünndarmwurzel entspannen

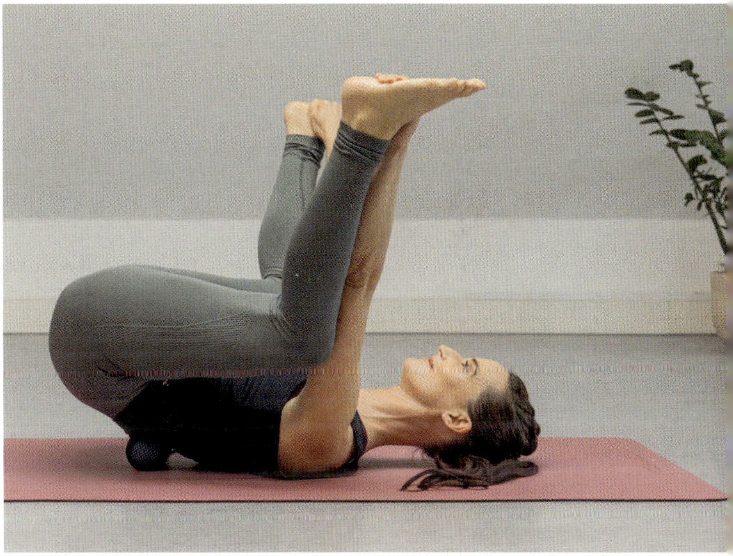

Lege die Faszienbälle im »Happy Baby« unter den Bereich der ersten bis dritten Lendenwirbel und lasse den Druck auf die Dünndarmwurzel wirken. Löse dich achtsam aus der Asana, wenn der Druck angenehm geworden ist und sich Entspannung in der Lendenwirbelsäule einstellt – das geschieht nach etwa ein bis drei Minuten.

Für den Impuls »Fußfaszien-Release« (Seite 96) brauchst du ein Bolster. Damit erreichst du bequem die Fußfaszien. Bei den meisten Frauen fühlen sich die Fußfaszien durch schlechtes Schuhwerk, Fehlstatik oder durch Stress verhärtet an. Auch während einer Schwangerschaft oder nach der Geburt verändert sich die Spannung innerhalb der Fußfaszie: In diesen Phasen ist sie hormonell bedingt eher weicher und bringt das Fußgewölbe manchmal sogar in eine Plattfußstellung. Daher klagen viele schwangere Frauen über Fußschmerzen.

Da sich der gesamte Körper auf dem Fundament der Füße aufrichtet und stabilisiert, sind entspannte, anpassungsfähige Füße enorm wichtig für unsere Körperhaltung: Sind die Fußfaszien hart und fest, überträgt sich die Anspannung auf die Becken- und Kopfstellung und letztlich auf den gesamten Körper.

Ich lege dir den Impuls besonders in der Schwangerschaft ans Herz und empfehle ihn bei Rücken-, Kopf- und Fußschmerzen oder bei einer krummen Körperhaltung. Lasse den Impuls so lange wirken, bis du unter deinen Fingerkuppen eine Entspannung der Fußfaszien spürst.

Fußfaszien-Release

1. Komme ins »Happy Baby« mit Bolster (Seite 71).
2. Ergreife mit den Fingern von innen deine Fußsohlen, in denen die Faszien eingebettet liegen. Lasse die Fingerspitzen in das Gewebe eintauchen und ziehe es ganz sanft zur Fußinnenseite.
3. Bewege dich nach etwa einer Minute auf dem Bolster ein bisschen hin ...
4. ... und her und schenke deinem unteren Rücken damit eine kleine Massage.

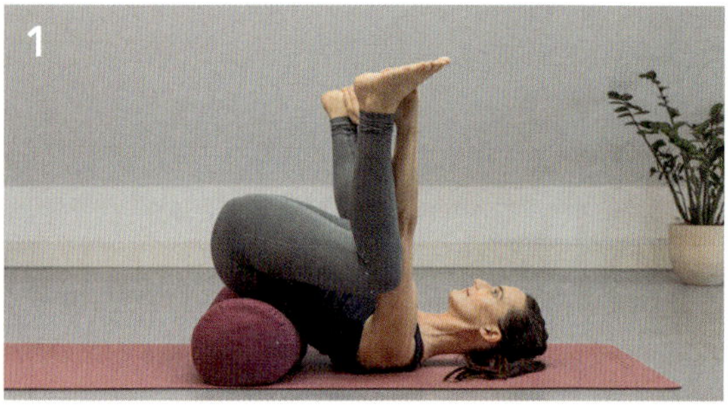

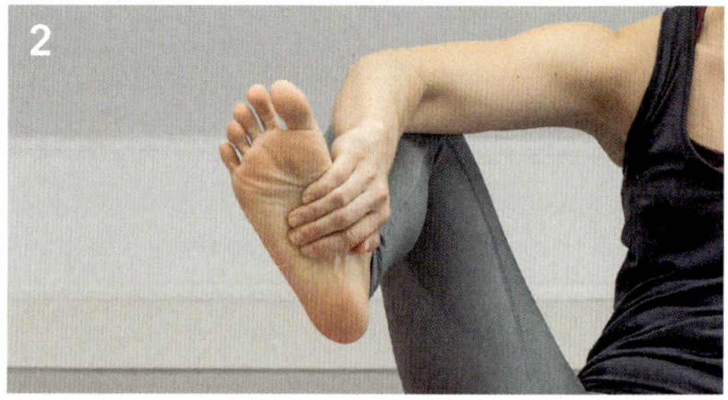

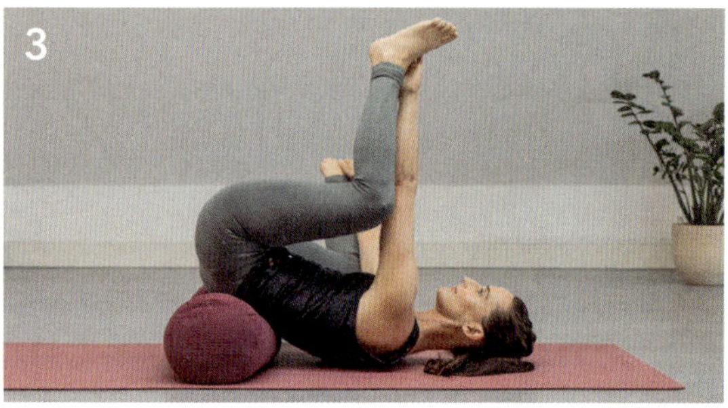

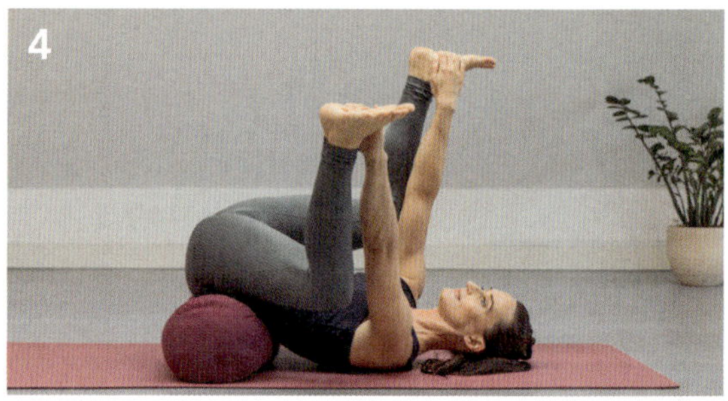

Selbstbehandlung in Shavasana

Mit dem Stillpoint bekommt der Körper die Möglichkeit, Heilungsimpulse in der Tiefenentspannung in sich aufzunehmen, regenerative Prozesse zu aktivieren und sich selbst zu heilen. Alle Reaktionen, die durch die Selbstbehandlung gerade noch aktiv sind, beruhigen sich und werden still. Genau diese Effekte möchten wir mit dem Stillpoint und Release nach der Yogasequenz erzielen: Nachdem wir durch das Yogaprogramm Prozesse im Körper und in der Seele angeregt haben, sollen sich diese in die Körperweisheit einweben, im Körper nachwirken und dann Heilungskräfte zur Linderung der Beschwerden freisetzen. Lasse dir für den Impuls genug Zeit zum Fühlen und Spüren. Die Stillpoint- und die Release-Technik bedürfen viel Spürsinn, Feinfühligkeit und ein gutes Körperbewusstsein. Sei nicht enttäuscht, wenn du zunächst das Gefühl hast, nichts zu spüren, sondern übe einfach immer weiter.

Stillpoint und Release

1. Lege in *Shavasana* beide Hände locker auf den Unterbauch, dort, wo die Blase, der Darm und die Geschlechtsorgane liegen. Komme ins Spüren und fühle dich in die Bewegung der Faszien unter deinen Händen ein. Folge den feinen Bewegungen mit den Händen, bleibe dabei wertfrei und verlasse dich ganz auf deine Intuition. Nach einiger Zeit – es können einige Minuten vergehen – werden das Gewebe und die Bewegung unter den Händen still, die Bewegung stoppt. Das ist der Stillpoint, in dem der Körper kurz innehält, sich besinnt und Heilung einleitet. Dann, nach einem kurzen Moment, beginnt sich das Gewebe unter deinen Händen erneut zu bewegen. Das ist der Release. Der Körper beginnt, die Heilkräfte einzusetzen und sich zu regulieren.
2. Folge der Bewegung noch ein bisschen mit den Händen und lege die Hände dann entspannt neben den Körper. Ruhe noch ein bisschen in *Shavasana*, wenn du dabei einschläfst, ist das in Ordnung. Lasse den Körper derweil seinen Part der Heilung erledigen.

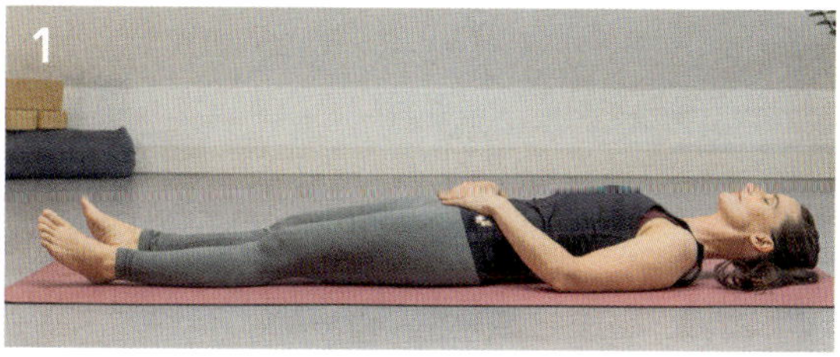

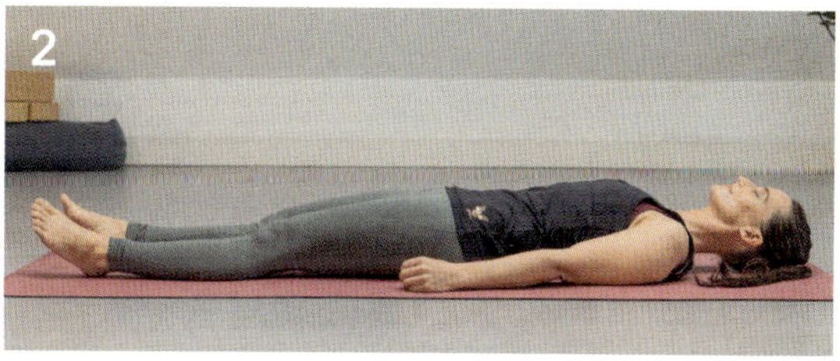

Selbstbehandlungsextra in der Ausgleichspose Bauchlage

Die Bauchlage dient dir zwischen den Asanas als Pause, zum Beispiel um die Wirkung der »Peak Pose« nachzuempfinden und beanspruchte Muskeln wieder zu entspannen. Du kannst die Bauchlage jedoch auch für einen osteopathischen Impuls nutzen, der bei Organsenkungen oder nach einer Schwangerschaft hilft, die Geschlechts- und Bauchorgane wieder an ihren rechten Platz zu rücken. Bleibe bis zu fünf Minuten in der Bauchlage liegen.

Bauchlage mit Handtuchrolle

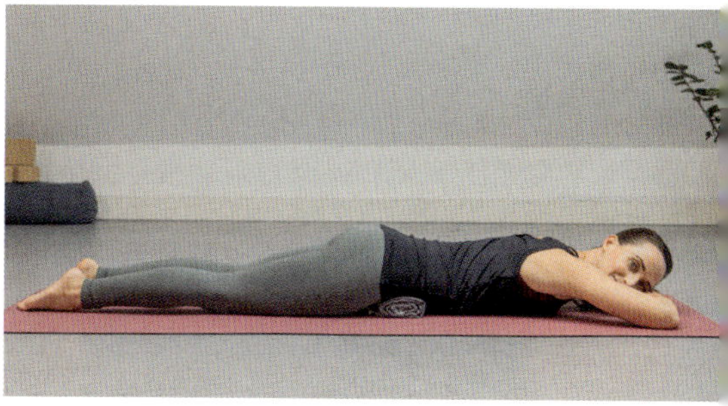

Forme aus einem Handtuch eine Rolle und lege die Rolle in der Bauchlage quer unter den Bauchnabel. Lege dich mit dem gesamten Körpergewicht darauf, entspanne die Arme und spüre den Druck der Rolle. Lasse den Atem unter die Handtuchrolle fließen. Schließe dabei für einen feineren Spürsinn die Augen.

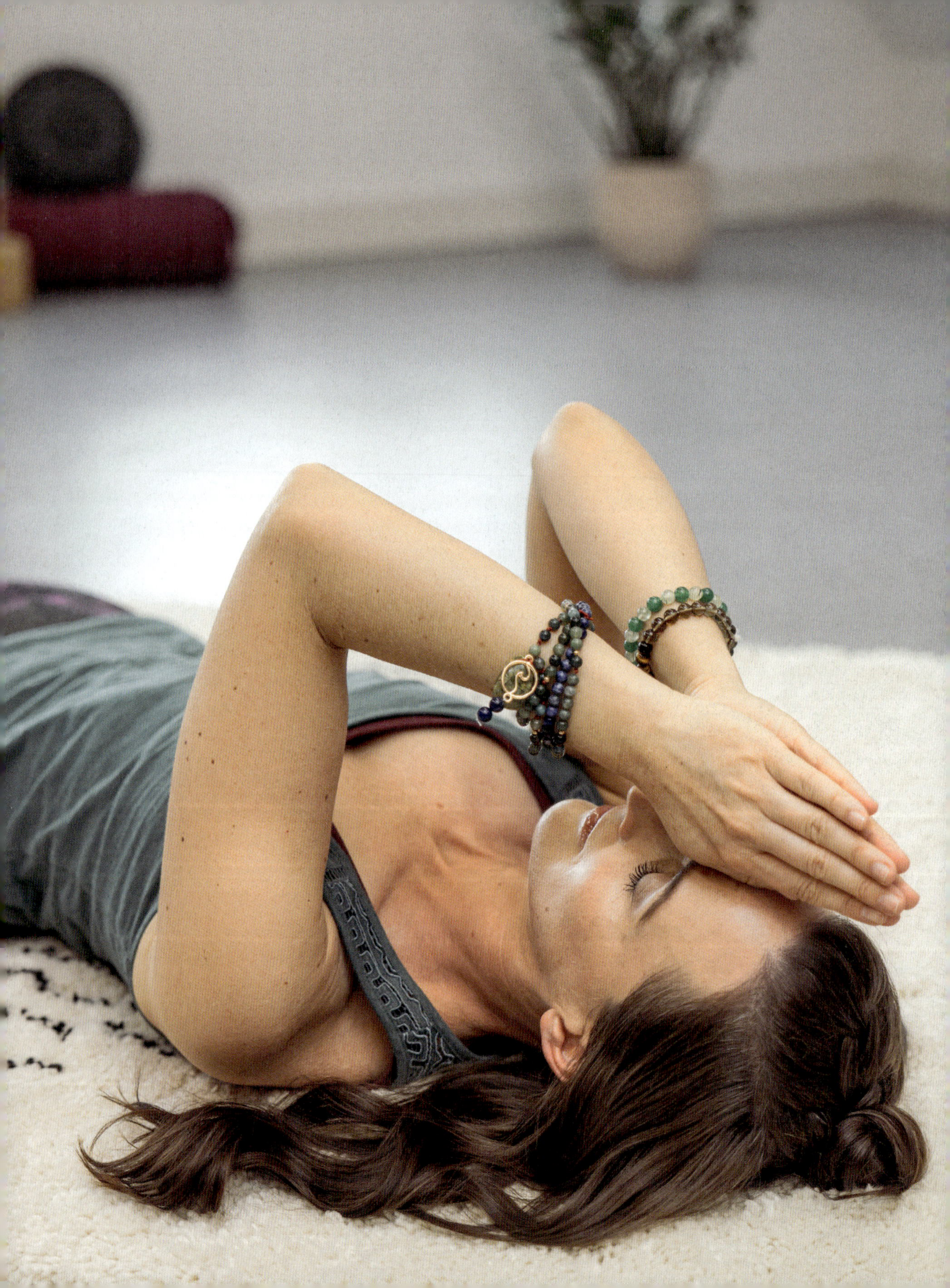

3

Dein Weg zur Linderung *häufiger Beschwerden*

In diesem Kapitel findest du fünf Programme, die auf dem vorgestellten Grundprogramm aufbauen und dir dabei helfen sollen, Dauerstress, Zyklusbeschwerden, Schmerzen im unteren Rücken, Verdauungsstörungen und Probleme mit der Blase in den Griff zu bekommen. Alle Programme sind alltagstauglich und mit wertvollem Extrawissen für die direkte Umsetzung der Selbstbehandlung gespickt. Zu jedem Beschwerdebild gibt es Bonusseiten mit ergänzenden Therapieideen, wie zum Beispiel eine Anleitung zur Darmsanierung oder eine Selbsthypnose, die dich dazu inspirieren, deinen Körper über die Yogasequenzen hinaus zu unterstützen.

Deine Heilsequenzen

In Kapitel 2 ab Seite 41 hast du acht verschiedene Asanas kennengelernt, die zusammengefügt das Grundprogramm für Frauen – ein Vorsorgeprogramm zur Vermeidung typischer Frauenbeschwerden – ergeben und den weiblichen Körper vitalisieren. Die Reihenfolge der Asanas ist wohldurchdacht und aufeinander abgestimmt, damit du mit etwas Übungsroutine deine weiblichen Heilkräfte wecken und sie für deine Gesundheit nutzen kannst. Die nebenstehende Abbildung zeigt dir alle acht Asanas auf einen Blick, sodass du diese Seite aufschlagen und gleich damit üben kannst.

Wenn du unter Menstruationsbeschwerden, Zyklusschwankungen, Rückenschmerzen oder den Auswirkungen von Dauerstress leidest, dann können dir die osteopathischen Impulse weiterhelfen, die ich dir ab der Seite 76 zu den jeweiligen Grundhaltungen aus dem Yoga vorgestellt habe. Manche Asanas aus dem Grundprogramm lassen sich durch passende osteopathische Impulse erweitern, sodass du aus dem »Vorsorgeflow« eine heilende Sequenz zur Linderung deiner ganz persönlichen, individuellen Beschwerden formen kannst. Aus der Grundhaltung »Knie zum Bauch« (Seite 54), eine Prophylaxeübung für gesunde Eierstöcke, wird durch den osteopathischen Impuls »Release mit Ball in der Kniekehle« (Seite 85) beispielsweise ein wertvolles Selbstbehandlungstool gegen Rückenschmerzen. Die mit osteopathischen Impulsen angepassten Grundpositionen erkennst du daran, dass sie in den jeweiligen Heilprogrammen durch einen Rahmen hervorgehoben sind.

Auch für Lebenssituationen, die dich besonders herausfordern, findest du im nächsten Kapitel Heilprogramme zur Anregung, die auf dem nebenstehenden Grundprogramm basieren und mit Impulsen aus der Osteopathie angepasst werden können.

DEIN RAUM FÜR KREATIVITÄT

Indem du dich an die Asana-Abfolge hältst und dir vor der ersten Haltung Zeit zum Entspannen einräumst (Seite 49), erzielst du für dich die besten Effekte. Nimm dir vor, Pranayama in deine Übungssequenz einzubauen. Wie wäre es mit der *Ujjayi*-Atmung (Seite 51)? Fühle dich frei, wann immer es sich für dich passend anfühlt, ein oder zwei Übergangsposen mit in dein Programm einzuflechten und deine Yogapraxis mit *Shavasana* (Seite 71) abzuschließen. Dann haben dein Körper und dein Geist die Möglichkeit, all die heilenden Impulse aus Yoga und Osteopathie noch besser zu verarbeiten und in das Körpersystem an den passenden Stellen zu integrieren, bevor dein Alltag wieder startet.

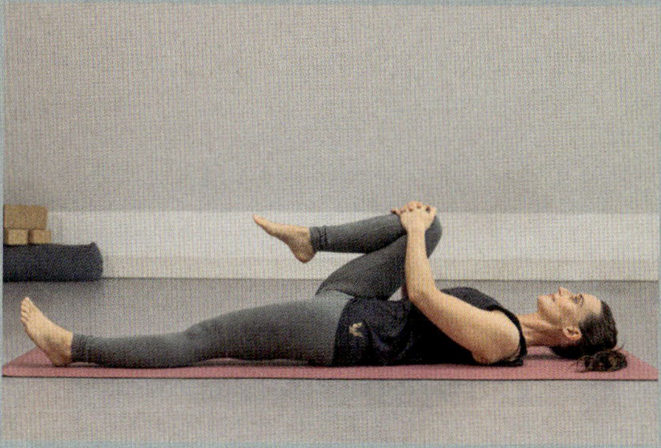

Seite 54

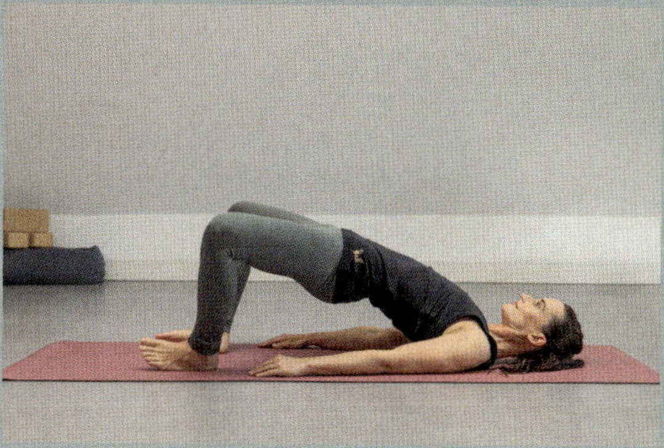

Seite 56

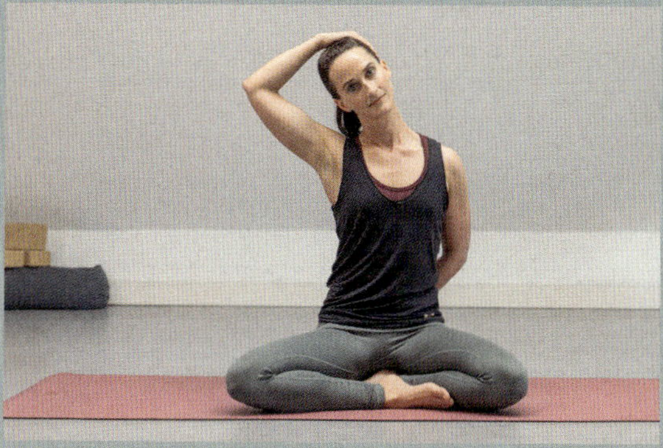

Seite 59

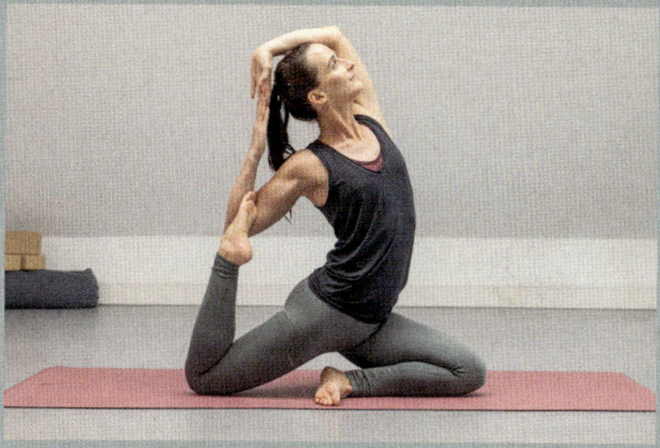

Seite 62

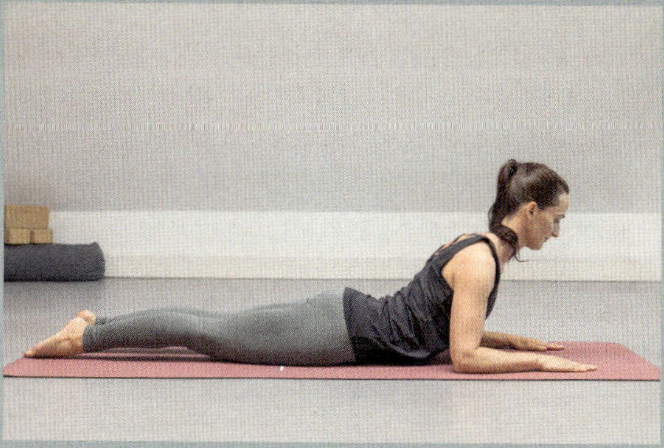

Seite 64

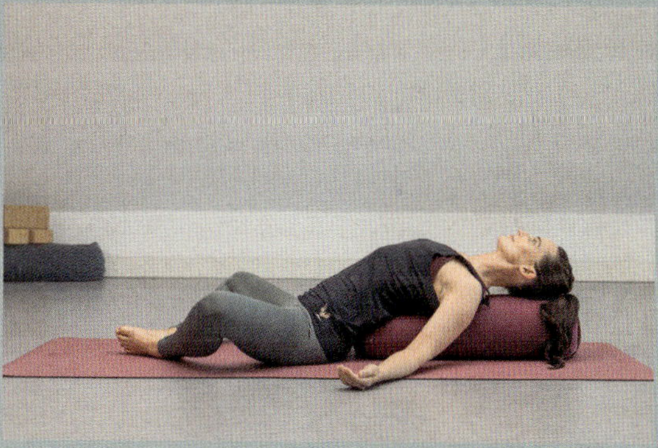

Seite 66

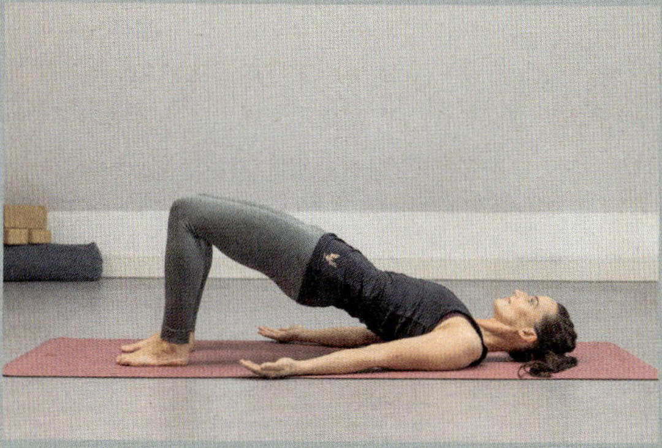

Seite 68

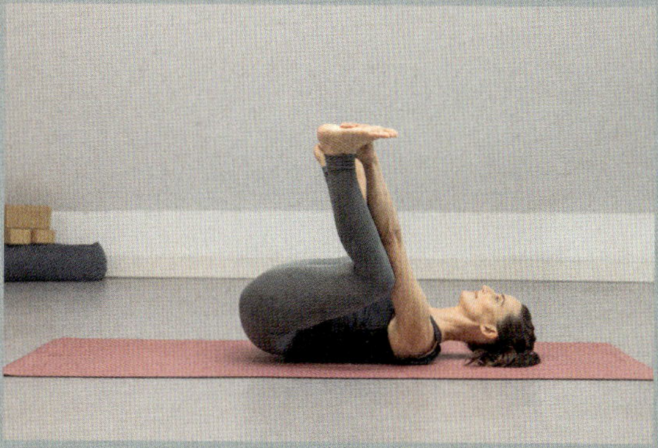

Seite 70

Mehrfachbelastungen und Dauerstress

Wenn Stress akut nicht bewältigt werden kann, stellt sich der Körper auf chronischen Stress ein. Der Körper möchte Energieressourcen schonen und reduziert mithilfe von Hormondrüsen und Hormonen den Grundumsatz. Die Nebennieren produzieren beispielsweise zunächst geringere Mengen an Cortisol. Außerdem werden Speicher aufgelöst, um Energie für den Körper nutzbar zu machen. Versorgt werden nun an erster Stelle lebenswichtige Organe wie das Herz und die Lunge. Die für ein Überleben weniger wichtigen Organstrukturen und Körperprozesse werden minder versorgt. Dazu zählt auch der weibliche Zyklus. Das ist der Grund dafür, warum Frauen im Dauerstress meist auch einen unregelmäßigen Zyklus haben oder an einem unerfüllten Kinderwunsch leiden. Je mehr Stressoren auf den Körper einwirken, desto mehr Energie wird gebraucht. Hält die Dauerstressspirale über einen längeren Zeitraum an, kommt es zu Energiemangel und zur Degeneration von Zellen. In diesem Stadium fühlen sich Frauen dann erschöpft, ausgebrannt und antriebslos.

Die Yogasequenz und die Tipps aus diesem Kapitel helfen dir auch bei Kinderwunsch, bei Schilddrüsenreizungen, bei Burn-out und bei Zyklusstörungen mit Östrogendominanz.

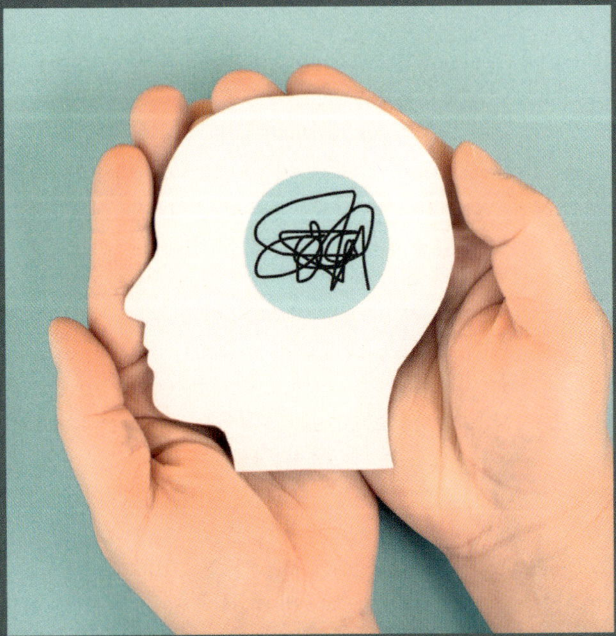

Die Rolle der Nebennieren im Hormonsystem

Die Nebennieren sitzen wie kleine Hütchen auf den Nieren. Anders als die Nieren sind die Nebennieren hormonelle Drüsen und produzieren Hormone. Sie bestehen im Wesentlichen aus der Nebennierenrinde und aus dem Nebennierenmark. Die kleinen Organe sind zwar nur etwa fünf Zentimeter groß, spielen aber innerhalb des Hormonsystems eine wesentliche Rolle. Ihre Hauptaufgabe ist es, uns das Überleben zu sichern und die Stressresistenz zu erhalten. Natürlicherweise aktiviert der Körper in stressigen Situationen den sogenannten »Fight or Flight«-Modus, eine Stressreaktion, die uns hilft, außergewöhnliche Kräfte zu mobilisieren und herausfordernde Situationen zu meistern. Das gelingt, indem das Gehirn die Nebennieren veranlasst, Stresshormone auszuschütten, die uns hellwach und leistungsfähig machen. Hält die stressauslösende Situation länger an und die Ordnung im Körper gerät aus dem Gleichgewicht, schlagen die Nebennieren Alarm und tun alles, um die lebenswichtigen Systeme mit Energie zu versorgen. Da die Nebennieren im Hormonkreislauf enge Verbindungen zu der Schilddrüse pflegen, wird dann die Schilddrüse aktiv. Die Schilddrüse erhält über die Nebennieren das Signal, Energie einzusparen, und drosselt ihre Aktivität herunter. Der Grundumsatz im Körper sinkt.

Was bei Dauerstress im weiblichen Körper passiert

Für die meisten Frauen, die sich mit Beschwerden in meiner Praxis vorstellen, ist Dauerstress »normal«. Vielen ist der stressige Alltag nicht mehr bewusst, sie spüren jedoch, wie sie sich immer müder und antriebsloser fühlen. Trotzdem jonglieren sie in ihrem Alltag mit vielen Aufgaben und Rollen gleichzeitig. In vielen Fällen übernehmen sie die Kindererziehung oder die Pflege der Eltern, und das zusätzlich zu ihrem eigentlichen Hauptberuf. Kein Wunder, dass sich viele Frauen im getakteten Alltag kaum Pausen zum Entspannen und Regenerieren einräumen. Behält die Frau jedoch ihren Dauerstressmodus über einen langen Zeitraum bei, reagieren neben der Schilddrüse und den Nebennieren auch die weiblichen Geschlechtsorgane auf den veränderten Energiehaushalt und passen die Produktion der Geschlechtshormone an. Zusätzlich benötigen die Nebennieren weiterhin Cortisol, um die körpereigene Stressresistenz aufrechtzuerhalten, doch die Cortisolproduktion erschöpft sich mit der Zeit. Deshalb greifen die Nebennieren zu einem Trick: Sie nutzen das Progesteron aus dem weiblichen Zyklus zur Herstellung von Cortisol, denn um den Überlebensmodus im Körper aufrechtzuerhalten, ist es wichtiger, genügend Cortisol zur Verfügung zu haben. Der Überlebensmodus ist vorerst gesichert, doch der weibliche Zyklus gerät durcheinander: Ihm fehlt jetzt Progesteron für die zweite Zyklushälfte und anstelle eines Zusammenwirkens von Progesteron und Östrogen dominiert das Östrogen. Als Folge kommt es zu Zyklusschwankungen, Zyklen ohne Eisprung, schmerzhafter Periode und unerfülltem Kinderwunsch. Auf Seite 36 kannst du dir eine entsprechende Zykluskurve ansehen, die eine Nebennierenreizung aufzeigt. Möglicherweise mischen sich Werte einer Schilddrüsenunterfunktion dazu: Dann sieht die Zykluskurve nicht nur wie eine Berg-und-Tal-Fahrt aus, sondern gleichzeitig ist auch die Grundtemperatur erniedrigt.

HÄUFIGE SYMPTOME BEI FRAUEN IM DAUERSTRESS

Durch die enge Beziehung zwischen den Nebennieren, der Schilddrüse und den Geschlechtsorganen besteht bei chronischem Stress das Risiko, neben einer Nebennierenreizung auch an einer Schilddrüsenunterfunktion und Fertilitätsstörungen zu leiden.

Erste Warnsignale für Dauerstress sind

- Bleierne Müdigkeit und Erschöpfung
- Ein- und Durchschlafprobleme
- Verspannungen der Muskulatur, besonders im Schulter-Nacken-Bereich
- Schmerzen vor und während der Periode
- Unbegründetes Herzrasen und Kurzatmigkeit
- Heißhunger und vermehrtes Bauchfett
- Gereiztheit

Symptome, die durch Östrogendominanz dazukommen

- Zyklusschwankungen
- Unerfüllter Kinderwunsch
- Wassereinlagerungen um die Augen herum und in den Beinen
- Gewichtszunahme
- Innere Unruhe und Reizbarkeit
- Trockene Schleimhäute

Besonders häufige Signale einer gereizten Schilddrüse

- Probleme mit dem Stoffwechsel und im Energiehaushalt
- Verdauungsstörungen
- Über- oder Untergewicht
- Kälte in den Händen oder in den Füßen
- Entzündungen, Hüstel- und Räuspergefühl oder schwache Stimme
- Burn-out, labile Stimmungslage und Ängste

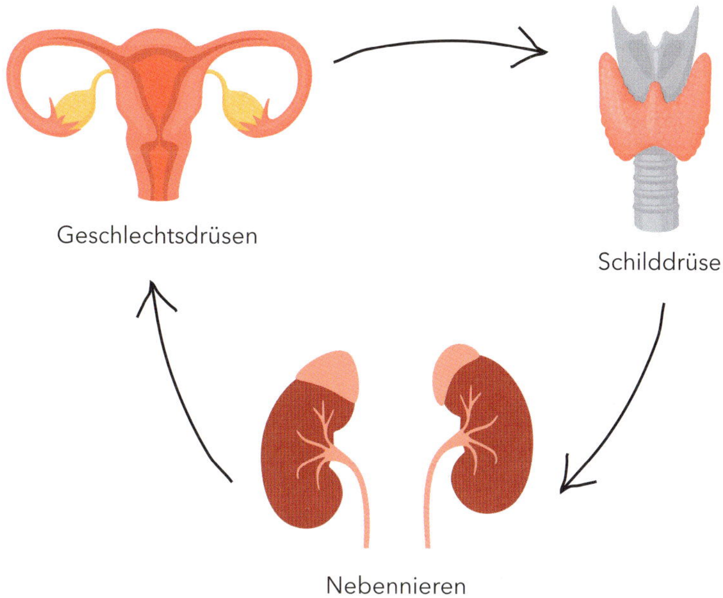

Die drei Hauptakteure im Hormonsystem sind die Nebennieren, die Schilddrüse und die Geschlechtsorgane. Sie stehen in enger Verbindung zueinander und beeinflussen sich gegenseitig.

Der Schlüssel zur Regeneration

Möglicherweise siehst du jetzt gerade klarer und kannst deine verschiedenen Symptome besser einordnen. Dauerstress sorgt nämlich gerade bei Frauen zuhauf für »Symptomchamäleons«, also ein Beschwerdebild mit vielen verschiedenen Symptomen, die auf den ersten Blick in keinem Zusammenhang stehen. Bei näherer Betrachtung gibt es nicht nur klare Zusammenhänge und Verkettungen der Symptome, sondern vor allem viele Möglichkeiten, den Körper zurück in sein Gleichgewicht zu führen und die meisten Beschwerden zu lindern. Eine Möglichkeit ist, sich eine regelmäßige Yogaroutine mit Meditation und Pranayama anzugewöhnen, um die Widerstandskraft im Körper zu stärken und die Nebennieren zu entlasten. Dazu kannst du gerne den Yogaflow aus diesem Kapitel nutzen. Pausen und erholsamer Schlaf sind ebenfalls Grundbausteine zur körperlichen Regeneration und für den Stressabbau. Wenn du in einer Phase steckst, in der dir Dauerstress bewusst ist und du erste Symptome spürst, wirst du durch Yoga und kleinere gesundheitsfördernde Veränderungen in deinem Leben schon in kurzer Zeit viele positive Effekte spüren. Solltest du jedoch schon über Monate im Dauerstress leben und sollten sich unter die Stresssymptome zusätzliche Schilddrüsenbeschwerden mischen, braucht der Körper sogar sechs bis zwölf Monate, bis er sich weitgehend regeneriert hat. Rechne damit, in den ersten Wochen wenige Effekte zu spüren. Bleib dann unbedingt dran! Wer sein Leben grundlegend ändert und sich aus der Dauerstressspirale loslöst, wird mit nachhaltiger Gesundheit und Wohlbefinden belohnt. In vielen Fällen hat sich das Hormonsystem nach sechs bis zwölf Monaten so weit reguliert, dass Frauen mit unerfülltem Kinderwunsch plötzlich schwanger werden.

Übungsflow für mehr Widerstandskraft

Deine Yogasequenz enthält Elemente für den Stressabbau und stärkt deine Widerstandskräfte. Du kannst mit den folgenden drei osteopathischen Impulsen gezielt auf den Stresspegel einwirken und ihn herunterregulieren. Die Asanas »Den Hals dehnen« und »Die Kobra« regulieren wichtige hormonaktive Drüsen wie die Hypophyse, die Schilddrüse und die Eierstöcke, sodass sich das gesamte Hormonsystem ordnen kann und deine Nebennieren entlastet werden. Schalte alle elektronischen Geräte aus und lüfte dein Zimmer ordentlich durch, bevor du mit der Yogasequenz beginnst. Lasse dir mit dem Flow mehr Zeit als in den anderen Sequenzen des Buches und richte den Fokus auf die Atmung und auf die Körperentspannung. Probiere aus, ob dich Ausgleichspositionen noch mehr in die Ruhe führen: Baue beispielsweise zwischen den einzelnen Asanas die Rückenlage, die Bauchlage oder die »Kind«-Position ein und gib deinem Körper die Möglichkeit, den Wirkungen der Übungen nachzuspüren. Dehne *Shavasana* am Ende der Sequenz aus. Während du in *Shavasana* liegst, kannst du dir auch die Selbsthypnose über den QR-Code auf Seite 110 anhören und umfassend innere und äußere Blockaden loslassen. Denke daran: Du willst Stress abbauen und keinen neuen Stress dazubekommen. Sei deshalb achtsam mit dir und respektiere deine Bewegungsgrenzen. Nutze Hilfsmittel, falls du das Verlangen spürst, in einzelne Asanas tiefer einzutauchen und die Yin-Kräfte zu spüren. Der Yogaflow eignet sich auch ergänzend oder als Abwechslung zu dem Yogaflow bei Kinderwunsch, den du ab Seite 163 beschrieben findest, bei Nebennierenreizung und bei Schilddrüsenproblemen.

Ganzheitliche Effekte des Flows

- Regulation des vegetativen Nervensystems und Linderung stressbedingter Symptome wie Reizmagen, Herzklopfen, Atembeschwerden, Schlafprobleme und viele mehr
- Regulation des Hormonhaushalts, Normalisierung der Zykluskurve und Entlastung der Nebennieren
- Aufbau von Widerstandskräften
- Lösung innerer und äußerer Blockaden
- Entspannung auf körperlicher und geistiger Ebene

- Regulation eigener Körperrhythmen wie Atmung, Herzschlag, Organbewegungen und craniosakralem Rhythmus
- Erleichterung des Alltagslebens und mehr Zufriedenheit
- Energiereichtum und Vitalität

Meine Intention zu den einzelnen Übungen

Falls du mal keine Zeit für einen vollständigen Flow hast, kannst du dir ein oder zwei Asanas zur symptomatischen Anwendung auswählen. Damit du dir zielsicher die richtige Übung gegen dein Symptom auswählst, habe ich dir zu jeder Asana die stärkste Wirkung aufgeschrieben.

Übung 1: Körperliche und emotionale Spannung im Becken und unteren Rücken abbauen
Übung 2: Die Fließkraft des Körpers anregen und Stauungen auflösen
Übung 3: Den emotionalen Rucksack ablegen und getriggerte Muskulatur entspannen
Übung 4: Allgemeine Stärkung und Selbstbewusstsein
Übung 5: Regulation des Hormonsystems über die Schilddrüse und Eierstöcke
Übung 6: Regulation der sympathischen Nervenfasern und Linderung stressbedingter Symptome innerhalb der Lunge, des Herzens, der Leber und des Magens
Übung 7: Die Kraft finden, Hindernisse zu überwinden und weiterzugehen
Übung 8: Das Leben leichter nehmen und sich den schönen Dingen der Welt zuwenden

Auf einen Blick

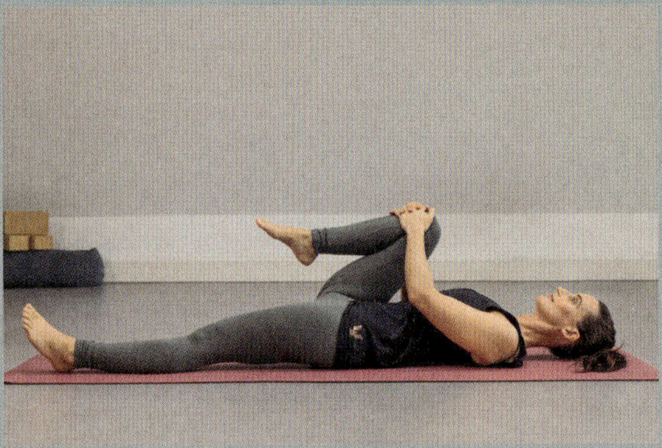

Übung 1: Seite 54

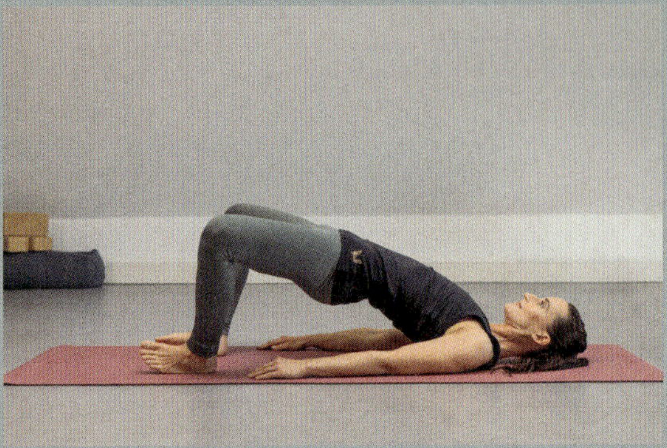

Übung 2: Seite 56

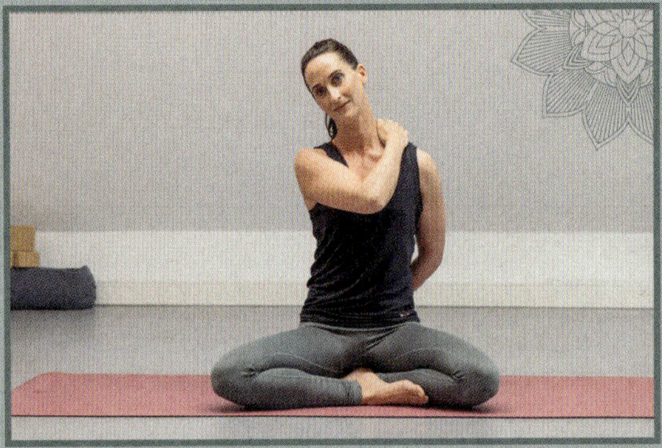

Übung 3: Seite 87

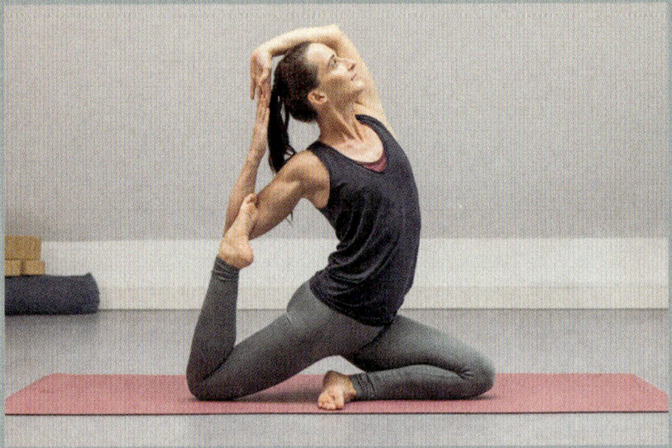

Übung 4: Seite 62

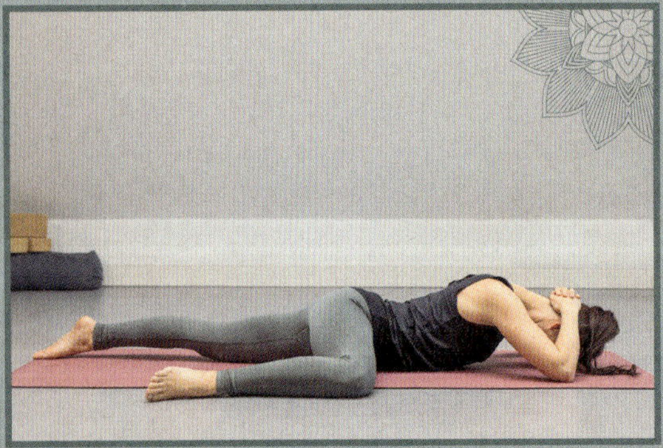

Übung 5: Seite 88

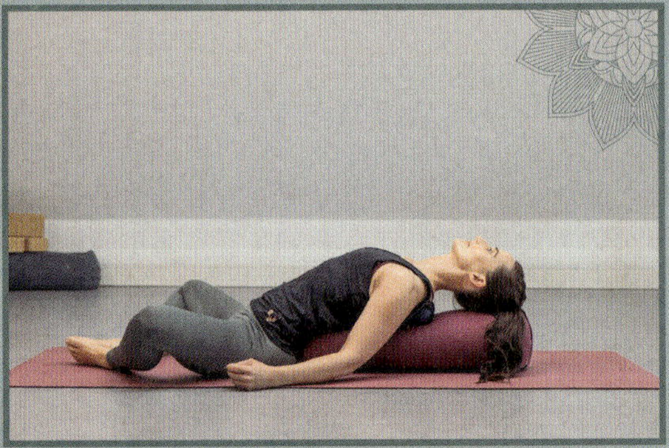

Übung 6: Seite 91

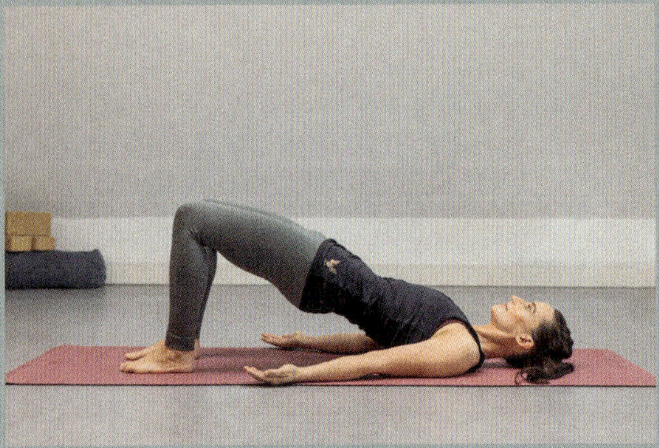

Übung 7: Seite 68

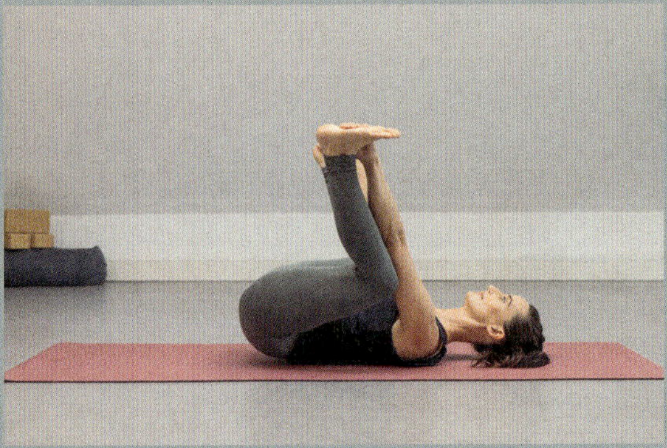

Übung 8: Seite 70

Erwecke dein Potenzial mit Selbsthypnose

Tiefenentspannung und Selbsthypnose sind Mittel und Wege, um in Kontakt mit dem Unterbewusstsein zu treten und die Verbindung zu den eigenen Ressourcen und zu nützlichen Erfahrungswerten herzustellen. Innere Bilder und damit verbundene positive Gefühle geben Anstöße, sich neu zu sortieren.

In der Tiefenentspannung oder unter Selbsthypnose treten Umgebungsreize in den Hintergrund, Konzentration, Beruhigung und positive Gefühle bekommen Raum. Die Körperwahrnehmung verändert sich und der Tunnelblick des Alltags löst sich auf.

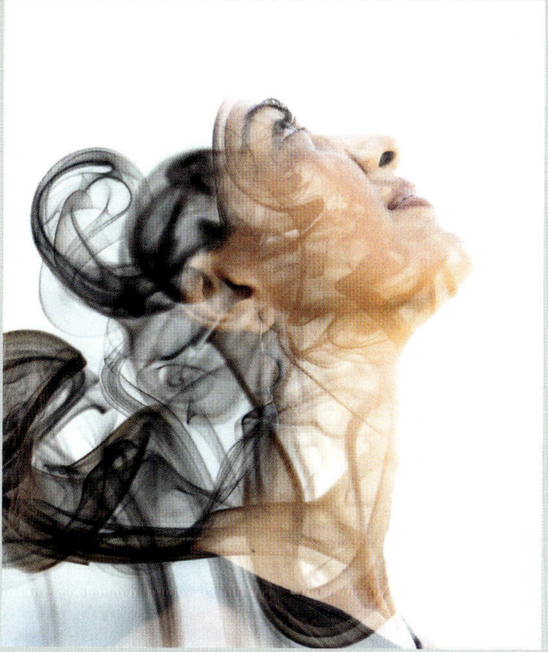

Tiefenentspannung und Selbsthypnose sind Mittel, um mit dem eigenen Unterbewusstsein in Kontakt zu treten.

Das Unterbewusstsein

Das Unterbewusstsein ist das, was unsere Persönlichkeit ausmacht und entscheidet, wie wir uns selbst sehen. Alle Emotionen haben ihren Ursprung im Unterbewusstsein. Es analysiert gespeicherte Daten und entwickelt daraus Glaubenssätze und Gewohnheiten, die festlegen, mit welchen Emotionen und Wahrnehmungen wir auf einen Reiz reagieren. Die abgespeicherten Daten geben Stabilität und Struktur im Leben, ähnlich einem Regelwerk, an dem man sich orientieren kann. Doch damit Glaubenssätze, Verhaltensweisen und gemachte Erfahrungen uns Halt und Ordnung geben können, müssen sie sehr fest im Unterbewusstsein verankert sein. Deswegen sind sie nur schwer durch bewusste Entscheidungen zu erreichen und zu ändern.

In der Trance einer Selbsthypnose wechseln wir in einen Bewusstseinszustand, der uns auf direktem Weg erlaubt, Zugriff auf abgespeicherte Daten des Unterbewusstseins zu bekommen und Verhaltensweisen oder Glaubenssätze zu verändern, damit wir von einem Problem zu einer Lösung gelangen. Übrigens: Nach derzeitigem Wissensstand ist die Kapazität des Unterbewusstseins unbegrenzt. Stelle dir vor, welches Potenzial du mobilisieren könntest, wenn du Zugriff auf deine schier unerschöpflichen Ressourcen hättest!

Selbsthypnose: Ein Zustand höchster Konzentration

Hypnose, Selbsthypnose und auch die Tiefenentspannung unterscheiden sich vom Alltagsbewusstsein und ermöglichen das Erinnern und Nachleben von Gedächtnisinhalten, die im Alltagsbewusstsein vergessen sind. Die Methoden eignen sich dazu, bewusste Kontrollmuster in einem Zustand höchster Konzentration loszulassen und die Aufmerksamkeit nach innen zu richten. Das kann gerade für Frauen wertvoll und befreiend sein, die im Alltag alles unter Kontrolle wissen möchten und sich schwer damit tun, Hilfe anzunehmen. Über den QR-Code zur Selbsthypnose »Der Eisberg« kannst du dir meine Selbsthypnose anhören, die dich von störenden Glaubensmustern, Belastungen und seelischen Blockaden befreit, die genau in dem Moment losgelassen werden können, wenn du dir die Selbsthypnose anhörst. Die Selbsthypnose ist ein Geschenk für Frauen, die sich durch hohe Selbstanforderungen unnötigen Druck aufbauen und sich innerlich unruhig und gereizt fühlen. Sie ermöglicht einen Zugriff auf ungenutztes Potenzial, mit dem du dich herausfordernden Situationen gelassen stellen kannst und mit dem du deinen Körper mit Energie aufladen kannst.

Keine Sorge, auch dein Unterbewusstsein hat eine Art Schutzfunktion: Selbst unter Hypnose bist du immer du selbst und arbeitest nur mit den Erinnerungen und inneren Bildern, mit denen du umgehen kannst.

Übung macht die Meisterin

Höre dir die Selbsthypnose täglich an, falls du im Dauerstress bist und du dich müde und energielos fühlst. Dann kann die Hypnose besonders tief in deinem Unterbewusstsein wirken und sich dein Körper täglich daran erinnern, dass du Stress abbauen möchtest. Nach ein paar Selbsthypnosesitzungen spürst du schon, wie sich die Wirkung nicht nur im Moment der Hypnose entfaltet, sondern auch im Alltag greift: Du begegnest herausfordernden Situationen mit mehr körperlicher und mentaler Widerstandskraft und reagierst ganz gelassen auf Stress. Sobald sich dieser Zustand in dir manifestiert hat, reicht es, die Selbsthypnose nur noch im Bedarfsfall anzuhören, und zwar immer dann, wenn Stress wieder zu einem Trigger für dich wird.

Hypnosen wirken immer eine Weile nach, meistens ein bis drei Tage. Direkt nach der Selbsthypnose bist du noch einige Stunden suggestiver für Reize und für innere und äußere Empfindungen. Das ist ein Grund, weshalb du dir nach der Selbsthypnose-Anwendung noch eine Weile Ruhe gönnen solltest. Umgebe dich dann mit schönen und positiven Dingen, anstatt sofort wieder in den Trubel des Alltags einzutauchen. Es ist auch nicht schlimm, wenn du während der Selbsthypnose einschläfst. Dein Unterbewusstsein nimmt die Informationen trotzdem auf. Nach dem Aufwachen kommst du gleichzeitig aus dem Trancezustand ins »Wachleben« zurück, denn das Aufwachen wirkt wie die Ausleitungsphase innerhalb der Selbsthypnose. Wenn du vergisst, dir nach der Selbsthypnose etwas Ruhe zu gönnen, kann die Selbsthypnose möglicherweise nicht so tief in dir greifen und die gewünschte Wirkung bleibt aus.

Selbsthypnose »Der Eisberg« zum Vorlesen und zum Anhören

Dein Körper und dein Unterbewusstsein bekommen nun die Möglichkeit, Blockaden zu lösen, sich vollkommen zu erholen und innerlich zu reinigen. So hast du Raum für neue Kraft und Energie.

Dein Unterbewusstsein übernimmt nun die Steuerung. Lasse dich einfach darauf ein. Es führt dich tiefer und tiefer in einen Zustand, in dem du dich vollkommen wohl fühlst. In einen Zustand der vollkommenen Ruhe und Entspannung, in dem dein Körper sich erholen und neue Kraft schöpfen kann, wie in einem tiefen, regenerierenden Schlaf.

In einen Zustand, in dem du dich mit neuer, gesunder Energie aufladen kannst, sodass du dich danach wieder kraftvoll und stark fühlst, vollkommen wohl, so wohl, wie du dich vielleicht schon lange nicht mehr gefühlt hast.

Stelle dir nun alle Blockaden in dir vor, alles, was dich schwächt, alles, was dir Kraft nimmt. Das können Gedanken sein oder Gefühle, Stress oder Unruhe, aber auch Verspannungen oder schmerzende Stellen in deinem Körper. All das, was deinem Körper und deinem Wohlbefinden im Weg steht, fließt nun an einem Ort zusammen und bildet einen großen Eisberg.

All deine Blockaden, alles, was dich stört oder belastet, alles, was dich stresst und sich schon lange in dir aufgestaut hat, fließt jetzt irgendwo in deinem Körper zu einem großen Eisberg zusammen – vielleicht liegt dieser Ort in deinem Brustraum, vielleicht in deinem Bauch. Spüre selbst, wo dein Eisberg in dir wächst.

Du kannst dabei keine Kälte spüren. Du fühlst dich vollkommen wohl, und je größer dein Eisberg wird, desto freier fühlst du dich.

Visualisiere nun deinen Eisberg.
Siehe ihn vor deinem inneren Auge wachsen …
Siehe, wie groß und festgefroren er ist …

Siehe, wie viel da schon zusammengeflossen ist, wie die Summe aller großen und kleinen Dinge, die dich belasten und bedrücken – ob körperlich oder seelisch –, diesen riesigen Eisberg gebildet hat.

Nun wirst du deinen Eisberg zum Schmelzen bringen. Wie du das machst, ist ganz dir überlassen. Vielleicht mit einem Föhn, mit Liebe oder mit angenehmem warmem Sonnenlicht – ganz wie du es möchtest.

Lasse nun die Wärme auf den Eisberg wirken und beobachte mit deinem inneren Auge, wie er zu schmelzen beginnt. Und mit ihm schmelzen alle Blockaden in deinem Körper und in deinem Unterbewusstsein. Und alles, was von ihm abschmilzt, wandelt sich in einen wunderschönen Wasserdampf. Der Wasserdampf ist angenehm warm und leicht. Er beginnt nun, auf vollkommen angenehme Art durch deinen ganzen Körper zu strömen. Spüre, wie dein Eisberg immer weiter schmilzt und mit ihm all das, was dich gerade belastet und blockiert. Spüre, wie immer mehr Dampf in dir entsteht und in Bewegung kommt. Der wärmende Dampf wandert jetzt durch deinen ganzen Körper. Fühle ihn überall. Nimm wahr, wie er sich komplett in deinem Körper ausbreitet und mit ihm ein vollkommen angenehmes Gefühl von innerem Frieden und Gelassenheit.

Der Wasserdampf von deinem schmelzenden Eisberg wandert weiter durch deinen ganzen Körper. Er strömt in jeden Winkel deines Körpers und in jede einzelne Zelle und dort, wo seine reinigende und heilsame Kraft besonders benötigt wird, sammelt er sich.

Dort, wo sich etwas regenerieren muss, dort, wo etwas repariert oder noch gelöst werden muss, dort, wo etwas verstopft ist, beginnt der Dampf mit seiner Wärme und Heilkraft zu wirken und zu lösen. Er findet Stellen in deinem Körper, an denen sich Stress festgesetzt hat – zum Beispiel in deinen Schultern … in deinem Nacken … in deinem Kiefer oder in deinem Bauchraum … – und löst ihn mit seiner Leichtigkeit auf. Du spürst sofort, wie sich der Stress in dir abbaut und sich deine verfestigten Muskeln wieder entspannen.

Vielleicht kannst du wahrnehmen, an welcher Stelle sich der Dampf in diesem Moment besonders sammelt, um etwas aufzulösen.
Vielleicht spürst du seine Wärme und sein Wirken.
Vertraue dem Dampf, er weiß genau, wo er in deinem Körper gebraucht wird.
Und je mehr von deinem Eisberg schmilzt, desto mehr von dem Wohlfühldampf wandert durch deinen Körper.
Schau auch mal, wie klein dein Eisberg schon geworden ist … wie viele von den angesammelten Blockaden sich schon aufgelöst haben.

Je mehr dein Eisberg schmilzt, desto stärker wird die Heilkraft des Dampfes, desto besser kann er dein Inneres reinigen und desto leichter kann er in deinem Körper alles wieder ins Fließen bringen und deinen Körper in Balance bringen.

Lasse den Eisberg immer weiter schmelzen, er ist schon winzig klein geworden.
Lass ihn schmelzen und sich in den heilsamen Dampf wandeln.
Siehe vor deinen inneren Augen, wie der Eisberg immer kleiner wird, und fühle, wie sich dein Körper mit frischer, neuer, angenehmer Energie auffüllt.

Vielleicht kommt gerade etwas ins Fließen, wo vorher eine Stauung war. Vielleicht strömt gerade Energie an eine Stelle, an die zuvor keine Energie gelangen konnte, und füllt diese nun mit Heilkraft und Wärme. Vielleicht entdeckst du auch deine weiblichen Schöpfungskräfte, die jetzt aktiviert wurden und die sich jetzt zeigen. Vielleicht erkennst du nun deine eigenen Bedürfnisse und Fähigkeiten, die du lange nicht gelebt hast, und hast den Wunsch, sie anzunehmen und aufblühen zu lassen.

Nimm wahr, was sich in deinem Körper bewegt, und genieße dieses angenehme Gefühl … Spüre, wie dich der Dampf von innen reinigt … und deinem Körper den inneren Frieden und die Erholung schenkt, die er jetzt gerade braucht. Wie er alles in Balance bringt – deinen Körper, deinen Geist und deine Seele. Und vielleicht stellst du gerade fest, dass dein Eisberg vollkommen geschmolzen ist.

Dein Unterbewusstsein kann den Dampf so lange in deinem Inneren zirkulieren lassen, wie es ihn benötigt, und ihn dann langsam über die Atmung wieder entweichen lassen und mit ihm entströmt aller Ballast und alles, wovon der Dampf dich gereinigt hat.

Wenn du bereit bist, kehre langsam in das Hier und Jetzt zurück. Nimm noch ein paar tiefe, befreiende Atemzüge und spüre, wie du über deine Atmung wieder aktiviert wirst, sodass du dich bewegen möchtest.

Beginne dich langsam und intuitiv zu bewegen. Werde wieder wacher und aktiver. Kreise deine Füße. Kreise deine Hände … Strecke dich lang aus … rekele dich … und setze dich auf. Sei wieder ganz präsent im Hier und Jetzt und fühle dich vollkommen wohl.

m-vg.de/link/weibliche-kraft_3

Zyklusbeschwerden

Es ist kaum zu glauben, wie viele Frauen Zyklusbeschwerden haben und wie wenig darüber gesprochen wird. Die meisten Frauen empfinden vor oder während ihrer Tage Bauch- oder Kopfschmerzen, fühlen sich erschöpft und reagieren empfindlicher auf Stress. Trotz der Beschwerden bringen sie Berufstätigkeit, Familien- und Freizeitleben unter einen Hut und drücken die Symptome einfach weg, denn die meisten Frauen möchten beruflich erfolgreich sein und in einem harmonischen Umfeld leben.

Doch Zyklusbeschwerden zu ignorieren, schwächt die Verbindung zu den weiblichen Urkräften und das Gespür für den eigenen Körper. Dies kann dahin führen, dass Zyklusbeschwerden als normal empfunden werden und Periodenschmerzen dazugehören. Ein solches Selbstbild wird von der leistungsorientierten Gesellschaft gern aufgenommen: Die allgemeine Erwartungshaltung ist, dass Frauen trotz zyklusbedingter Beschwerden ihr Bestes geben und funktionieren.

Doch du hast zu diesem Buch gegriffen und bist vielen Frauen einen Schritt voraus. Anstatt dich dem Rollenbild der Gesellschaft anzupassen, folgst du deiner inneren Stimme und wendest dich deinen Beschwerden zu. Ganz intuitiv spürst du, wie dich eine aufrichtige Verbindung zu deinem Körper stärkt und dass du dich einschalten kannst, wenn dir dein Körper innerhalb der Zyklusphasen Signale sendet.

ZYKLUSZEICHEN

Wenn der Zyklus durch innere oder äußere Umstände ins Wanken gerät, schickt der Körper frühzeitig entsprechende Signale. Die häufigsten Warnzeichen sind:

- Bauchkrämpfe, Durchfall und Kopfschmerzen vor oder während der Periode,
- Schmerzen im unteren Rücken, im Lendenbereich und in der Hüfte,
- ein unreines Hautbild, Haarausfall oder trockene Haut und Schleimhäute,
- Gewichtsprobleme und Heißhungerattacken,
- Hitzewallungen,
- Schlafprobleme,
- Gereiztheit, Überforderung und Erschöpfung während des gesamten Zyklus,
- Labilität und emotionales Ungleichgewicht,
- ein überreiztes vegetatives Nervensystem und Stresssymptome,
- eine schwache, klumpige oder zu starke Blutung,
- verkürzte oder zu lange Zyklen.

Selbst Frauen mit der schulmedizinischen Diagnose Endometriose, *Hämopyrrollaktamurie* (HPU), Schilddrüsenüber- oder -unterfunktion, Gebärmuttermyome, Burn-out, prämenstruelles Syndrom (PMS), Migräne, Depression oder Reizdarm können von den Tipps aus diesem Kapitel profitieren und ihre Beschwerden lindern.

Zyklusphasen, Seelenleben und körperliche Aktivität

Auf den Sonderseiten des ersten Kapitels ab Seite 31 bin ich auf die körperlichen Prozesse eingegangen, die während des monatlichen Zyklus im weiblichen Körper ablaufen. Du hast erfahren, wie unterschiedliche Hormone den Zyklus in fünf Phasen einteilen und in welchen Phasen die beiden bekanntesten weiblichen Hormone Östrogen und Progesteron aktiv sind. Wir haben uns schon näher mit der Zykluskurve befasst und du weißt, wie eine normale Zykluskurve aussieht und wie sich eine Zykluskurve verändert, wenn sie von der Norm abweicht. Anhand der Zykluskurve ist es dir schon möglich abzulesen, wann deine fruchtbaren und wann deine unfruchtbaren Tage innerhalb des Zyklus sind oder wann du ungefähr mit deiner Periode rechnen darfst.

Doch der weibliche Zyklus ist nicht nur eng mit dem Hormonsystem verknüpft. Er unterliegt auch den Einflüssen des vegetativen Nervensystems, dem autonomen Nervensystem, das aus Vagusnerv, Sympathikus und Parasympathikus besteht. Die meisten Hormone arbeiten als Botenstoffe innerhalb des vegetativen Nervensystems und beeinflussen, wie wir uns fühlen, welche Emotionen sich zeigen oder wie geordnet die geistige Aktivität ist. Deshalb spüren viele Frauen während der einzelnen Zyklusphasen nicht nur verschiedene Körperzeichen. Viele Frauen beobachten darüber hinaus Stimmungsschwankungen bei sich und empfinden feinfühliger.

Mithilfe der Zykluskurve lassen sich demnach nicht nur körperliche Prozesse verfolgen. Sie schenkt dir vielmehr ein Gesamtbild von deinem Körper-Geist-Seele-System.

DEN ÜBERBLICK BEHALTEN

Anhand der Zykluskurve stellst du fest, was gerade in deinem Körper passiert und mit welchen natürlichen Körper- und Seelenzeichen du rechnen musst. Du behältst immer den Überblick und bist Beschwerden nicht mehr ausgeliefert. Messe deinen Körperzeichen keinen Krankheitswert bei, verändere dein Mindset dahingehend, den Zeichen deines Körpers liebevoll zu begegnen. Führe ihn zurück in seine Kraft und passe deinen Alltag an den natürlichen Rhythmus deines Zyklus an. Scheue dich nicht davor, Hilfe anzunehmen und dir Rat bei medizinisch geschulten Fachkräften zu holen, wenn sich deine Beschwerden mit den Tipps und Übungen aus dem Buch nicht bessern.

Damit du deine Zykluskurve allumfassend auswerten kannst, werfen wir jetzt einen ganzheitlichen Blick auf die fünf Zyklusphasen und ergänzen die Phasen mit den geistig-seelischen Prozessen, die sich innerhalb des Zyklus wiederfinden.

Nach der Lektüre bist du wirklich fast schon eine Expertin für den weiblichen Zyklus! Du kannst dir deine eigene Zykluskurve erstellen und weißt in deinem Alltag jederzeit, in welcher Phase du dich befindest. Mit dem Wissen fällt es leichter, natürliche Zeichen von Alarmsignalen des Körpers zu unterscheiden, und du weißt genau, wann du deinen Symptomen gelassen begegnen kannst und wann du helfend eingreifen solltest. Wenn du möchtest, nutze noch die Zusatztipps zu den Themen Ernährung, Sport und Alltagsleben und erwecke mit deiner neuen Selbstfürsorge deine in dir schlummernden weiblichen Urkräfte! Dank deiner Zykluskurve findest du heraus, wann der beste Zeitpunkt innerhalb des Zyklus ist, um deine weiblichen Energien ins Spiel zu bringen und dein Potenzial voll auszunutzen. Du wirst sehen: Dein Leben wird leichter, du bist gelassener und dein Körper bleibt gesund!

Rückzug und Selbstfindung

Frühe Follikelphase: 1. bis 6. Zyklustag

In der ersten Zyklusphase wird die überschüssige Gebärmutterschleimhaut ausgestoßen und du hast deine Periode. Die Östrogen- und Progesteronwerte im Blut sind niedrig. Die Hormonkonstellation bewirkt kreisende Gedanken und übermäßiges Grübeln. Tagsüber dreht sich das Gedankenkarussell vermehrt um Selbstzweifel. Auf andere wirken wir feinfühlig und empfindlich. Beim Einschlafen hindert die Gedankenaktivität daran, in den Schlaf zu finden. Als natürliches Körperzeichen verändert sich der Stuhlgang. Erhöhte Prostaglandinwerte weichen den Stuhl auf, manchmal entsteht sogar Durchfall.

Tipp für dich: Widme dich in der ersten Zyklusphase ganz dir selbst. Reflektiere deine Gedanken und schreibe sie in ein Heft (Journaling oder Tagebuch). Die Gedanken vor dem Schlafengehen aufzuschreiben, lässt dich leichter einschlafen und durchbricht das Grübeln. Schreibe dir deine Träume in dein Heft auf. Vielleicht erkennst du anhand deiner Träume auch Botschaften des Körpers.

Beruf und Alltag: Bearbeite in der ersten Zyklusphase Aufgaben, für die du dir mehr Zeit nehmen kannst und bei denen Bauchgefühl gefragt ist. Arbeite möglichst allein und mit viel Ruhe. Verschiebe Konferenzen, Meetings und gesellige Zusammenkünfte auf eine spätere Zyklusphase und vermeide, jetzt wichtige Entscheidungen zu fällen. Probiere mal aus, Periodenunterwäsche zu tragen. Sie macht dich freier und beweglicher und erlaubt dir, deine Periode zu spüren.

Yoga und Training: Deine sportliche Aktivität sollte dich nähren und dir einen Benefit geben. Gehe wandern, genieße die Natur und überanstrenge dich nicht. In deiner Yogapraxis rücken Meditationen und Yin-Yoga-Asanas in den Vordergrund. Lasse dir bei deinen Sequenzen viel Zeit und sorge für eine friedliche, ruhige Atmosphäre.

Ernährung: In der ersten Phase kann dir ein nährstoffreiches Müsli helfen, die Milz zu stärken. Als blutreinigendes Organ unterstützt die Milz die Reinigung der Gebärmutter während der Blutung. Das Frühstück darf breiig, warm, aber auch etwas süß sein. Ideal ist ein glutenarmes Porridge mit warmer Hafermilch, Nüssen und Beeren. Während der Blutung tun warme, nährende Suppen zur Mittags- oder Abendzeit gut. Warme Speisen und Getränke sorgen aus Sicht der traditionellen chinesischen Medizin für einen energetischen Blutfluss und verhindern eine schmerzhafte Blutung.

Schmerzen: Wenn du während der Periode stärkere Schmerzen in der Lendenwirbelsäule hast oder dich Bauchkrämpfe plagen, dann kann nach den Lehren der traditionellen chinesischen Medizin das Blut nicht richtig abfließen. Es wird »kalt«. Jetzt sollte die Körpermitte warm gehalten werden. Ein Nierenwärmer bei der Arbeit oder die Wärmflasche zu Hause sind gute Helfer.

Alles ist so schön!

Späte Follikelphase: ab dem 6. Zyklustag

Du bist in der Phase, in der sich dein Körper auf eine mögliche Schwangerschaft vorbereitet. Der Hormoncocktail in der späten Follikelphase bewirkt einen ordentlichen Energieschub, positive Gefühle und viel Motivation.

Tipp für dich: Triff dich mit Freunden, jetzt ist eine gute Zeit für Familienfeste und das Feiern! Wenn du einen Kinderwunsch hast, sind jetzt Räucher- oder Edelsteinrituale schöne Gestaltungsmöglichkeiten für Pausen.

Beruf und Alltag: Bei der Arbeit fällt dir die Arbeit im Team jetzt besonders leicht, genauso wie du gut wichtige Entscheidungen treffen kannst. Die zweite Zyklusphase ist die beste Zeit für Meetings, Geschäftsessen, Konferenzen und Projektabschlüsse, denn gerade jetzt bist du kontakt- und entscheidungsfreudig. Auch kreative Arbeiten gehen dir gerade leicht von der Hand. Privat bist du ganz die Familienmanagerin. Ausmisten, umdekorieren, den Garten gestalten – alles kein Problem, denn du hast nicht nur ein hohes Energielevel, sondern dazu viel Schöpferkraft.

Yoga und Training: Kraft- und Ausdauertraining dürfen intensiv sein. HIIT, CrossFit, Laufsprints und Wettkampfvorbereitungen passen gut ins Konzept. Die Regenerationszeit nach dem Training ist kürzer, der Körper kann sich schneller erholen. Jetzt ist die Phase, in der sich die Muskeln besonders gut aufbauen lassen. Aber Achtung! Der erhöhte Östrogenspiegel lockert Bänder und Sehnen. Die Verletzungsgefahr ist größer. In deinem Yogaflow sind Sonnengrüße zur Stärkung des Herz-Kreislauf-Systems herzlich willkommen. Insgesamt darf deine Asana-Folge dynamischer sein, kraftvoller und mit herausfordernden Posen gespickt sein, wie sie beispielsweise im Ashtanga-Yoga oder Vinyasa-Yoga vorkommen.

Ernährung: Achte darauf, mehr pflanzliche Proteine aus Hülsenfrüchten, Nüssen und Bohnen zu essen, damit sich die Gebärmutterschleimhaut aufbauen kann.

Schmerzen: Solltest du jetzt Schmerzen haben, könnte ein Blutmangel die Ursache sein. Ein Blutmangel lässt sich in einer Laboruntersuchung schnell herausfinden: Wichtige Werte sind hier die Aufschlüsselung der roten Blutkörperchen, der Ferritinwert, der Transferrinwert, der Eisenwert und der Vitamin-B_{12}-Spiegel.

Das höchste Energielevel

Der Eisprung: um den 14. Zyklustag

In dieser Phase bist du nur etwa einen Tag und manche Frauen spüren sogar ihren Eisprung. Deine Eizelle ist gerade aus dem Eierstock gehüpft und macht sich auf den Weg zur Gebärmutter. Deine momentane Hormonkonzentration schenkt dir eine atemberaubende Ausstrahlung.

Tipp für dich: Du sprudelst nahezu vor Ideen und Kreativität – Zeit für Hobbys und Selbstentfaltung! Außerdem hast du Lust auf Sex und Sinnlichkeit. Jetzt könntest du jeden Mann beziehungsweise jede Frau um den Finger wickeln.

Beruf und Alltag: Heute bist du bereit, unangenehme Gespräche zu führen und zu einem guten Abschluss zu bringen, denn dein Selbstbewusstsein ist riesig. Du bist attraktiv und alle liegen dir zu Füßen. In einem Battle mit Kollegen wirst du auf jeden Fall gewinnen.

Training und Yoga: Heute ist der perfekte Wettkampftag für ein Erfolgserlebnis! Heute kannst du von deinem Körper Höchstform verlangen und dich zum Sieg führen. Deine Yogasequenz kann voller Kreativität und mit vielen verschiedenen Tools gespickt sein. Es ist ein guter Zeitpunkt, um sich an herausfordernde Asanas zu wagen.

Ernährung: Da du gerade voller Energie bist, kannst du Kalorien einsparen und auch mal einen Fasten- oder Wassertag einlegen.

Schmerzen: Deine Höchstform und dein überragendes Energielevel überschatten sogar Schmerzen.

Alles ist anstrengend

Die frühe Lutealphase: 15. bis 19. Zyklustag

Dein Zyklus ist jetzt in der Hand von Progesteron. In dieser Zyklusphase wird deine Eizelle entweder befruchtet oder wieder vom Körper abgebaut. Das ist für den Körper richtig anstrengend und er verbraucht viel Energie. Es ist jetzt normal, dass du dich schlapper und müder fühlst. Durch den hohen Progesteronspiegel arbeitet dein Verdauungssystem langsamer. Dein Stuhl ist fester. Du kannst dich auch verstopft anfühlen.

Tipp für dich: Gehe mit deinem Energiehaushalt achtsam um und überlege dir genau, welche Aufgaben unbedingt erledigt werden müssen und welche Aufgaben aufgeschoben werden können. Fertige dir dafür eine To-do-Liste an und setze die wichtigsten Aufgaben an oberste Stelle. So behältst du den Überblick. Bei Erschöpfung mache Pause und gib dir Zeit, dich zu regenerieren.

Beruf und Alltag: Kommuniziere in deiner Familie und in deinem Umfeld, dass du jetzt nicht für alle da sein kannst und dich vorrangig um dich kümmerst. Schalte öfter mal dein Handy aus und reduziere den Konsum von Social-Media-Nachrichten. Auch im Berufsleben fühlen sich zugewiesene Aufgaben, vor allem körperlich anstrengende Aufgaben, schwerer an. Erfülle eine Aufgabe nach der anderen, statt auf Multitasking und Perfektionismus zu setzen. Vermeide stressige Situationen und gehe ihnen am besten ganz aus dem Weg.

Yoga und Training: Am besten ist jetzt ein Ausdauer- und Grundlagentraining mit moderatem Puls. Baue in deine Yogasequenz einige Yin-Yoga-Asanas mit ein und unterstütze anstrengendere Posen mit Hilfsmitteln wie Yogablöcken und Gurten.

Ernährung: Trinke viel stilles Wasser, damit dein Fließsystem im Körper angeregt wird, denn jetzt lagern sich gern Schlackenstoffe in den Faszien ab. Verzichte deshalb auch auf übermäßigen Zucker- und Salzverzehr, denn Salz und Zucker begünstigen Wasseransammlungen im Körper. Verschiebe Diäten, dafür hat dein Körper gerade zu wenig Energie. Setze stattdessen auf energiereiche Nahrungsmittel wie Naturreis und Vollkornpasta, Süßkartoffeln, frische Kräuter und Omega-3-Fettsäuren aus Nüssen, Algen und gesunden Ölen.

Schmerzen: Die Leber arbeitet gerade auf Hochtouren und kann sich im Oberbauch und unter dem rechten Rippenbogen angespannt anfühlen. Möglicherweise fühlst du dich schon morgens müde und schlapp. Mit Bittertropfen, Kräutern wie Löwenzahn, Mariendistel und Giersch oder einem Leberwickel unterstützt du deine Leber. Achte gut auf erholsamen, ausreichenden Schlaf in der Nacht.

Zu Hause ist es am schönsten

Späte Lutealphase: 20. bis 28. Zyklustag

Deine Eizelle wurde nicht befruchtet und der Körper stellt sich auf ihren Abbau und auf die Blutung ein. Der Gewebeabbau der Gebärmutter kostet noch mal viel Kraft und Energie. Dein jetziger Hormonspiegel bewirkt Stimmungsschwankungen. Um mit den Emotionen und Gefühlen klarzukommen, akzeptiere sie als natürlichen Zustand in dieser Phase deines Zyklus.

Tipp für dich: Jetzt ist ein guter Zeitpunkt, um aufkommende Gefühle anzusehen und sie zu reflektieren. Wo kommen sie eigentlich her? Welche Gefühle gehören wirklich zu mir und kann ich vielleicht überflüssigen Ballast loslassen? Wenn dich etwas bedrückt, wende dich an deine beste Freundin, denn jetzt ist Zeit für gute Gespräche. Überlege genau, welche Themen du mit deinem Partner besprechen möchtest. Es könnte leicht zu Streitigkeiten und Wutausbrüchen kommen und in diesem Zusammenhang werden manchmal Worte ausgesprochen, die du nicht mehr zurücknehmen kannst und die zu Verletzungen führen. Besser ist, sich zusammen gemütlich auf das Sofa zu lümmeln und es sich zu Hause gemütlich zu machen.

Beruf und Alltag: Im Homeoffice zu arbeiten ist gerade eine gute Idee. Ziehe dich zurück aus dem Bürotrubel, genieße ein verlängertes Wochenende oder führe sinnige Pausengespräche mit deinen Lieblingskollegen. Sei dir darüber im Klaren, dass deine Leistungsfähigkeit in dieser Zyklusphase beeinträchtigt ist, und vermeide Überforderung. Bist du dir nicht sicher, ob du in deinem Job glücklich bist, könntest du jetzt darüber reflektieren und herausfinden, was dich beruflich erfüllt.

Yoga und Training: Jetzt solltest du ein leichtes Training wie Walken oder lockeres Schwimmen wählen – es geht nun nicht darum, Bestzeiten zu erreichen und eigene Rekorde zu brechen. Mache Saunagänge, gönne dir Massagen und Wohlfühlsport. Yin-Yoga und restorative Yogasequenzen sind ideal. Dehne dein *Shavasana* aus und schaffe dir ein schönes Ambiente mit Kerzenlicht und Kuschelsocken.

Ernährung: Proteine und Kohlenhydrate kann dein Körper jetzt durch den hohen Energieverbrauch gut gebrauchen. Achte besonders bei den Kohlenhydraten auf hochwertige Nahrungsbausteine. Gelüste nach Weißmehlprodukten wie Kuchen, Brötchen, Brot und Keksen kommen jetzt zwar stärker zum Vorschein, sind für deinen Körper natürlich trotzdem nicht gesund.

Schmerzen: Die momentane Zusammensetzung der in dir wirkenden Hormone in Kombination mit dem hohen Energieverlust kann Kopfschmerzen, Krämpfe, Spannung in den Brüsten und Verdauungsbeschwerden wie Blähungen hervorrufen. Möglicherweise hast du jetzt auch ein erhöhtes Hitzeempfinden. Ausreichend Pausen und genügend Nachtschlaf helfen dir bei der Regeneration. Probiere aus, ob in dieser Zyklusphase Kältereize deine Beschwerden lindern.

Übungsflow bei Zyklusbeschwerden

Deine Yogasequenz enthält acht Asanas und fünf osteopathische Impulse, mit denen du deinen gesamten Beckenraum durchblutest und mit denen du gezielt auf deine Geschlechtsorgane einwirkst. Dein Hormonsystem findet Möglichkeiten, sich selbst zu regulieren und sich auszugleichen. Die Asanas »Den Hals dehnen« und »Die Kobra« sprechen den Hypothalamus und die Hypophyse an, damit sich das Hormonsystem in seiner Gesamtheit ordnet. Mit den Asanas »Knie zum Bauch« und »Liegender Schmetterling« nimmst du direkt Einfluss auf die hormonproduzierenden Organe wie die Eierstöcke. Insgesamt schenkt dir der Flow die Möglichkeit, Ordnung im Hormonsystem zu schaffen und deinen Zyklus zu regulieren. Die Sequenz setzt ureigene weibliche Energien frei, ermutigt uns Frauen, mehr Yin-Energie in den Alltag zu streuen und sich mit einem ausgeglichenen Zyklus rundum gesund zu fühlen.

Lege dir für die Sequenz ein Bolster und einen Klotz bereit und nimm dir weitere Hilfsmittel dazu, falls du dich unbeweglich fühlst. Nimm dir für den Flow 40 bis 60 Minuten Zeit und beginne die Sequenz mit einer Entspannung (Seite 49) und mit einer Pranayama-Übung (Seite 51). Wann immer du möchtest, flicht Ausgleichsposen in deine Sequenz mit ein und gib dir Zeit zum Nachspüren. Schließe den Flow mit *Shavasana* (Seite 71) ab. Als Extrabonbon kannst du dir bei Menstruationsbeschwerden die Selbsthypnose »Periodenschmerzen lindern« in der Tiefenentspannung über den QR-Code anhören.

m-vg.de/link/weibliche-kraft_4

Ganzheitliche Effekte des Flows

- Reguliert den Zyklus
- Lindert Schmerzen vor und während der Periode
- Normalisiert die Blutung
- Beugt Myomen in der Gebärmutter vor
- Löst Verwachsungen
- Unterstützt bei Endometriose, Migräne und HPU
- Erweckt die weiblichen Urkräfte
- Hilft bei Gereiztheit, innerer Unruhe und Schlafstörungen
- Gleicht Energieverlust im Alltag aus

Meine Intention zu den einzelnen Übungen

Falls du mal keine Zeit für einen vollständigen Flow hast, kannst du dir ein oder zwei Asanas zur symptomatischen Anwendung auswählen. Damit du dir zielsicher die richtige Übung gegen dein Symptom auswählst, habe ich dir zu jeder Asana die stärkste Wirkung aufgeschrieben.

Übung 1: Mobilisation der Eierstöcke
Übung 2: Durchblutung des Beckenraums und Blockadelösung im knöchernen Becken
Übung 3: Abbau muskulärer Verspannungen und Entlastung von Schilddrüse, Hypothalamus und Hypophyse
Übung 4: Erweckung der weiblichen Urkräfte
Übung 5: Ausgleich des Hormonsystems
Übung 6: Entlastung von Gebärmutter und Blase
Übung 7: Regulierung des Beckenbodens und Lockern der Rückenfaszie
Übung 8: Sich körperlich und geistig öffnen und entfalten

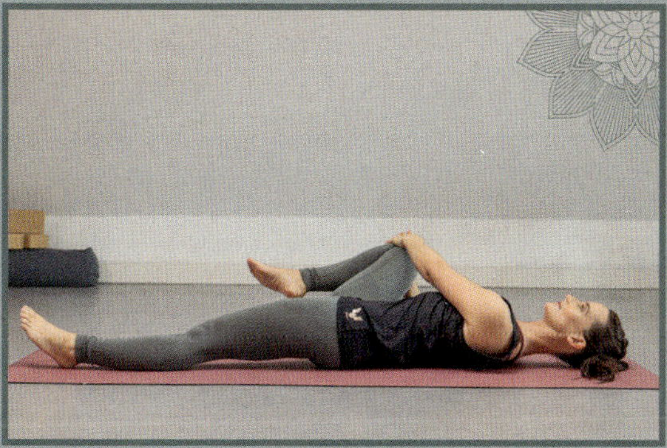

Übung 1: Seite 84

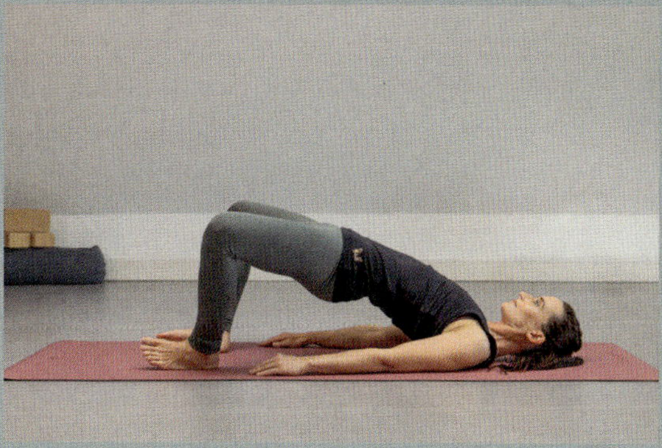

Übung 2: Seite 56

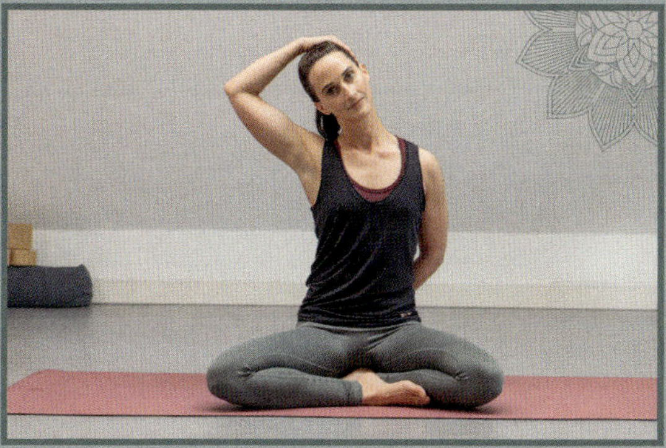

Übung 3: Seite 87

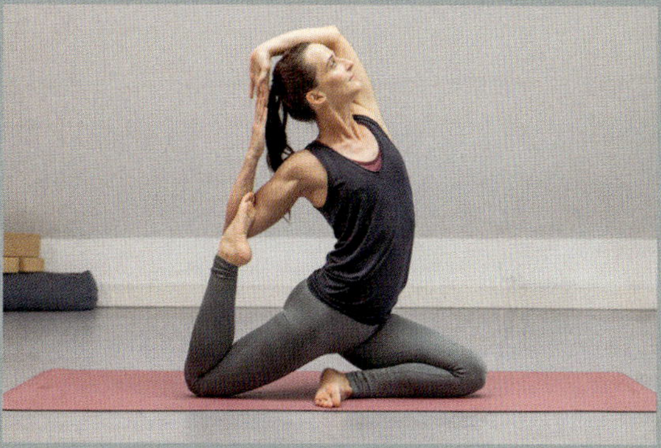

Übung 4: Seite 62

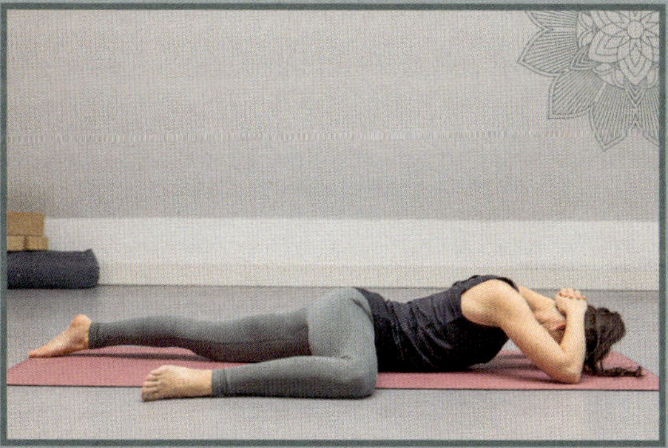

Übung 5: Seite 88

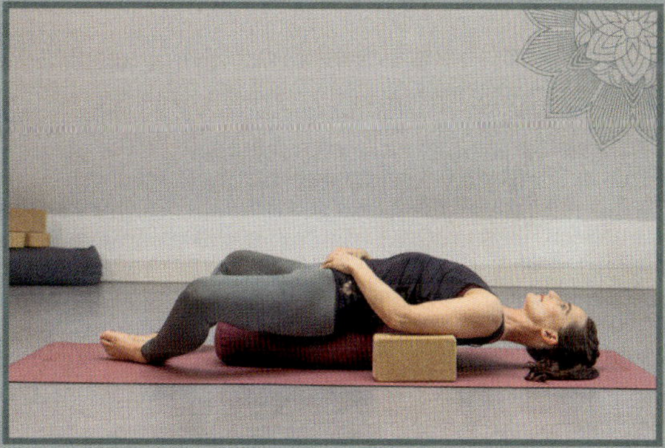

Übung 6: Seite 92

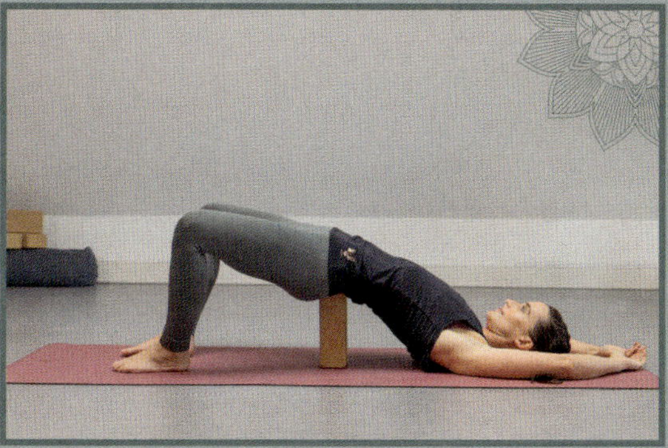

Übung 7: Seite 94

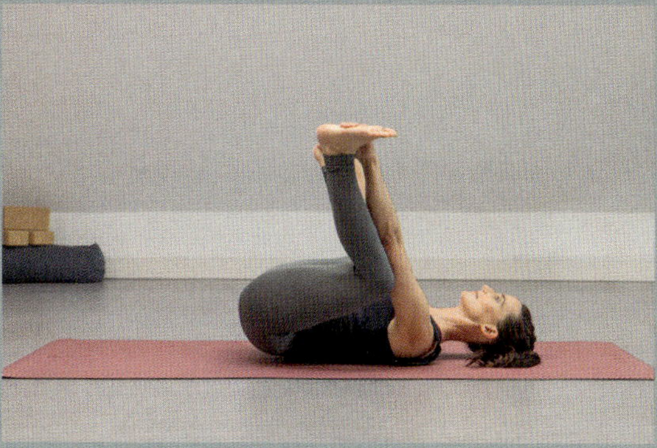

Übung 8: Seite 70

Sanfte Medizin aus der Naturheilkunde

Als Frau durchlebst du während deines Zyklus laufende Veränderungen in dir. So wie sich dein hormonelles Innenleben ändert, so verändern sich auch deine Bedürfnisse und vielleicht auch deine Stimmungslage innerhalb der fünf Zyklusphasen. Frauenheilkräuter wie die Schafgarbe oder der Frauenmantel können dich wunderbar durch den Zyklus begleiten, wenn du dich unausgeglichen fühlst. Ganz viele der besten Frauenheilkräuter findest du am Wegesrand, auf der Wiese oder sogar im eigenen Garten – sieh dich einfach mal um und gehe durch die Natur spazieren.

Teesträuße binden

Ich selbst streife gern durch die Natur und pflücke mir ein paar frische Kräuter für einen kräftigenden Tee zu meiner Yogaauszeit. Aus naturheilkundlicher Sicht gesehen ist Tee ein wässriger Auszug, der die wasserlöslichen Inhaltsstoffe einer Heilpflanze extrahiert, etwa ihre ätherischen Öle, Bitterstoffe oder Saponine. Wenn ich mich innerhalb meiner Zyklusphasen unwohl fühle und mich ausgleichen möchte, pflücke ich einen kleinen Teestrauß aus drei bis fünf verschiedenen Frauenheilkräutern und richte mich bei der Zusammensetzung des Sträußchens nach der saisonalen Kräutervielfalt. Im Frühjahr, Sommer und in den ersten Herbstwochen findet man besonders viele Frauenkräuter auf den Wiesen und im Garten: Himbeerblätter, Beifuß, Rotklee, Kümmel, Salbei, Schafgarbe, Frauenmantel und noch viele mehr. Dann binde ich die gefundenen Kräuter zu einem Sträußchen zusammen und hänge sie wie einen Teebeutel in die Tasse. Das sieht nicht nur wunderschön aus und lässt einen glückselig lächeln, sondern die frischen Kräuter verströmen dazu auch noch herrlich duftende Aromen. Nach sieben bis zehn Minuten ist der Tee fertig gezogen. Das Teesträußchen lässt sich wunderbar kompostieren und du sparst Verpackungsmüll.

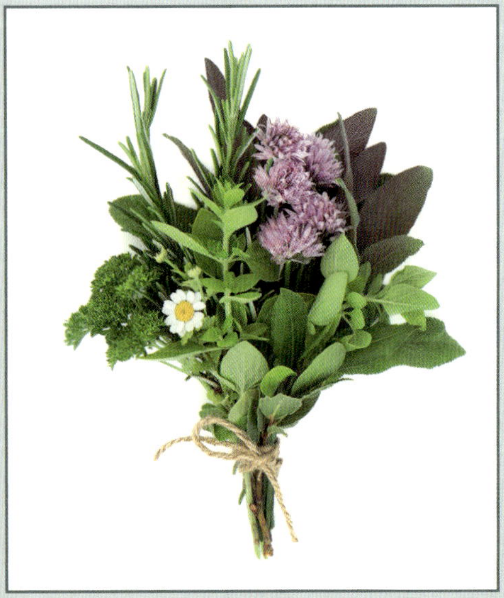

Noch ein Tipp: Tee der gleichen Kräutersorte sollte nicht länger als vier bis sechs Wochen getrunken werden, weil sich bei längerer Einnahme Nebeneffekte oder eine Gewöhnung einstellen könnten. Variiere die Kräuter deines Teesträußchens deshalb und richte dich am besten nach der saisonalen Vielfalt. Sammle dir immer ein bisschen Heilkraut und trockne es für die Wintertage. Wenn du dir dann im Winter einen Tee aus getrockneten Kräutern zubereitest, gieße einen Teelöffel voll in 250 Milliliter heißem Wasser auf. Decke die Tasse mit einem Deckel ab, damit dir die wertvollen ätherischen Öle der Pflanze erhalten bleiben.

Frisch gepflückte Kräuter lassen sich schnell zu kleinen Sträußen binden und ergeben wohlschmeckende und die Gesundheit unterstützende Tees.

Ein Teesträußchen aus fünf Heilkräutern für einen ausgewogenen Zyklus

Meine fünf Lieblingsfrauenheilkräuter für Teesträußchen sind Salbei, Schafgarbe, Frauenmantel, Kamille und Zitronenmelisse. Die Kräuter wirken ausgleichend und beruhigend zugleich und haben unterschiedliche Einflüsse auf den Frauenkörper. Alle fünf Kräuter kann man über viele Monate im Jahr frisch sammeln und zu Kräutersträußen zusammenbinden. Wenn du dir aus den fünf Frauenkräutern ein Teesträußchen zubereiten möchtest, nimm von jedem Kraut einen kleinen Zweig.

Falls dir eines der Kräuter im Strauß geschmacklich zu dominant ist, reduziere die Zweig- oder Blattgröße und gib mehr von einem anderen Kraut dazu. Ich liebe beispielsweise den Geschmack von Kamille. Davon habe ich meistens zwei oder drei kleinere Stängel in meinem Strauß. Salbei finde ich eher dominant und nehme davon nur ein paar wenige Blätter. Finde deinen individuellen Mix und lass ihn dir schmecken! In den kurzen Heilpflanzenporträts habe ich dir die wichtigsten Infos zu den Kräutern, ihren Merkmalen und ihren Wirkungen zusammengestellt.

Salbei ist ein bekanntes Küchenkraut und wächst auch im Garten als Halbstrauch. Er blüht in wunderschönen violetten Lippenblüten. Für uns Frauen sind vor allem die grauweiß-filzigen Blätter von Bedeutung. In den Wechseljahren oder an heißen Sommertagen helfen sie bei übermäßigem Schwitzen. In der ersten Zyklusphase wirkt sich die Heilkraft von Salbei positiv auf den Hormonhaushalt aus. Am Ende der zweiten Zyklusphase entfaltet er sein reinigendes Potenzial und unterstützt somit die Gebärmutter bei ihren inneren Reinigungsprozessen. Salbei sollte im Teesträußchen sparsamer genutzt werden, denn das Kraut wirkt zwar antibakteriell, trocknet bei übermäßigem Verzehr jedoch die Schleimhäute etwas aus.

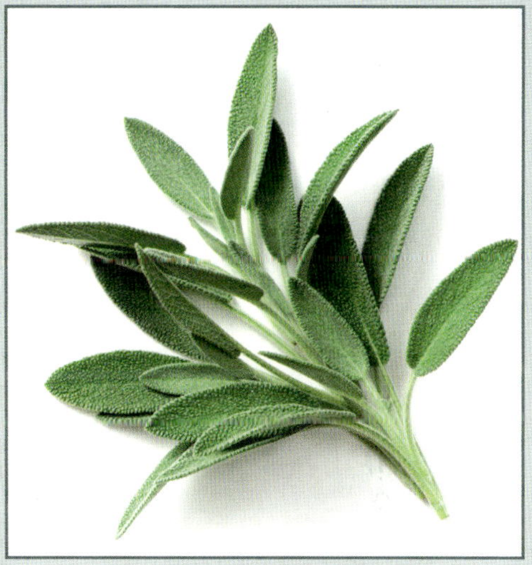

Die **Schafgarbe** ist auf Wiesen weitverbreitet, doch meist wirkt sie unscheinbar und man entdeckt sie erst, wenn sie mit einer weißen Scheindolde blüht. Die Schafgarbe wirkt blutstillend und ist förderlich, wenn du eine starke Blutung hast. Sie ist auch ein gutes Kraut gegen Menstruationskrämpfe und reguliert den Zyklus in der zweiten Hälfte. Wenn du dich innerhalb deines Zyklus an manchen Tagen sehr feinfühlig fühlst, wirkt die Schafgarbe aus spiritueller Sicht gesehen als Schutz gegen äußere Übergriffe und Energievampire.

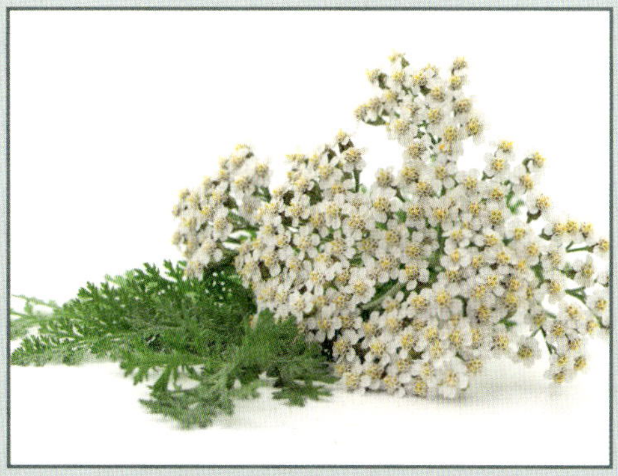

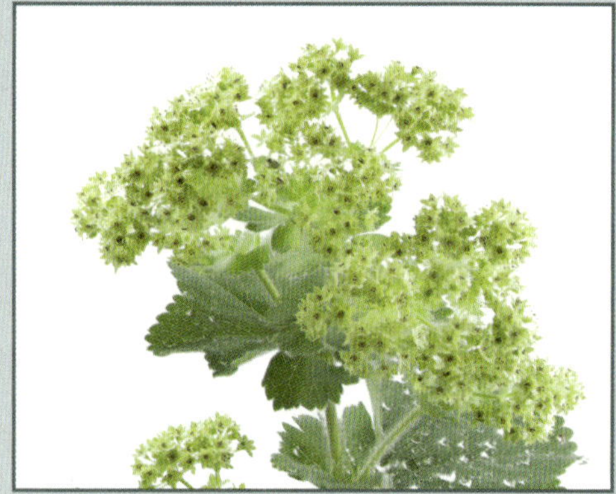

Der **Frauenmantel** ist mit Sicherheit das bekannteste Heilkraut und hilft Frauen in jeder Lebensphase. Die Pflanze wächst an halbsonnigen Plätzen, wo sie sich mit ihren ausladenden Blättern ausbreiten kann, zum Beispiel in Parkbeeten. Im Gegensatz zu ihren Blättern sind die Blüten des Frauenmantels in ihrer grüngelblichen Färbung eher unscheinbar. In den Wechseljahren leistet der Frauenmantel gute Dienste und entkrampft sanft bei Menstruationsbeschwerden. Das Kraut reguliert den Zyklus und beruhigt den Geist.

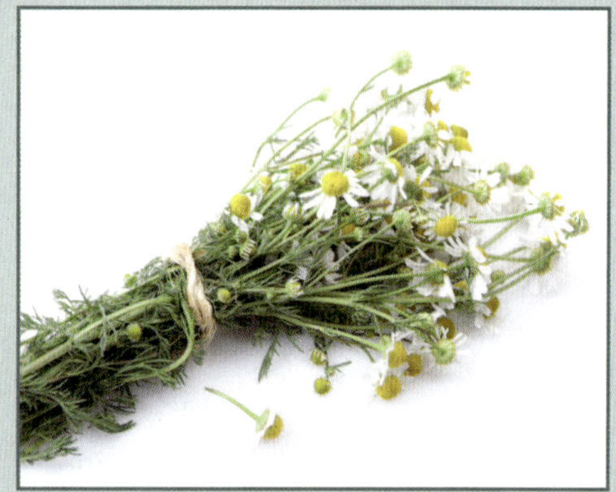

Kamille wächst auf Äckern und auf Ödland und ist ein sehr beliebtes Heilkraut. Die Kamillenblüten wirken entzündungshemmend, krampflösend, helfen gegen Blähungen und sind bakterienhemmend. Darüber hinaus wirkt die Kamille beruhigend und angstlösend. Es ist genau wie der Frauenmantel ein Kraut für jede Zyklusphase.

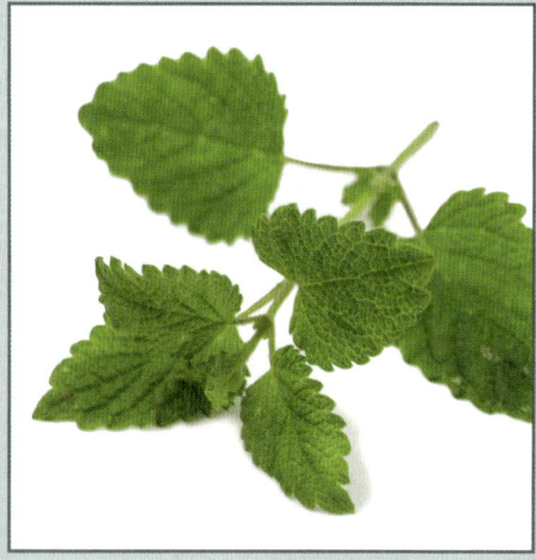

Viele Frauen klagen an bestimmten Zyklustagen über Kopfschmerzen oder über Kreislaufprobleme. Deswegen stelle ich dir als letztes Kraut für dein Sträußchen noch die **Zitronenmelisse** vor. Das herrlich duftende Kraut stammt ursprünglich aus Mitteleuropa und ist wegen seiner Heilwirkung in jedem Klostergarten zu finden. Sie wirkt nervenstärkend, schlaffördernd und entkrampfend. Im Gegensatz zu vielen anderen Heilkräutern darf die Melisse auch in der Schwangerschaft eingenommen werden und wird dann meistens als sanfte Medizin gegen Bakterien, Viren und Pilze empfohlen. Zitronenmelisse ist ein starkes Kraut in den Tiefphasen des Zyklus und immer dann, wenn wir feinfühliger auf Stress und Ängste reagieren.

Es gibt noch viele weitere Heilpflanzen mit wohltuenden Effekten auf den weiblichen Körper. Die weiße Taubnessel wirkt ebenfalls zyklusregulierend und nervenstärkend. Rotklee ist ein heilsames Kraut bei Wechseljahresbeschwerden und die Rose hebt unsere natürliche Schönheit hervor. Wenn du dich in das Thema vertiefen möchtest, findest du in der Literaturliste passende Empfehlungen über Heilpflanzenbücher.

Teeritual für mehr Kraft

Eine Tasse Tee schenkt Wärme, Geborgenheit und einen Moment des Rückzugs. Grund genug, aus diesem Moment ein kleines Ritual für sich selbst zu machen. Setze dich mit deiner Tasse Tee an einen ruhigen Ort und inhaliere die wohlduftenden Aromen der Kräuter während der Ziehzeit. Über die Atmung nimmst du die ätherischen Öle der Pflanzen in dir auf und die Heilkräuter entfalten ihre Wirkung schon, bevor du deinen Tee genussvoll trinkst. Nach der Ziehzeit von etwa zehn Minuten trinke den Tee langsam und schluckweise. Schmecke die heilenden Inhaltsstoffe ganz bewusst heraus. Dann lade jeden einzelnen Schluck Tee noch mit einer ganz persönlichen Botschaft für dich selbst auf. Sage dir zum Beispiel mit dem ersten Schluck: »Ich vertraue meinem Weg.« Lasse den Satz kurz wirken und nimm die Botschaft dann symbolisch mit deinem Schluck Tee in dir auf. Der zweite Schluck enthält eine neue Botschaft für dich. Wie wäre es mit »Ich darf glücklich sein« oder »Ich schaffe das!«? Teile in dieser Weise deinen Tee in acht bis zehn Schlucke auf und fülle jeden einzelnen mit einer passenden Affirmation für dich. Nach deinem Ritual fühlst du dich nicht nur auf körperlicher Ebene gestärkt und ausgeglichen. Durch die wertschätzenden, selbstfürsorglichen Sätze berührst du deine Seele und bist mental gestärkt für die Herausforderungen, die das Frausein mit sich bringt. Deine Botschaften wirken nachhaltiger, wenn du sie dir aufschreibst.

Schmerzen im unteren Rücken lindern

Die Wirbelsäule ist die zentrale Stütze des Körpers. Ihre 24 beweglichen Wirbel bilden einen schützenden Kanal für das Rückenmark. Starke Muskeln, Bänder und Faszien halten die Wirbel in Position. Dazwischen puffern die Bandscheiben die Belastungen des Alltags ab. Die einzigartige Anatomie der Wirbelsäule ermöglicht dem Rücken, sich stabil aufzurichten und sich gleichsam dynamisch an alle möglichen Bedingungen des Lebens anzupassen. Den Abschluss des Rückens nach unten bilden das Kreuz- und das Steißbein. Das keilförmige Kreuzbein leitet stärkere Kräfte auf das Becken und die Hüften um und hat somit eine entlastende Wirkung auf die Wirbelsäule. Das Steißbein ist über Faszien und Muskeln nach vorn mit dem Schambein verbunden und Bestandteil des craniosakralen Systems. Das bedeutet, dass es über Rückenmarkshäute sogar mit dem Hinterhaupt des Schädels verbunden ist. Zwei große Nervengeflechte im unteren Rücken versorgen die Nieren, die Blase, die Geschlechtsorgane, den Enddarm und die Beine mit Nervenimpulsen.

Weil der Rücken mit vielen Körperstrukturen vernetzt ist, sind nicht immer lokale Muskelverspannungen oder Abnutzungen innerhalb der Wirbelsäule Gründe für Rückenschmerzen. Wir Frauen müssen bei Rückenschmerzen auch unsere Geschlechtsorgane im Blick haben, denn wenn es der Gebärmutter oder den Eierstöcken nicht gut geht, spiegelt sich ihr Leiden oftmals als Schmerz im unteren Rücken wider.

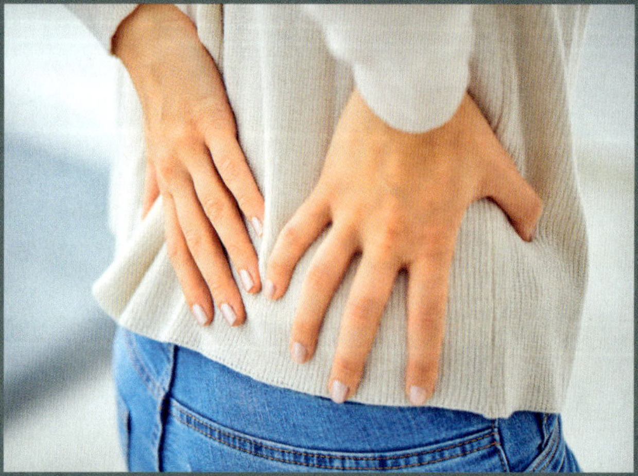

Typisch weibliche Rückenschmerzen

Rückenschmerzen sind nicht immer gleich Rückenschmerzen. Gerade bei uns Frauen sind Rückenschmerzen häufiger ausstrahlende Schmerzen, denen eine Fehlstellung der weiblichen Geschlechtsorgane zugrunde liegt. Die weiblichen Geschlechtsorgane sind über Muskeln, Faszien und Bänder an der Wirbelsäule und an der hinteren Beckenwand befestigt. Ist der Halteapparat der Gebärmutter beispielsweise angespannt oder verkürzt, kann sich das Problem als Schmerzreiz im unteren Rücken widerspiegeln. Ähnliches gilt auch bei einem entzündeten Eierstock oder einer Eierstockzyste: Dann sind die Schmerzen meist einseitig im Rücken zu spüren und strahlen in die gleichseitige Leiste aus. Generell gilt: Immer wenn es im kleinen Becken für die Geschlechtsorgane zu eng wird, können Rückennerven gereizt werden und sich muskuläre Spannungen innerhalb der Becken- und Lendenmuskeln entwickeln.

Echter Rückenschmerz oder ausstrahlende Schmerzen?

Doch wie kann man als Laie Anhaltspunkte dafür finden, ob es sich bei den Rückenschmerzen um einen echten Rückenschmerz handelt, dessen Ursache unmittelbar im Rücken zu suchen ist, oder ob die Geschlechtsorgane, allen voran die Gebärmutter, die beschwerdeauslösende Ursache sind?

Ein echter Rückenschmerz ist eher knöchern bedingt. Die Ursache der Schmerzen findet sich in einem verschobenen Wirbel, verkanteten Wirbelgelenken, degenerierten Bandscheiben oder Blockierungen in den Beckengelenken und im Steißbein. Die Schmerzen verschlimmern sich bei Bewegung eher, anstatt dass sie besser werden. Ist ein Nerv aus dem Lenden- oder Sakralgeflecht betroffen, erfolgt ein definierbarer, heller Schmerz in bestimme Areale der Beine, dessen Schmerzverlauf die Betroffene genau zeigen kann.

Liegt die Ursache der Rückenschmerzen innerhalb der weiblichen Geschlechtsorgane, fällt häufiger eine Vorgeschichte auf: ein schwankender Zyklus, eine zu starke oder zu schwache Periode, ein schon länger auffallender Blähbauch, Blasenentleerungsstörungen oder prämenstruelle Bauchkrämpfe. Die Beschwerden lassen sich meist durch Wärme, durch einen Toilettengang oder durch sanfte Bewegung lindern und nehmen rund um die Periodenzeit eher wieder zu. Der Geschlechtsverkehr mag unangenehm sein und das allgemeine Schmerzgefühl ist eher dumpf. Die meisten Frauen spüren ihren Rücken im Laufe des Zyklus mal mehr und mal weniger, je nachdem, ob sich die Gebärmutter etwas mehr aufrichten muss, sich die Gebärmutter während der Periode kräftig zusammenzieht oder sie sich in einer ruhigeren Phase befindet.

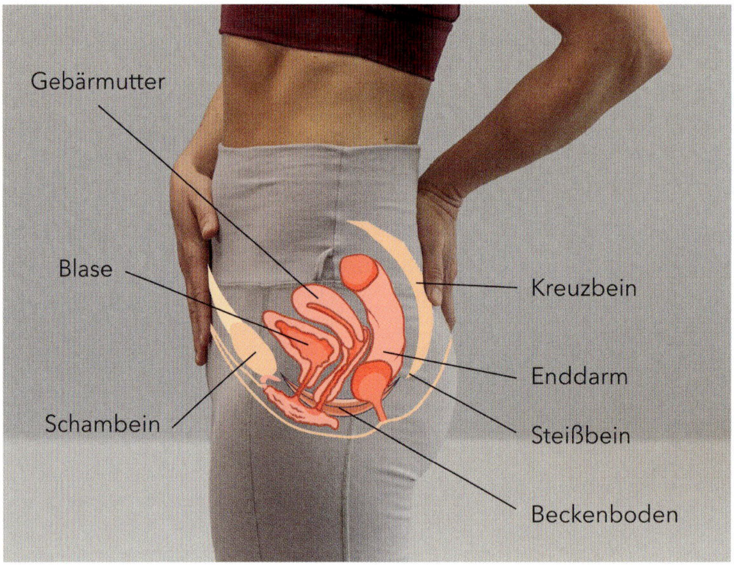

Die Blase, der Enddarm und die weiblichen Geschlechtsorgane stehen in enger Verbindung mit den Lenden- und Beckenknochen.

Wenn der Rücken durch eine Disbalance innerhalb der weiblichen Geschlechtsorgane gereizt wird, dann schickt er frühzeitig Signale wie:

- Steifigkeitsgefühl im unteren Rücken,
- Schmerzen, die bei Bewegung eher besser werden,
- ausstrahlende Schmerzen (auch einseitig) in das Kreuzbein, in das Steißbein, in die Leisten oder in die vordere Bauchwand,
- verspannte Po- und Hüftmuskeln,
- eine nach vorn geneigte Körperhaltung,
- Schmerzen im unteren Rücken beim Sex,
- Begleitsymptome wie Bauchkrämpfe, Blähbauch und Periodenschmerzen.

Hormonelle Einflüsse und schwacher Beckenboden

Es kommt sogar vor, dass hormonelle Veränderungen auf den Rücken Einfluss nehmen. Besonders schwangere Frauen und Frauen in den Wechseljahren spüren das Wechselspiel zwischen Hormonsystem und Rückenschmerzen. In der Schwangerschaft entsteht ein Hormoncocktail, der den Körper auf die Geburt vorbereitet und alle Beckenstrukturen für die Geburt weicher und dehnfähiger macht. Dadurch verliert der Rücken seine Stützkraft und das Becken kippt wie eine Schüssel, die man ausleeren will, nach vorn. Auf die ungewohnte Haltung reagieren die Muskeln und Faszien mit Verspannungen und Schmerzen. In den Wechseljahren wiederum ist ein Hormonspiegel aktiv, der im Allgemeinen die Muskulatur abbaut. Davon ist auch der Rücken betroffen: Er büßt nach und nach Muskulatur an seinem Haltegerüst ein. Die Körperhaltung wird krummer, dafür als Kompensation steifer, und die neue Körperausrichtung verursacht den typischen Rückenschmerz in der Wechselzeit. Frauen, die versäumen, nach einer Geburt ihres Kindes den Beckenboden wieder aufzubauen, bekommen spätestens mit Beginn der Perimenopause die Quittung: Der Beckenboden ist dann zu schwach, um der Wirbelsäule Stabilität zu geben, und der Rücken wird bei Belastungen angreifbarer. Ein gesunder, trainierter Beckenboden hingegen stützt die inneren Beckenorgane und ermöglicht, dass sich die Wirbelsäule auf dem starken Fundament des Beckenbodens aufrichten kann.

Übungsflow zur Linderung weiblicher Rückenschmerzen

Deinen Yogaflow in diesem Kapitel habe ich speziell für weibliche Rückenschmerzen zusammengestellt. Die Asanas stärken zum einen die Rücken- und Bauchmuskeln wie ein stützendes Rückenkorsett und mobilisieren alle möglichen Rückenstrukturen. Zum anderen enthält der Asana-Flow drei osteopathische Impulse, die ausgleichend und entspannend auf die weiblichen Geschlechtsorgane wirken. Das Beinkreisen in der Asana »Knie zum Bauch« mobilisiert beispielsweise die Eierstöcke und entspannt gleichzeitig die Muskulatur im unteren Rücken – eine Wohltat für den ganzen Becken- und Rückenbereich! Insgesamt kannst du den Rückenflow als ganzheitliches Programm sehen, mit dem du deine Rückenschmerzen allumfassend selbst behandeln kannst. Es tut dir und deiner Rückenfaszie gut, wenn du noch die Sequenz aus »Katze-Kuh« sowie »Kind« in deinen Flow integrierst. Die Abfolge passt besonders gut zwischen die Asana »Den Hals dehnen« und die »Peak Pose«-Haltung.

Bei sehr starken Rückenschmerzen taste dich achtsam an die Asanas heran und mildere Asanas mit Hilfsmitteln ab, wenn sie deinen Rücken zu sehr fordern. Arbeite bei einem stärkeren Schmerzgefühl eher mit Varianten: Anstatt der »Königstaube« übe dann die »Liegende Taube«. Unterstütze den Rücken in der »Schulterbrücke« mit deinen Händen oder durch ein Bolster, auf dem sich dein Rücken ablegen darf. Akzeptiere deine Grenzen. Verschlimmern sich die Rückenschmerzen nach deiner Übungssequenz, hast du übertrieben. Sei dann beim nächsten Mal aufmerksamer und spüre genauer hin, wie dein Körper auf die Reize reagiert. Für deine Asanas benötigst du ein Yogabolster und einen Yogaklotz. Nimm dir für deinen Flow etwa 40 Minuten Zeit, bei stärkeren Schmerzen gern auch länger. Denke daran, wie bei jeder Sequenz in diesem Buch, mit einer kurzen Entspannung und einer Pranayama-Einheit zu beginnen. Schließe deine Sequenz mit *Shavasana* in der restorativen Yogahaltung ab.

Ganzheitliche Effekte des Flows

- Schmerzauflösung im unteren Rücken und Beckenraum
- Möglichkeiten für die Geschlechtsorgane, sich zu repositionieren
- Entlastung gestresster Rückenstrukturen wie Nerven, Muskeln und Faszien
- Regulation des Beckenbodens
- Aufrichtung des Muskel-Skelett-Systems
- Druckabbau im Becken: Entlastung für die Organe und freier Blut- und Energiefluss durch den ganzen Körper
- Selbstbewusstsein und innere Stärke durch mehr Halt und Stabilität im Außen

Meine Intention zu den einzelnen Übungen

Falls du mal keine Zeit für einen vollständigen Flow hast, kannst du dir eine oder zwei Asanas zur symptomatischen Anwendung auswählen. Damit du dir zielsicher die richtige Übung gegen dein Symptom auswählst, habe ich dir zu jeder Asana die stärkste Wirkung aufgeschrieben.

Übung 1: Entspannung des unteren Rückens, des Hüftbereichs und der Eierstöcke
Übung 2: Mehr Durchblutung im Beckenraum und Blockadelösung innerhalb des Beckens
Übung 3: Stärkung der Verbindung Steißbein und Kopfgelenke über den sogenannten craniosakralen Rhythmus, ein nervenstärkender Rhythmus
Übung 4: Stärkung des Wurzelchakras – ein großes, erdendes Energiedepot im Beckenraum
Übung 5: Mobilisation des Rückens und Release in der vorderen Bauchfaszie
Übung 6: Aufrichtung und sicheres Gangbild
Übung 7: Durchsaftung der unteren Rückenfaszie
Übung 8: Körperliche Aufrichtung und Druckentlastung innerhalb der Beckenorgane

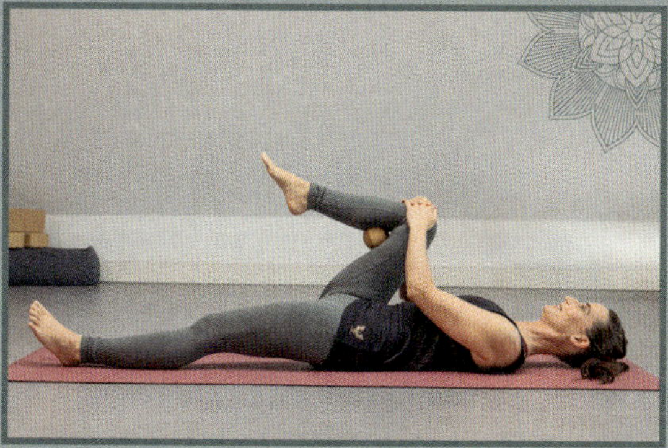

Übung 1: Seite 85

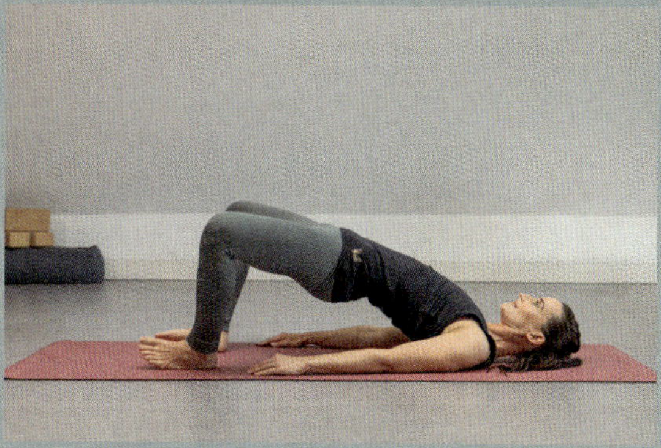

Übung 2: Seite 56

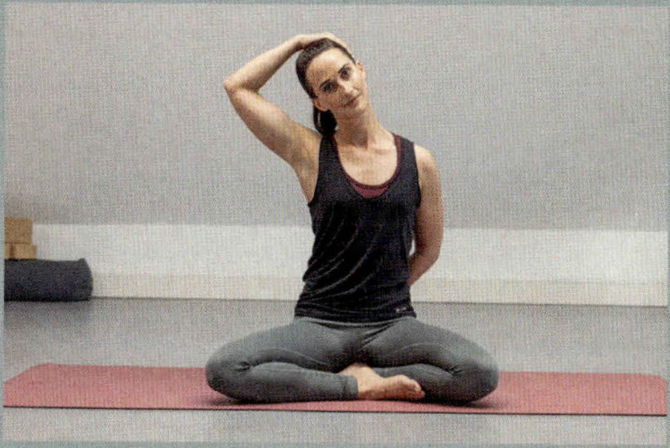

Übung 3: Seite 87

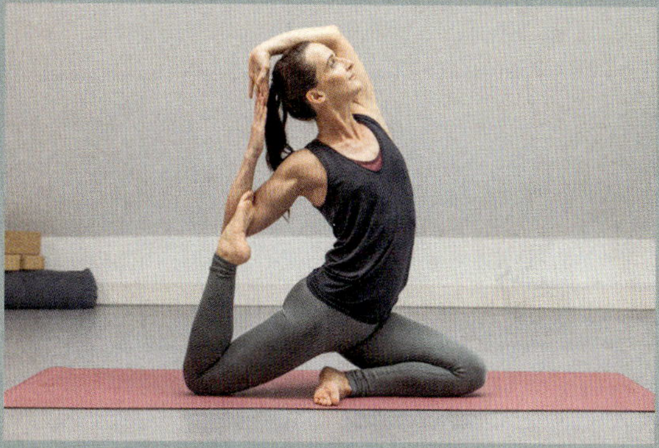

Übung 4: Seite 62

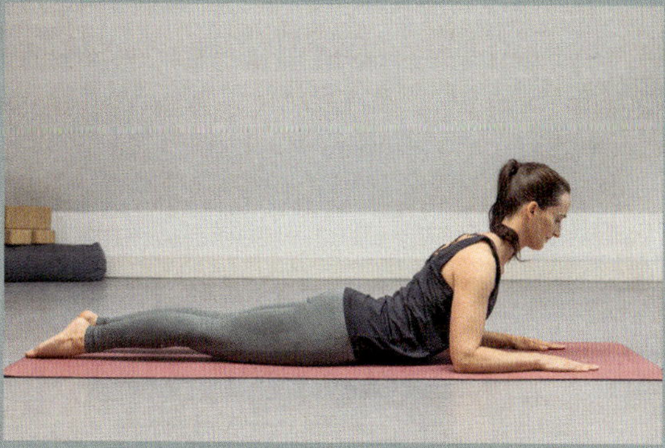

Übung 5: Seite 64

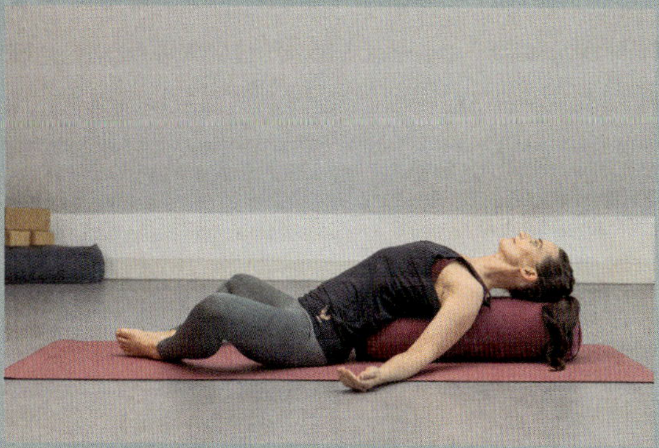

Übung 6: Seite 66

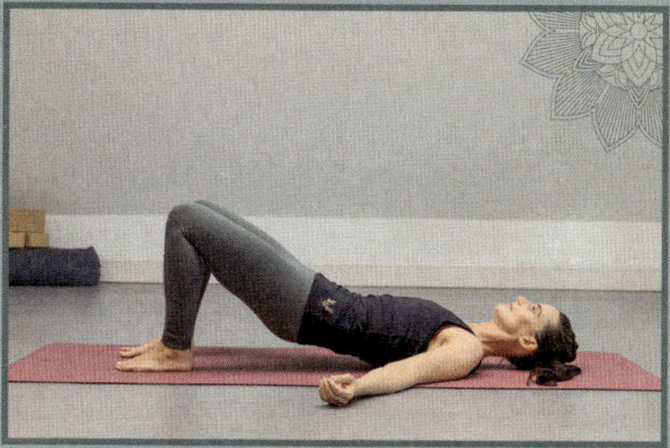

Übung 7: Seite 93

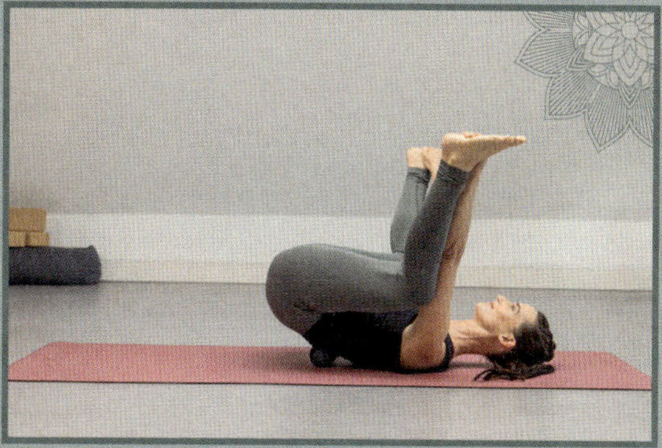

Übung 8: Seite 95

Ein Tape für den Frauenrücken

In den 1970er-Jahren entwickelte Kenzo Kase das Kinesiotape zur Linderung von Schmerzen und zur Entlastung beanspruchter Körperstrukturen. Die bunten Klebestreifen werden nach bestimmten Vorgaben über schmerzende Muskeln, über verkürzte Sehnen und über belastete Organe geklebt. Anders als bei einer Bandage werden die Muskel-, Knochen- und Organbewegungen nicht gehemmt, sondern unterstützt, damit die überklebten Körperstrukturen mithilfe des Tapes wieder in ihre normalen Funktionsweisen zurückfinden. Das Kinesiotape hat noch einen weiteren Effekt auf die zu heilende Körperstruktur: Es regt lokal den Lymph- und Blutfluss an, womit sich Schmerzen und vegetative Begleitsymptome in vielen Fällen innerhalb kurzer Zeit lindern lassen. Je nach Beschwerdebild gibt es sehr viele komplexe und wirklich komplizierte Arten zu tapen. Ich zeige dir im Rahmen des Buches ein Tape, das du zusammen mit einem Partner leicht selbst aufkleben kannst. Außer den richtigen Abmessungen und dem Zug des Tapes ist wenig zu beachten. Solltest du durch das Tape keine Linderung deiner Rückenschmerzen empfinden, empfehle ich dir, dich von erfahrenen Physiotherapeuten oder Osteopathinnen mit spezieller Ausbildung tapen zu lassen. Nach einer genauen Untersuchung werden die Tapestreifen dann ganz individuell an deinen Rückenschmerz angepasst. Für deinen Tapeverband brauchst du eine Taperolle, eine Schere und einen Partner, der dir das Rückentape setzen kann. Tipps für entsprechendes Tapematerial findest du im Anhang.

Das Tape für den Rücken

1. Schneide dir je nach Rückengröße zwei 10 bis 15 Zentimeter lange Tapestreifen zurecht und runde jeweils die Ecken. Der eine Tapestreifen wird bis zu einer Basis von etwa drei Zentimetern mittig eingeschnitten. Die Basis wird mittig auf dem Kreuzbein aufgeklebt. Dann wird der Rücken gerundet, der Oberkörper nach vorn geneigt und die beiden Flügel des Tapes mit etwas Zug rechts und links auf der Muskulatur neben der Wirbelsäule aufgeklebt.

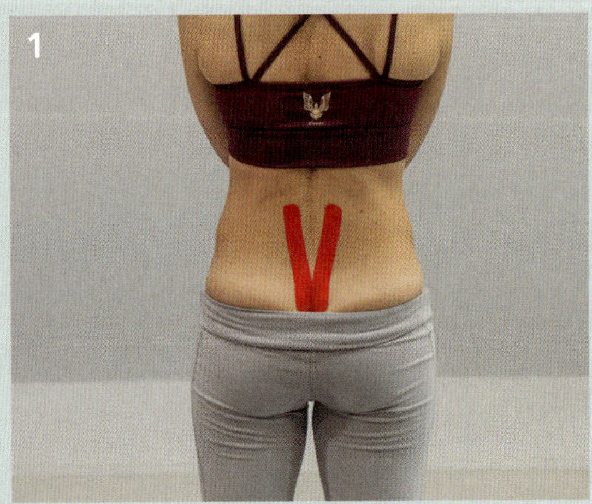

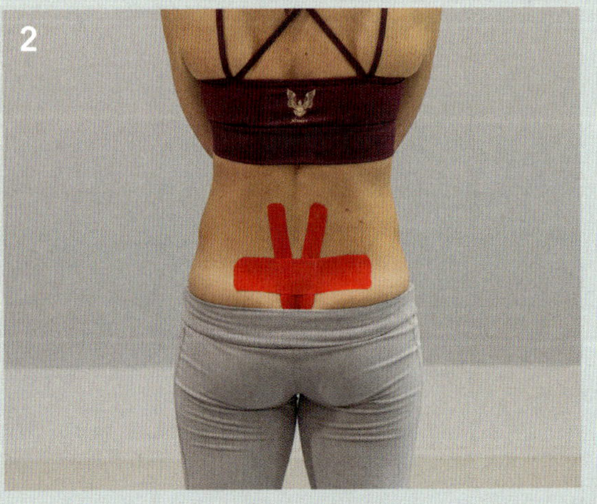

2. Der zweite Tapestreifen wird längs über den Bereich des vierten und fünften Lendenwirbels geklebt. Das ist ungefähr auf der Verbindungslinie der beiden Beckenkämme. Das Tape wird ebenfalls in gebeugter Körperhaltung aufgeklebt. Reiße den Streifen mittig ein, ziehe das Tape mit viel Zug auseinander und klebe es direkt über den Schmerzpunkt am unteren Rücken. Lasse die beiden Enden ohne Zug auf der Haut ausgleiten und drücke das Tape dann fest. Rubbele für mehr Klebkraft ein paarmal über das gesamte Tape am Rücken.

Das Tape für den Bauch

1. Schneide dir zwei weitere Tapestreifen in der Größe von etwa zehn Zentimetern zurecht. Je nach Rumpfgröße musst du die Länge der Tapes gegebenenfalls noch anpassen. Lasse bei dem ersten Tape eine Basis von etwa drei Zentimetern. Die Basis wird direkt über dem Schambein aufgeklebt. Dann wird das Tape mit etwas Zug über den Bauch in Richtung Bauchnabel aufgeklebt. Das Ende des Tapes läuft ohne Zug bis unter den Bauchnabel aus.
2. Das zweite Bauchtape wird wieder in der Mitte eingerissen und mit viel Zug längs über dem Schambein aufgeklebt. Lasse auch hier die Enden ohne Zug auslaufen und rubble ein paarmal über das Tape.

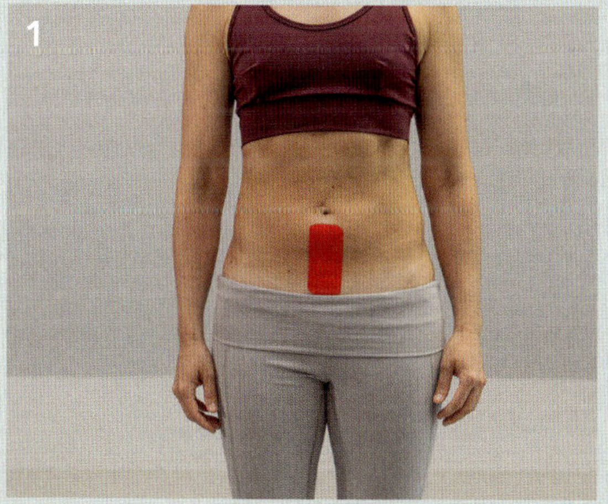

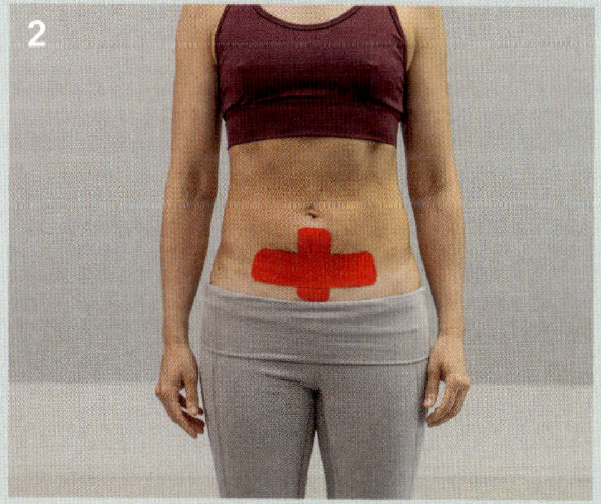

Hinweis
Das Tape kann für drei bis fünf Tage auf der Haut kleben bleiben. Am besten seifst du es danach unter der Dusche ein. Dann lässt es sich ganz leicht von der Haut ablösen. Bevor du ein neues Tape klebst, pflege deine Haut und lasse sie für ein bis zwei Tage atmen.

Verdauungsprobleme

Der Darm nimmt mit seiner Größe den ganzen Bauch- und Beckenraum ein. Zusammen mit der Schilddrüse regelt er den Großteil der Stoffwechselvorgänge und produziert aus der Nahrung alle möglichen Bausteine, die der Körper zum Leben braucht: Vitamine, Mineralstoffe, Enzyme, Amino- und Fettsäuren und viele mehr. Zusätzlich neutralisiert er all jene Stoffe, die über die Nahrung in den Körper gelangen, jedoch unverwertbar oder giftig für den Körper sind. Dazu zählen etwa Pestizide und Antibiotika, Schwermetalle, Medikamente und Gifte. Bei der Aufrechterhaltung unserer Gesundheit wird der Darm von Billionen von Bakterien unterstützt, die zusammengenommen als die Darmflora oder als das Darmmikrobiom bezeichnet werden.

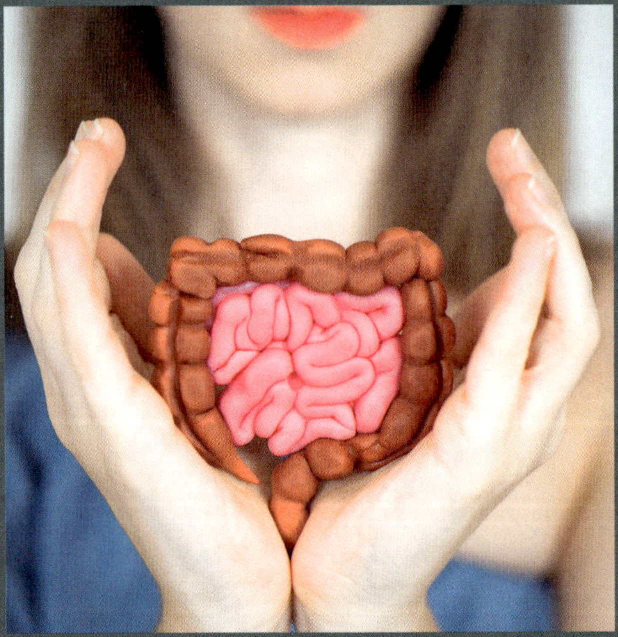

Die weibliche Darmflora

Die Darmflora wird grob gesagt in eine Säuerungs- und in eine Fäulnisflora unterteilt. Die Säuerungsflora besteht zum großen Teil aus Laktobakterien und Bifidobakterien, die mit spürbaren gesundheitlichen Vorteilen verknüpft sind. Sie sorgen zum Beispiel für ein intaktes Immunsystem. Jede Bakterienart hat innerhalb des Darms ganz bestimmte Vorlieben: Die einen brauchen einen hohen pH-Wert, die anderen einen niedrigen. Die einen Bakterien mögen einen sauerstoffreichen Darmabschnitt, die anderen können nur in einem sauerstoffarmen Bereich leben. Manche Bakterien brauchen ballaststoffreiche Kost, die anderen lieben eiweißreiches Essen, und du bestimmst über deine Ernährungsweise und über deine Lebensgewohnheiten ganz allein darüber, welche Bakterien sich in deinem Darm vermehren dürfen. Ernährst du dich überreichlich von Zucker, Brot, Weißmehlprodukten, süßen Getränken und Fertigprodukten, verändert sich der pH-Wert deines Darms und damit auch die Beschaffenheit deiner Darmflora.

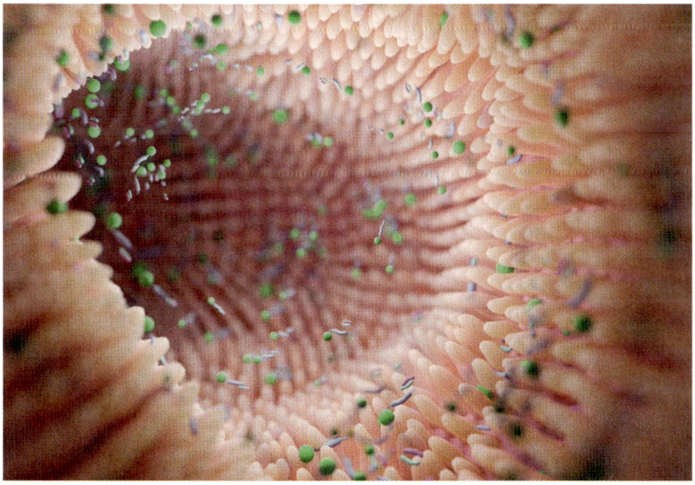

Im Darm wimmelt es vor Bakterien, die er braucht, um die Darmflora im Gleichgewicht zu halten, und ohne die er seine Funktion nicht richtig ausüben könnte.

Das Darmmikrobiom im Ungleichgewicht

Am häufigsten schwinden die Lakto- und Bifidobakterien der Säuerungsflora und die Bakterien der Fäulnisflora übernehmen das Ruder im Darm. Das Ungleichgewicht innerhalb der Darmflora begünstigt das Wachstum von Pilzen und das Wachstum von Histamin bildenden Darmbakterien. Die veränderte Darmflora wird zum Nährboden von Fremdkeimen. Während die schützenden Bakterien abnehmen, wird das Darmmilieu nun von solchen Bakterien bestimmt, die toxische Abbauprodukte erzeugen und Entzündungen der Darmschleimhaut begünstigen. Hält der Zustand an, entstehen kleine Löcher in der Darmschleimhaut und der Darm wird durchlässig (*Leaky-Gut*-Syndrom). Jetzt können viele giftige Substanzen aus dem Darm ungehindert in die Blutbahn gelangen, sich im ganzen Körper verteilen und innerhalb des Körpers Entzündungen hervorrufen. Außerdem gehen dem Darm viele Nährbausteine verloren, die dem Körper dann fehlen, und Nährstoffmangel entsteht. Da diese Entzündungsherde zwar häufig unerkannt bleiben, aber erhebliche gesundheitliche Folgen haben können, nennt man den Prozess auch *Silent Inflammation* (»stille Entzündung«).

Nach heutigem Wissensstand unterscheiden sich die männliche und die weibliche Darmflora nur geringfügig voneinander. Demnach können Männer und Frauen über ihre Ernährungsweisen gleichermaßen über die Fitness und Vitalität ihres Darms bestimmen. Das Thema männliches und weibliches Mikrobiom rückt jedoch immer mehr in den Fokus und ist aktuell Gegenstand vieler wissenschaftlicher Untersuchungen. Es überrascht mich nicht, falls wir in den nächsten Jahren noch Erstaunliches über unseren weiblichen Darm erfahren dürfen. Doch ein paar Fakten kennen wir jetzt schon.

Darm und Zyklus

Der Darm und der weibliche Zyklus sind eng miteinander verknüpft. Die natürlichen Hormonschwankungen wirken sich auf den Darm aus und Frauen fühlen sich innerhalb ihres Zyklus häufiger aufgedunsen und haben einen Blähbauch. Das hat seine Gründe: Kurz vor der Periode steigen zum Beispiel die Prostaglandine an und das Progesteron fällt rasant mit der Folge ab, dass sich die Gebärmutterschleimhaut zusammenzieht, genauso wie die glatte Muskulatur des Darms. Die Darmperistaltik ist dann aktiver als im restlichen Zyklusverlauf und begünstigt weichen Stuhl, Durchfall mit häufigen Toilettengängen oder Bauchkrämpfe mit Blähungen. Ist der Progesteronwert im Blutspiegel innerhalb der zweiten Zyklusphase hoch, wird die Gebärmutter zwar besser durchblutet, der Darm wird jedoch eher träge: Man fühlt sich aufgedunsen und verstopft, der Stuhlgang ist unregelmäßig. Dem kann aber vorgebeugt werden: Frauen, die in der zweiten Zyklushälfte und während der Periode an stärkeren Verdauungsproblemen leiden, sind gut beraten, wenn sie in dieser Zeitspanne auf Schokolade, Alkohol, Koffein und Salz verzichten.

In den Wechseljahren, wenn der Körper allmählich die Östrogenproduktion herunterdrosselt, braucht der Darm eine Zeit lang, um sich den Veränderungen innerhalb des Stoffwechsels anzupassen. In dieser Zeit können Blutzuckerschwankungen auftreten. Viele Frauen nehmen jetzt zu, obwohl sie ihre Ernährungsweisen kaum verändert haben. Die Verdauung verlangsamt sich, Symptome wie Verstopfungen, Blähungen und Labilität stellen sich ein.

ESSEN ALS MEDIZIN

Frauen, die an Histaminintoleranz leiden oder PMS und Regelschmerzen haben, können ihre Beschwerden über eine Ernährungsumstellung in den Griff bekommen. Mit einem angepassten Ernährungsverhalten nehmen die Begleitsymptome einer Histaminintoleranz ab (Juckreiz, Hauterscheinungen im Gesicht, Fließschnupfen oder chronische Nasennebenhöhlenverstopfung, Pseudoallergien, Atembeschwerden, Herzrasen und Erschöpfung).

Frauen, die an den genannten Symptomen leiden, sollten in der zweiten Zyklushälfte konsequent auf Nahrungsmittel verzichten, die viel Histamin enthalten. Dazu zählen Lebensmittel wie tierisches Eiweiß, Nüsse, Erdbeeren, Fermentiertes, Zusatzstoffe, Tomaten, Meeresfrüchte, Alkohol, gereifte Lebensmittel (einige Wurst- und Käsesorten), Zitrus- und Hülsenfrüchte.

Bei Lebensmitteln wie Thunfisch erhöht sich der Histaminanteil rasant, wenn sie länger offen gelagert oder stehen gelassen werden. Histamin ist hitzestabil und wird bei erneutem Kochen nicht zerstört. Iss daher am besten frische Lebensmittel.

Füge Lebensmittel mit Diaminoxidase in deinen Speiseplan mit ein und fördere so den Histaminabbau. Viele Beerensorten, Kräuter, Paranüsse, grüne Gemüsesorten, Hagebutten, Kürbiskerne und Leinsamen enthalten beispielsweise sowohl Diaminoxidase als auch deren Co-Faktoren Vitamin B_6 und Vitamin C. Oftmals hilft der Wirkstoff Quercetin, der zum Beispiel in Heidelbeeren enthalten ist, um pseudoallergische Reaktionen einer Histaminintoleranz und oxidativen Zellstress zu bekämpfen.

In meiner Praxis behandle ich Frauen mit Histaminintoleranz und ihre Begleitsymptome in einem ersten Schritt immer mit einer Ernährungsumstellung, die im Wesentlichen die oben genannten Kernpunkte umfasst. Zusätzlich gebe ich Tipps, Stress abzubauen und für mehr Selbstfürsorge einzustehen, damit sich Gesundheit dauerhaft etablieren kann. Für viele Frauen ist das Ändern ihrer Lebensgewohnheiten die größte Herausforderung.

In einem nächsten Schritt überprüfe ich labordiagnostisch das Blut und den Stuhl der Patientin, um die Funktionsweise der Entgiftungsorgane zu überprüfen und Nährstoffdefizite aufzudecken. Mittels Stuhlprobe offenbart sich dann auch die Beschaffenheit der Darmflora und es wird klarer, inwieweit der Darm wieder aufgebaut werden muss. Jetzt kommen Mikronährstoffe, Probiotika, pflanzliche Wirkstoffe, aber auch Osteopathie und traditionelle chinesische Medizin ins Spiel, mit denen die Verdauungsbeschwerden gezielt, ganzheitlich und nachhaltig gelindert werden. Meistens schließt sich dann noch eine Darmsanierung an, die mit relativ wenig Aufwand, aber mit viel Geduld zu Hause durchgeführt wird. Mehr dazu erfährst du in dem Bonusteil für den Darm ab Seite 143.

Typisch weiblich: Die Histaminintoleranz

Histamin wirkt im Körper als Neurotransmitter und ist wesentlich an unserer Abwehr körperfremder Stoffe und an Entzündungsreaktionen beteiligt. Außerdem stimuliert Histamin die Magensaftproduktion und reguliert die Darmperistaltik. Es wird in Zellen der Haut, der Magenschleimhaut, in Nervenzellen und in Mastzellen produziert und gespeichert. Wir Frauen stellen Histamin zusätzlich noch in den Mastzellen der Gebärmutter und der Eierstöcke her. Kurz vor der Periode ist die Histaminkonzentration im Blut bei uns Frauen auf natürliche Weise erhöht, damit sich die Gebärmutter kontrahiert und die Eierstöcke aktiviert sind. Für Frauen mit einem Darmmilieu, in dem sich die Histamin bildenden Bakterien rasant vermehren, wird die Zyklusphase kurz vor und während der Periode häufig zum Problem: Insgesamt ist gerade zu viel Histamin im Spiel und die Östrogenproduktion steigt. Dann zieht sich die Gebärmutter während der Periode schmerzhaft zusammen. Die Anspannung lässt kaum nach und Frauen klagen über das prämenstruelle Syndrom (PMS) und starke Bauchkrämpfe. Häufig entsteht dann ein Teufelskreis: Zu viel Östrogen hemmt die Abbauprozesse von Histamin durch das Enzym Diaminoxidase (DAO) und dem Progesteron fehlt die Kraft, sich als Histaminhemmer regulierend einzuschalten. Die Periode bleibt schmerzhaft.

Es gibt zwei Wege, über die ein Zuviel an Histamin abgebaut werden kann. Für uns Frauen ist der Abbauweg über das Enzym DAO in der Leber, im Dünndarm und über die Nieren interessant, denn hier können wir selbstbestimmt eingreifen und über eine Umstellung unserer Nahrungsweise Verdauungsbeschwerden selbst lindern. Hole dir anfänglich Hilfe bei einem erfahrenen Heilpraktiker oder einer spezialisierten Heilpraktikerin, die zusammen mit dir einen Ernährungsplan erstellt und dich gegebenenfalls ganz individuell behandelt.

Übungsflow für eine gute Verdauung

Für deine Yogasequenz spielt es keine Rolle, ob dein Darm zu Verstopfung neigt oder ob er eher hyperaktiv ist und du häufig zur Toilette musst, denn die drei osteopathischen Impulse in »Knie zum Bauch«, »Beckenflow« und »Schulterbrücke« wirken regulierend und führen den Darm zurück in seine normale Funktionsweise. Über die Asanas dehnen wir nahezu alle Anteile des Dünn- und Dickdarms und wichtige Nebenstrukturen wie Nerven, Muskeln und Faszien oder die Darmaufhängungen hinten am Rücken. Probiere aus, in welchen Asanas du deine Atmung besonders tief in den Bauchraum und zu deinem Darm lenken kannst. Meistens gelingt das in den Asanas »Liegender Schmetterling«, »Kobra« und »Happy Baby« besonders gut. Vertieftes Atmen fühlt sich für den Darm wie eine Massage von innen an: Anspannung löst sich auf, der Lymphfluss aktiviert sich und das vegetative Nervensystem schaltet sich in den Vitalisierungsmodus des Darms ein. Falls du zu Verstopfungen neigst, nimm als vierten osteopathischen Impuls noch das Rückenklopfen in der »Schulterbrücke« dazu.

Lege dir für deine Sequenz ein Bolster und einen Klotz bereit und fühle dich frei, Asana-Varianten zur Abmilderung auszuprobieren, falls sich Reize für deinen Darm noch zu stark anfühlen. Dies kann beispielsweise in der »Peak Pose« der Fall sein. Übe dann in der sanften Variante die »Liegende Taube«. Nimm dir für deinen ganzen Darm-Flow etwa 45 Minuten Zeit. Beginne deine Sequenz wie immer mit einer kurzen Entspannung und einer Pranayama-Übung. Schließe die Asana-Reihe mit einem zehnminütigen *Shavasana* ab.

Ganzheitliche Effekte des Flows

- Regulation des Darms
- Entlastung des Rückens und der Geschlechtsorgane
- Verbesserung der arteriellen und venösen Durchblutung und des Lymphflusses im Beckenraum
- Lösen von Verklebungen im Bauchraum
- Optimierung des Zusammenspiels aller Verdauungs- und Stoffwechselorgane
- Vitalisierung und Energetisierung auf körperlicher und geistiger Ebene
- Loslassen von inneren Blockaden und melancholischen Gedanken

Meine Intention zu den einzelnen Übungen

Falls du mal keine Zeit für einen vollständigen Flow hast, kannst du dir ein oder zwei Asanas zur symptomatischen Anwendung auswählen. Damit du zielsicher die richtige Übung gegen dein Symptom auswählst, habe ich dir zu jeder Asana die stärkste Wirkung aufgeschrieben.

Übung 1: Mobilisation des aufsteigenden und absteigenden Dickdarmastes
Übung 2: Auflösung von Stauungen und Flüssigkeitsansammlungen innerhalb des Beckens
Übung 3: Aktivierung des Vagusnervs zur Regulation der Darmperistaltik
Übung 4: Energetisierung des Darms über das Wurzelchakra
Übung 5: Entlastung der vorderen Faszienkette und der Magen-Darm-Klappen
Übung 6: Release für den Darm und für energetische Blockaden innerhalb des Beckenraums
Übung 7: Druckentlastung auf der Blase und auf den Geschlechtsorganen
Übung 8: Leichtigkeit und Loslassen

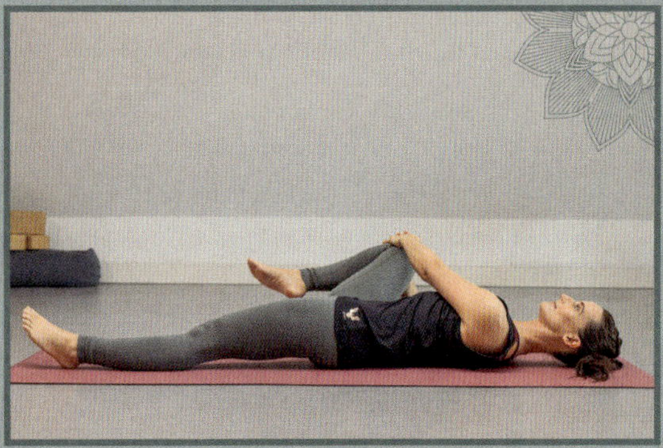

Übung 1: Seite 84

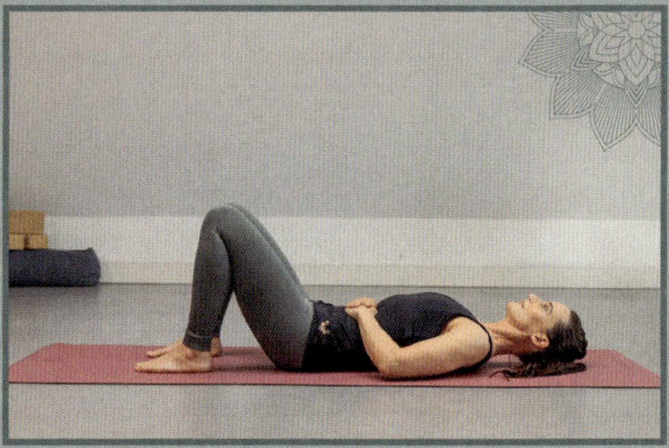

Übung 2: Seite 56

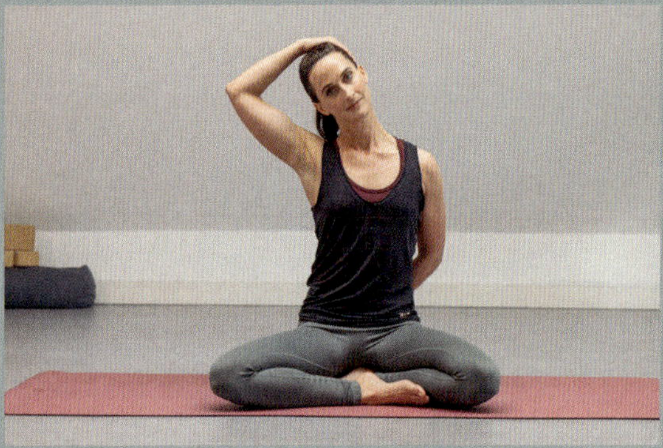

Übung 3: Seite 59

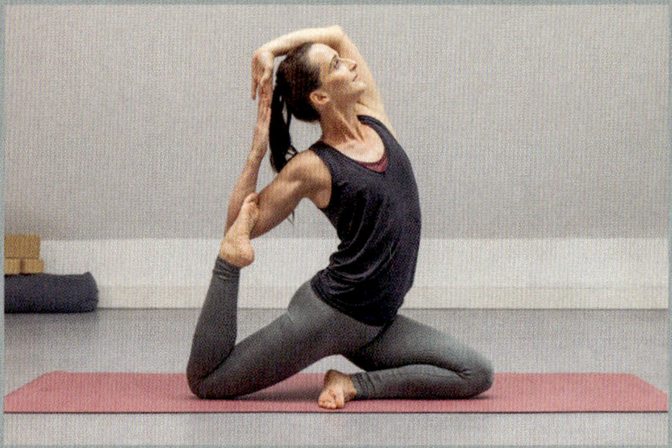

Übung 4: Seite 62

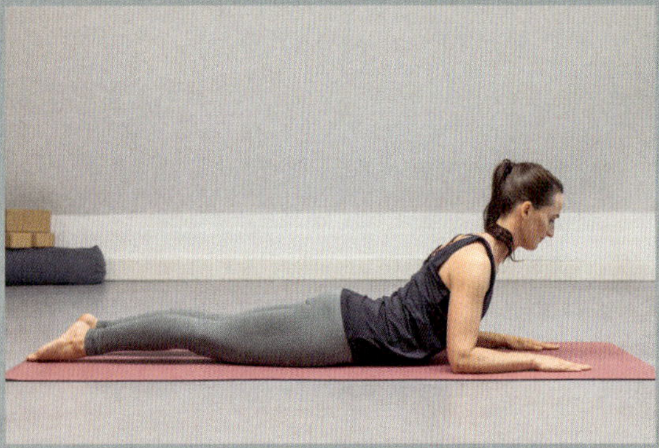

Übung 5: Seite 64

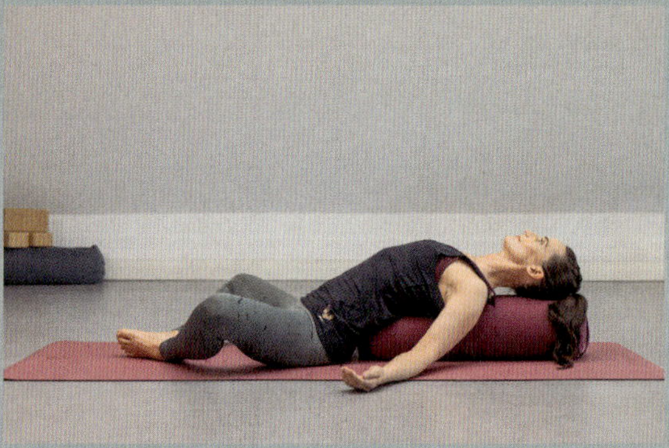

Übung 6: Seite 66

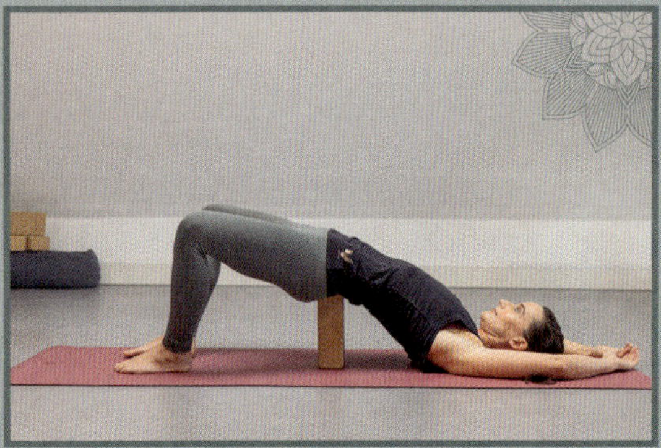

Übung 7: Seite 94

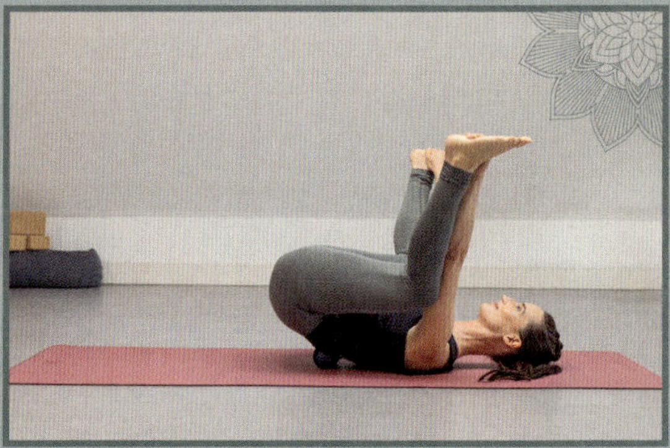

Übung 8: Seite 96

Den Darm sanieren

Bei einer Darmsanierung steht der Wiederaufbau einer ausgewogenen Darmflora im Mittelpunkt. Darüber hinaus lassen sich viele körperliche Beschwerden durch eine Darmsanierung in den Griff bekommen. Eine Darmsanierung kann mit dem nachfolgenden 4-Schritte-Programm in den meisten Fällen selbst zu Hause durchgeführt werden und dauert etwa sechs bis zwölf Wochen. Sie lindert Zyklus- und Verdauungsbeschwerden, Müdigkeit, Allergien, rheumatische Beschwerden, Rückenschmerzen und depressive Verstimmung. Vermeide in der Zeit der Darmsanierung Lebensmittel mit Industriezucker, Weißmehl- und Fertigprodukte, Getreideprodukte mit Gluten und alkoholische Getränke.

Schritt 1: Den Darm wie bei einem Hausputz reinigen

Du brauchst: Flohsamenschalen, Zeolithpulver, stilles Wasser und Bitterstoffe. Reinige den Darm über zwei bis vier Wochen.

Stelle dir vor, du reinigst deinen Darm wie bei einem Hausputz. Du fegst alle Räume einmal durch, bringst den Müll raus und kittest kleinere Defekte an den Wänden. Zum Schluss wischst du die Ecken noch mit einem Lappen aus und alles beginnt zu strahlen. Der Besen, der den Darm putzt, sind die Flohsamenschalen. Flohsamenschalen gibt es im Reformhaus oder im gut sortierten Supermarkt. Sie reinigen und nähren den Darm, regulieren den Stuhlgang und helfen bei chronischen Stoffwechselerkrankungen, Reizdarm und anderen Verdauungsproblemen. Verrühre drei bis sechs gestrichene Teelöffel Flohsamenschalen in einem Glas warmem Wasser und lasse das Gemisch über Nacht aufquellen. Verbrauche die geleeartige Masse innerhalb des Tages: Mixe beispielsweise eine Portion in deinen Smoothie, eine Portion in dein Müsli und trinke den Rest mit reichlich Wasser.

Als zweiten Putzschritt verwendest du Zeolith. Die vermahlene Mineralerde bindet Giftstoffe, Schwermetalle, Darmgase, Bakterien- und Pilzgifte. Wenn im Darm Gifte gebunden und ausgeschieden werden, wird gleichzeitig die Leber entlastet und man fühlt sich nicht mehr so müde. Verrühre einen Teelöffel Zeolith mit 400 Millilitern Wasser und trinke den Mix in kleinen Schlucken. Wenn du Medikamente oder Nahrungsergänzungsmittel einnimmst, dann solltest du zwei Stunden abwarten, bevor du den Zeolith-Mix zu dir nimmst.

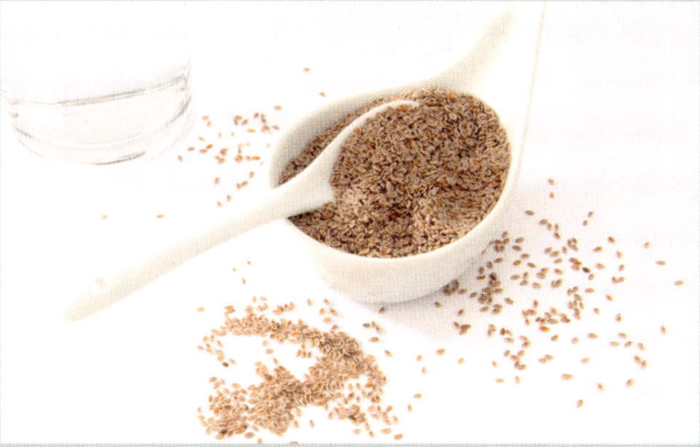

Flohsamenschalen sollten mit viel Wasser eingenommen werden. Lasse sie eine Weile aufquellen und mische sie dann ins Essen oder trinke reichlich Wasser dazu.

Wenn du den Darm entgiftest und sanierst, dann müssen die Entgiftungsorgane Leber und Nieren Hochleistung vollbringen. Mit Bitterstoffen und mit ausreichend Trinkwasser unterstützt du die Leber und die Nieren bei ihrer Entgiftungsarbeit. Bitterstoffe gibt es in Tropfenform fertig zu kaufen, sie stecken aber auch in vielen Nahrungsmitteln: In Kräutern wie Giersch und Löwenzahn, Ingwer, Mangold und in vielen grünen Gemüsesorten sind eine Menge Bitterstoffe enthalten.

ACHTUNG BEI HPU

HPU *(Hämopyrrollaktamurie)* ist eine Stoffwechsel- und Entgiftungsstörung, bei der das Häm-Molekül, ein wichtiger Bestandteil einiger Enzyme, nicht vollständig hergestellt werden kann. Die fehlerhafte Herstellung des Stoffs Häm führt dabei zu einem Mangel zahlreicher Mikronährstoffe, die für viele Prozesse im Körper wichtig sind. HPU hat gesundheitliche Auswirkungen auf den Stoffwechsel und auf den Hormonhaushalt, begleitet von einer Bandbreite körperlicher und mentaler Beschwerden. HPU-Patientinnen profitieren ebenfalls davon, wenn sie den Darm sanieren, so können viele Beschwerden gelindert werden. Allerdings muss die Darmsanierung von deinem Heilpraktiker oder deiner Heilpraktikerin ganz genau angepasst werden, denn bei HPU sind viele Entgiftungsfunktionen eingeschränkt. Ausleitende Organe wie die Leber, der Darm oder die Nieren könnten durch die Darmsanierung überfordert werden. Sie brauchen dann spezifische Stärkungsmethoden, damit sich deine Symptome nicht verschlimmern.

Schritt 2: Den Darm wie Erde düngen

Du brauchst: 40 Gramm gute Ballaststoffe, Vitamine und Mineralien. Optimal wäre ein Blutbild mit Nährstoffanalyse. »Dünge« den Darm über insgesamt sechs Wochen. Beginne nach zwei Wochen zusätzlich mit dem dritten Schritt: mit der Einnahme von Probiotika.

Jetzt, da dein Darm gereinigt ist und zu einem Nährboden für eine gesunde Darmflora wird, kannst du ihn in einem zweiten Schritt mit guten Ballaststoffen anreichern. Ähnlich wie Dünger auf einem Blumenbeet, auf dem kräftige Pflanzen gedeihen sollen, verhalten sich die Ballaststoffe für den Darm. Sie sind Nährboden für Bakterienstämme, die wir in Schritt 3 dazufügen. Ballaststoffe schützen die Darmschleimhaut und sind wichtige Energielieferanten für das natürliche Darmmikrobiom. Wertvolle Ballaststoffe sind Erdmandelflocken, Leinsamen, Flohsamenschalen und Akazienfasern. Auch in Hülsenfrüchten und in vielen Gemüsesorten finden sich reichlich gute Ballaststoffe.

Es wird empfohlen, während einer Darmsanierung täglich etwa 40 Gramm Ballaststoffe aufzunehmen. Die Menge steckt in einer großen Portion Früchtemüsli oder in vier mittelgroßen Kartoffeln und in zwei kleinen Äpfeln. Ich selbst esse morgens ein glutenfreies Müsli mit einer Handvoll Nüssen, zwei Esslöffeln von dem Flohsamengelee und einem Teelöffel Erdmandelflocken. Damit habe ich reichlich gute Ballaststoffe für den Darm aufgenommen. Dann kommen noch Vitamine und Mineralstoffe hinzu. Falls du eine Nährstoffanalyse angefertigt hast, können fehlende Vitamine und Mineralien als Einzelmittel gezielt zugeführt werden. Aber es geht auch ohne ein Blutbild. Dann kannst du entweder darauf achten, in der Mittagszeit viel Gemüse, Kräuter, Hülsenfrüchte und Salate zu essen, oder du besorgst dir ein Multivitamin- und ein Multimineralpräparat und nimmst die Nahrungsergänzungsmittel über einen Zeitraum von etwa vier Wochen ein. Ein paar Tipps, wo du hochwertige Nahrungsergänzungsmittel kaufen kannst, findest du in der Empfehlungsliste am Ende des Buches.

ACHTUNG BEI HISTAMININTOLERANZ

Bei einer Histaminintoleranz kommt es vor, dass manche Ballaststoffe wie Inulin anfänglich nicht so verträglich sind. Dafür gibt es einen guten Tipp! Koche Kartoffeln und lasse sie 24 Stunden abkühlen. Dann bildet sich in den Kartoffeln gut bekömmliche resistente Stärke, die zwar zu den Ballaststoffen zählt, jedoch erst im Dickdarm abgebaut wird und den Dickdarmbakterien als Futter dient. Als Abbauprodukt der resistenten Stärke entsteht Buttersäure. Sie ist ein wichtiger Energielieferant für die Darmschleimhaut und schützt vor Entzündungen.

Schritt 3: Den Darm wie ein Beet bepflanzen

Du brauchst: ein Probiotikum und nimmst die Ballaststoffe und die Nahrungsergänzungsmittel weiter ein. Wende das Probiotikum über sechs bis acht Wochen an.

Nach zwei Wochen »Darmdüngung« mit Präbiotika aus Ballaststoffen, Vitaminen und Mineralien kann jetzt das Blumenbeet sinnbildlich mit Leitkeimbakterien bepflanzt werden. Jetzt wäre es schön, eine Stuhlanalyse vorliegen zu haben und die Darmflora gezielt mit geeigneten Bakterienstämmen auszugleichen. Es geht aber auch ohne genaue Daten über das Darmmikrobiom. Meinen Patientinnen empfehle ich dann ein Probiotikum mit mindestens sechs Leitkeimen. Nach einer Antibiotikagabe ist ein Präparat mit zehn Leitkeimen noch besser. Am besten lässt du dich in der Apotheke deines Vertrauens beraten. Hinten in der Empfehlungsliste findest du noch ein paar Tipps zu Probiotika, mit denen ich gute Erfahrungen gesammelt habe.

ACHTUNG BEI HISTAMININTOLERANZ

Wähle bei Histaminintoleranz ein Probiotikum ohne Histamin bildende Bakterien aus. Es gibt spezielle Präparate mit Histamin senkenden Bakterien (*Bifidobacterium infantis* und *Bifidobacterium longum*) oder neutral wirkenden Bakterien (Bifidobakterien und einige Laktobakterien), die bei Histaminintoleranz bekömmlich sind und nicht aufblähen.

Schritt 4: Den Darm wie einen Garten pflegen

Deine Darmsanierung ist nach etwa acht bis zwölf Wochen abgeschlossen. Jetzt geht es darum, sich an den tollen Effekten der Darmsanierung zu erfreuen und den Darm gesund zu erhalten. Vielleicht kannst du dir deine gesunde Ernährungsweise zumindest teilweise erhalten und dir dauerhaft angewöhnen, statt zuckerhaltiger Getränke stilles Wasser zu trinken und weniger Brot zu essen. Das 16:8-Intervallfasten ist eine Möglichkeit, den gesamten Stoffwechsel des Körpers nach einer Darmsanierung auf Dauer zu entlasten und den Körper täglich zu entgiften. Schlackenstoffe lagern sich gar nicht erst im Gewebe ein und werden durch Intervallfasten schnell abgebaut. Sogar den meisten berufstätigen Frauen fällt es leicht, den Rhythmus des Intervallfastens einzuhalten: Über Nacht darf 16 Stunden nichts gegessen werden. Erst tagsüber ist es erlaubt, in einem Zeitraum von acht Stunden Nahrung zu sich zu nehmen. Wenn du Intervallfasten ausprobieren möchtest, versuche beispielsweise gegen 9 Uhr zu frühstücken und nimm deine letzte Tagesmahlzeit gegen 17 Uhr ein. Danach folgt die 16-Stunden-Pause über Nacht, in der du nichts isst.

Phase	Hilfsmittel und Methode	Dauer
Darmreinigung	Flohsamenschalen, Zeolith, Wasser und Bitterstoffe	2 bis 4 Wochen
Darmdüngung	Ballaststoffe, Vitamine und Mineralstoffe	6 Wochen
Darm bepflanzen	Probiotika	6 Wochen
Leben nach der Darmsanierung	Intervallfasten Bewegung Wasser trinken Gesunde Ernährung Stressabbau	für immer

Ernährungsempfehlung während der Darmsanierung:

Meide in der Zeit der Darmsanierung Lebensmittel mit Industriezucker, Weißmehl- und Fertigprodukte, Getreideprodukte mit Gluten sowie alkoholische Getränke. In den ersten beiden Wochen können Erstreaktionen wie Müdigkeit, Kopfschmerzen, vermehrtes Schwitzen oder Veränderungen der Stuhlbeschaffenheit auftreten. Die Symptome sind als Reaktion auf die Entgiftung zu werten. Gönne dir dann Ruhe, übe Yoga und beobachte die Reaktionen mit einer abwartenden Haltung.

Bitte beachte: Die vorgestellte Darmsanierung ist ein Grundkonzept bei leichten Verdauungsbeschwerden und bei Schwankungen innerhalb des Darmmikrobioms. Sobald es um Erkrankungen innerhalb des Verdauungssystems geht oder eine chronische Erkrankung zugrunde liegt, muss die Darmsanierung individuell angepasst und von Heilpraktikern begleitet sein.

Probleme mit der Blase

An einer akuten Blasenentzündung leiden deutlich mehr Frauen als Männer. Der Hauptgrund dafür ist, dass Frauen eine viel kürzere Harnröhre haben als Männer. Die Harnröhre steht in enger Verbindung zur Scheide und zum After. Bakterien aus der Scheide, aus dem Darm oder aus der äußeren Umgebung haben es leicht, über die kurze Harnröhre auf schnellem Wege in die Harnblase zu gelangen und sich an der Blasenschleimhaut festzusetzen. Frauen in den Wechseljahren sind noch häufiger betroffen: Sie haben durch die hormonelle Umstellung trockenere und dünnere Vaginalschleimhäute, die weniger widerstandsfähig sind und einen Nährboden für unerwünschte Bakterien bilden. Eine akute Blasenentzündung macht sich schnell bemerkbar: Häufiger Harndrang mit tröpfelndem Urinfluss, brennende Schmerzen beim Wasserlassen und Rückenschmerzen sind die häufigsten Symptome. Aus einer immer wiederkehrenden Blasenentzündung entwickelt sich bei vielen Frauen irgendwann eine Blasenschwäche mit beschwerlichen Einschränkungen ihrer Lebensqualität. Für Blasenschwäche und Inkontinenz gibt es noch viele weitere Gründe. Die meisten davon lassen sich mit Entspannungsmethoden, Osteopathie und Beckenbodentraining gut behandeln.

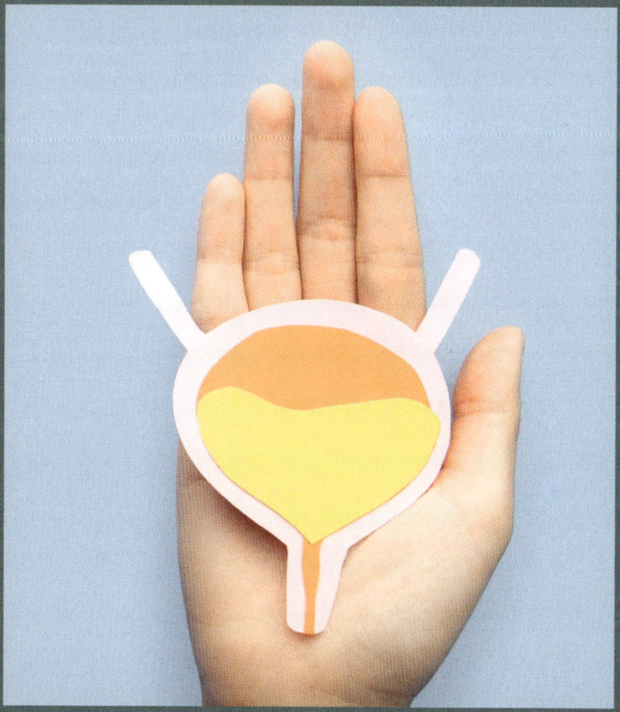

Blasenentzündungen und Blasenschwäche

Die Gründe, warum Frauen häufig eine Blasenentzündung bekommen oder an immer wiederkehrenden Blasenentzündungen leiden, sind sehr vielfältig. In der Schulmedizin ist man erfreulicherweise davon abgekommen, jede Blasenentzündung mit einem Antibiotikum zu behandeln. Denn vielen ist nicht bewusst, dass jede Antibiotikagabe enorm belastend für den Darm ist und das Darmmikrobiom durch das Medikament erheblich reduziert wird. Akute Blasenentzündungen entstehen zumeist durch verschleppte Bakterien aus dem Darm oder aus der Scheide. Andere Ursachen für eine akute Blasenentzündung können noch Reizungen durch Geschlechtsverkehr sein oder die Kombination von Kälte und Nässe an der Haut oder an den Füßen wie ein nasser Badeanzug oder kalt gewordene Füße. Will man eine Blasenentzündung selbst behandeln, gilt es, Alternativen zu Antibiotika nicht länger als 24 Stunden auszuprobieren. Tritt dann keine Linderung ein oder gesellen sich sogar Fieber und Rückenschmerzen zu den Symptomen, sollte man sich in jedem Fall ärztlich behandeln lassen. Lässt sich eine Antibiotikagabe nicht verhindern, wird in der Arztpraxis eine Urinkultur angelegt und der Keim genau bestimmt. Dann ist es möglich, ein gezieltes Antibiotikum zu geben und den Darm zu schonen.

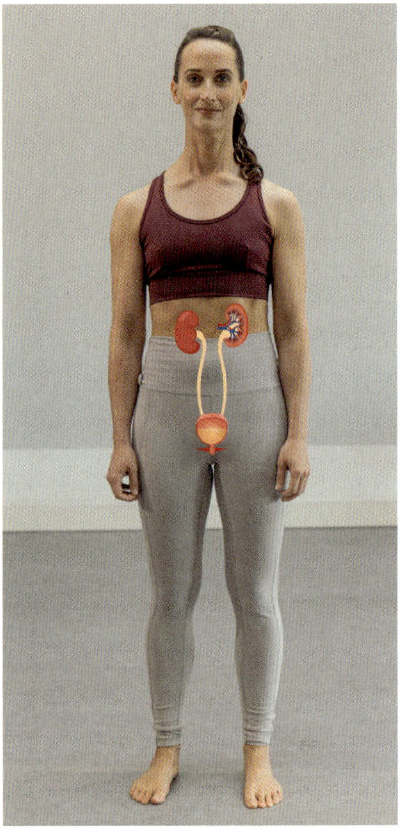

Entzündungen des Harnwegs können sehr lästig sein.

SCHNELLE HILFE BEI AKUTER BLASENENTZÜNDUNG

Jetzt gilt: ab ins Bett! Trinke zusätzlich jeden Tag 50 Milliliter Cranberrysaft. Er verhindert, dass sich eingedrungene Bakterien an die Blasenschleimhaut anheften. Wenn du zudem noch einen Teelöffel D(+)-Mannosepulver einrührst, hast du gleich ein effektives Binde- und Ausleitungsmittel für die Keime. Trinke viel Nieren- und Blasentee, damit die gebundenen Bakterien schnell wieder aus dem Harntrakt ausgeschieden werden. Zusätzlich kannst du dein Immunsystem mit Zink, Vitamin C und einem B-Vitamin-Komplex stärken. Und: Ruhe dich wirklich aus.

Häufig wiederkehrende Blasenentzündungen

Die entzündungsauslösenden Bakterien, meistens *Escherichia coli*, heften sich gern an die Blasenschleimhaut, nisten sich in ihr ein und können sich vor dem Antibiotikum »verstecken«. Dann erfasst das Medikament nicht alle Bakterien und die verbleibenden Keime ruhen in der Blasenschleimhaut, bis sie von einem Trigger erneut aktiviert werden und eine weitere Blasenentzündung hervorrufen. Deswegen ist das Ziel der Therapie nicht nur die Linderung der akuten Symptome, sondern man möchte auch einen Rückfall vermeiden. Leiden Frauen an immer wiederkehrenden Blasenentzündungen, gibt es meistens einen Grund. Einige Gründe sind den Frauen gar nicht bewusst. Sie werden häufig erst innerhalb einer osteopathischen Behandlung aufgedeckt. Oftmals ist es sinnvoll, den Partner mit zu behandeln, denn der Partner kann ein Träger von Bakterien sein, die sich über Geschlechtsverkehr immer wieder auf die Blase der Frau übertragen und zu Reizungen führen. Wenn du zu den Frauen gehörst, bei denen Blasenentzündung immer wieder Thema ist, überprüfe, ob eine der aufgeführten Ursachen bei dir eine Rolle spielen könnte:

- Organsenkungen (Frauen mit Kindern oder Frauen in den Wechseljahren),
- Bauchoperation (Frauen mit Myomen, Kaiserschnitt, Blinddarm oder Endometriose-Operationen),
- Stress,
- Darmbeschwerden (auch chronische Darmerkrankungen),
- Beckenbodenschwäche (Frauen mit Kindern),
- hormonelle Disbalancen,
- Sturz auf das Steißbein,
- chronischer Husten und Rauchen,
- instabile oder degenerativ veränderte Hüftgelenke.

Organsenkungen, Belastungs- und Dranginkontinenz

Die Harnblase liegt hinter dem Schambein und ist bei gesunden Frauen zusammen mit der Scheide, den Eierstöcken und der Gebärmutter durch kräftige Bänder am knöchernen Becken und am Rücken verankert. Darunter werden die Geschlechtsorgane durch den Beckenboden gehalten und abgestützt. Doch wenn das Bindegewebe schwächelt oder eines der oben genannten Geschlechtsorgane operativ entfernt wurde, dann können die Beckenorgane nach unten sinken und unangenehme Beschwerden auslösen. Wenn eines der Organe tief ins Becken oder sogar in die Scheide oder durch den Beckenboden abrutscht, dann berichten betroffene Frauen häufiger über ein Fremdkörpergefühl in der Scheide und Schmerzen beim Geschlechtsverkehr. Ziehende Rückenschmerzen, Druckgefühl im unteren Bauch und Ausfluss zählen ebenfalls zu den typischen Symptomen bei

Organsenkungen. Doch ganz besonders verstörend ist: Das Wasserlassen ist nicht mehr beeinflussbar und viele Frauen haben das Gefühl, die Kontrolle über den Körper zu verlieren. Frauen in den Wechseljahren, Frauen, die ein Kind bekommen haben, und etwas fülligere Frauen haben ein erhöhtes Risiko, von einer Organsenkung betroffen zu sein. Es gibt noch zwei weitere häufige Arten von Blasenschwäche: die Dranginkontinenz und die Belastungsinkontinenz. Die Dranginkontinenz geht mit plötzlichem, ungewolltem Urinverlust einher. Man hat das Gefühl, selbst bei geringer Blasenfüllung dauernd zur Toilette zu müssen. Dabei verbleibt meist Restharn und das Risiko, sich eine Blasenentzündung einzufangen, ist erhöht. Man geht davon aus, dass die Ursache der Dranginkontinenz in einer Nervenüberreizung liegt. Bei der Belastungs- oder Stressinkontinenz ist der Harnröhrenschließmuskel betroffen. Er kann sich nicht mehr richtig verschließen. Die Ursache für die funktionelle Störung im Harnröhrenschließmuskel liegt meist in einer schwachen Beckenbodenmuskulatur oder in einem Ungleichgewicht im vegetativen Nervensystem. Bei Belastungen oder unter Stress verliert die Frau tröpfchenweise Urin. Niesen, Husten, Sprünge und schweres Heben und Tragen verstärken die Symptomatik. Dranginkontinenz und Stressinkontinenz treten manchmal auch kombiniert auf.

Selbstbehandlung, Beckenbodentraining und Therapie

Viele Frauen mit Blasenproblemen fühlen sich ihren Beschwerden ausgeliefert. Manche Frauen ziehen sich gar aus dem sozialen Leben zurück. Deswegen möchte ich an dieser Stelle Mut machen! Gerade bei den drei Beschwerdebildern Drang- und Belastungsinkontinenz, aber auch bei Organsenkungen im Beckenraum können osteopathische Behandlungen viel bewirken! In der ersten Behandlung forschen Osteopathinnen und Osteopathen nach der Ursache der Beschwerden und nehmen vor allem das Steißbein, den Darm und die Nebenstrukturen der betroffenen Organe in Augenschein. Das Becken der Frau ist beispielsweise etwas breiter als das des Mannes und die Oberschenkelköpfe sind anders ausgerichtet. Bei Leistungssportlerinnen, bei älteren Frauen oder bei Frauen, die ein Kind bekommen haben, richten sich die Hüftgelenke nach der jeweiligen Belastung aus und destabilisieren häufiger die Aufhängung der Harnblase im Becken. Wenn dann noch der Darm angespannt ist und nach unten auf die Blase drückt, ist eine Inkontinenzproblematik vorprogrammiert. Doch Osteopathieprofis erspüren den Organstress und können den Druck im Beckenraum auflösen. Selbst ein längst vergessener Sturz auf das Steißbein kann Jahre später eine Stressinkontinenz hervorrufen. Wenn dann das Steißbein repositioniert wird, erholt sich die Blase meist wieder.

Man kann sagen: Osteopathinnen rücken alles wieder an ihren Platz. Sie entlasten die Nebenstrukturen betroffener Organe, drainieren Gefäße, behandeln Engstellen und führen das urogenitale System zurück in seine Funktion. Nach der Behandlung bespricht ihr

SELBSTFÜRSORGE FÜR DEINE BLASE

- Alle Blasenprobleme, insbesondere Inkontinenz, lassen sich durch regelmäßiges und gezieltes Beckenbodentraining lindern. Der Arzt kann dir ein Rezept über Krankengymnastik für den Beckenboden verschreiben. Während der Behandlungszeit lernst du gezielte Übungen für den Beckenboden, die du gewissenhaft zu Hause weiterübst.
- Bei häufigen Blasenentzündungen spielt Hygiene eine wichtige Rolle. Achte vor allem während der Menstruation darauf, beim Toilettengang und nach dem Geschlechtsverkehr.
- Eine Dranginkontinenz profitiert von einer Darmsanierung (ab Seite 143). Je weniger Druck vom Darm auf der Blase lastet, desto mehr lindern sich die Beschwerden. Frauen, die innerhalb der Wechseljahre an Dranginkontinenz leiden, können die Symptome durch die Einnahme von Vitamin D deutlich lindern! Aber Achtung, vorher sollte man den Vitamin-D-Spiegel in einer naturheilkundlichen Praxis oder in der Hausarztpraxis überprüfen lassen, um die passende Dosis zu ermitteln.
- Bei Stressinkontinenz empfehle ich, ergänzend mit der Zykluskurve zu arbeiten und zu überprüfen, ob hormonelle Disbalancen ursächlich für die Beschwerden sind. Wenn ja, sollten begleitend zur Blasentherapie Methoden zur Regulation des Hormonsystems angewendet werden. Weitere Tipps zur Selbstbehandlung findest du ab Seite 103.
- Organsenkungen, Dranginkontinenz und Belastungsinkontinenz profitieren insgesamt von Entspannungsmethoden und Techniken, die Stress abbauen und die Nerven entlasten, wie beispielsweise die Yogasequenz für die Blase aus diesem Kapitel.
- Ein letzter Tipp ist das Trink- und Blasentraining. Die Blase kann über das Training lernen, sich zu dehnen und mehr Harn zu speichern. Mehr dazu erfährst du ab Seite 154.

zusammen, wie viele Behandlungen bei deinen Beschwerden notwendig sind. Bedenke, dass bei Inkontinenz und Organsenkungen meist viele Körpersysteme gleichzeitig überlastet sind und es den Körper überfordern würde, wenn zu viel auf einmal behandelt wird. Zwischen den Behandlungen kannst du zu Hause selbst etwas dafür tun, um deine Heilung zu beschleunigen, zum Beispiel mit deiner Yogasequenz.

Übungsflow für eine gesunde Blase

Die Yogasequenz für die Blase enthält Asanas, die den Beckenboden regulieren, das Urogenitalsystem drainieren und den Bandapparat der Blase entlasten. In der zweiten Asana, dem »Beckenflow«, kannst du einen Extrareiz für den Beckenboden setzen, indem du den Beckenboden in den jeweiligen Positionen mit anspannst und den Fokus auf die Atmung legst. Mit den drei ergänzenden osteopathischen Impulsen nimmst du über einen faszialen Release Druck von der Blase und aktivierst in der Übung »Knie zum Bauch« einen blasenstärkenden Akupressurpunkt. Aus Sicht der traditionellen chinesischen Medizin hat die Blase eine emotionale Bedeutung und ist mit Schuldgefühlen, Ängsten und Kontrollzwang assoziiert. Dazu zählt auch das Bedürfnis, die Kontrolle über den Körper zu behalten, oder die Angst vor dem eigenen Körper. Wenn du hier eigene Muster wiedererkennst, lege den Fokus deiner Praxis auf die Entspannungstechniken, damit du dein Kontrollbedürfnis ablegen und Vertrauen in deine Körperkräfte gewinnen kannst. Nimm dir für den Blasenflow ungefähr eine Dreiviertelstunde Zeit und lege dir für die osteopathischen Impulse einen Block, eine Kniekugel und ein Bolster zurecht.

Ganzheitliche Effekte des Flows

- Regulation des Urogenitalsystems und des Beckenbodens
- Stabilisierung der Bauchorgane im Beckenraum
- Körperdrainage und Entstauung der Nieren und der Blase
- Prävention
- Körperbewusstsein und Vertrauen in die Körperweisheit aufbauen
- Entlastung der Nerven und Stressabbau

Meine Intention zu den einzelnen Übungen

Falls du mal keine Zeit für einen vollständigen Flow hast, kannst du dir ein oder zwei Asanas zur symptomatischen Anwendung auswählen. Damit du dir zielsicher die richtige Übung gegen dein Symptom auswählst, habe ich dir zu jeder Asana die stärkste Wirkung aufgeschrieben.

Übung 1: Stärkung und Drainage der Blase
Übung 2: Drainage des Beckenraums und der Beine
Übung 3: Regulation der Verschlüsse *(Sphinkter)* im Urogenitalsystem über den Vagusnerv
Übung 4: Scham abbauen und Selbstbewusstsein stärken
Übung 5: Druckentlastung der Blase und Dehnung der Harnleiter und der Harnröhre
Übung 6: Vertiefung der Atmung, Druckentlastung und Dehnung der Blase, Hilfe bei Organsenkung
Übung 7: Beckenbodenregulation
Übung 8: Freude am Leben und Selbstliebe

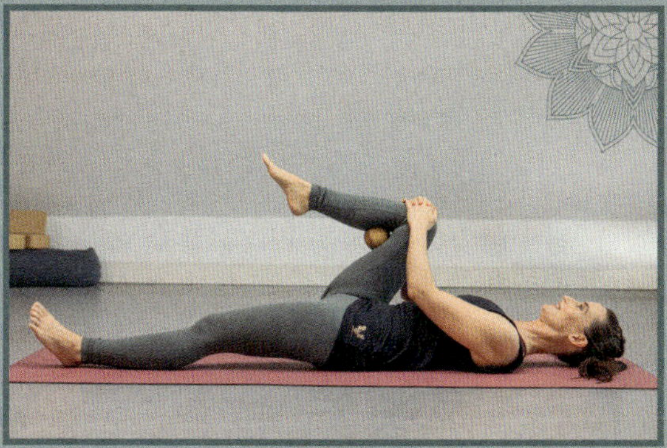

Übung 1: Seite 85

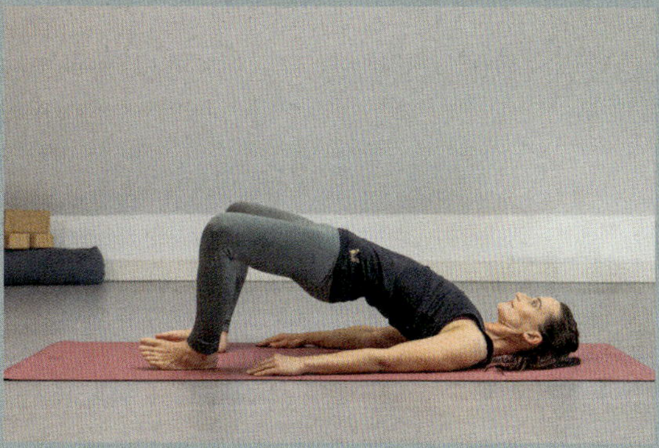

Übung 2: Seite 56

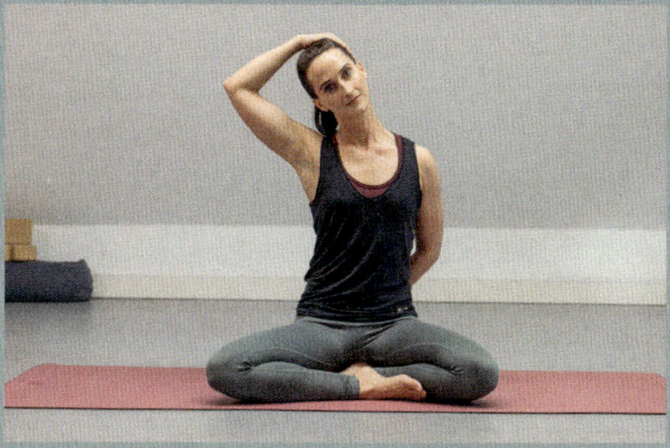

Übung 3: Seite 59

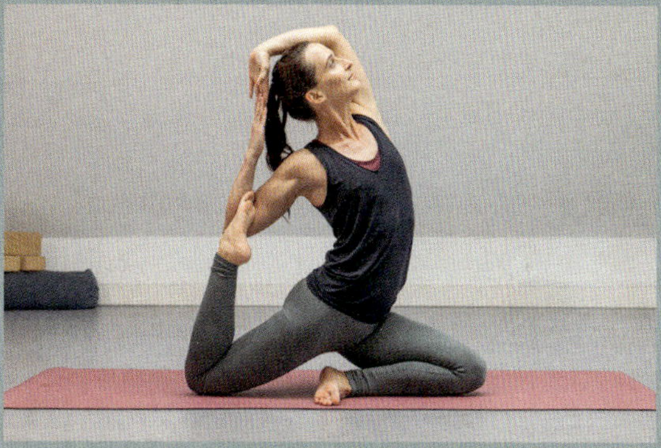

Übung 4: Seite 62

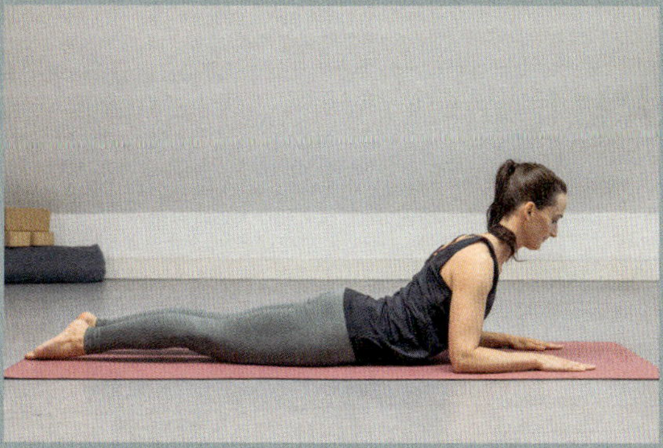

Übung 5: Seite 64

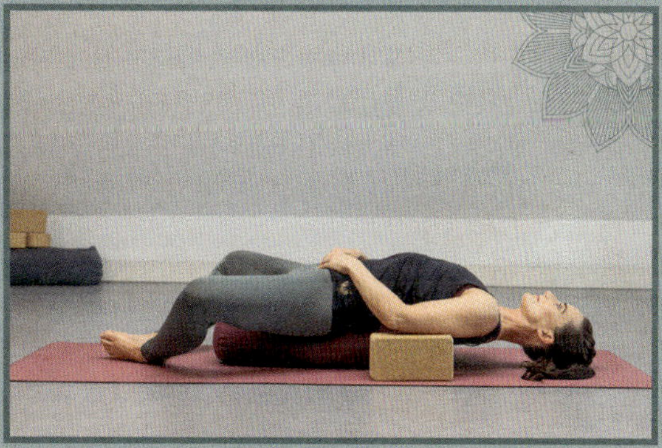

Übung 6: Seite 92

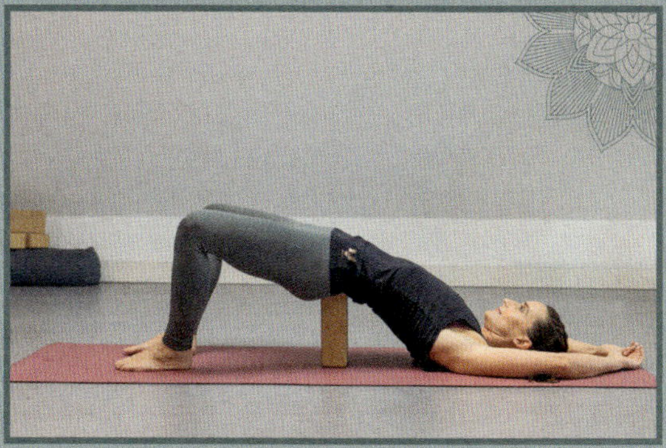

Übung 7: Seite 94

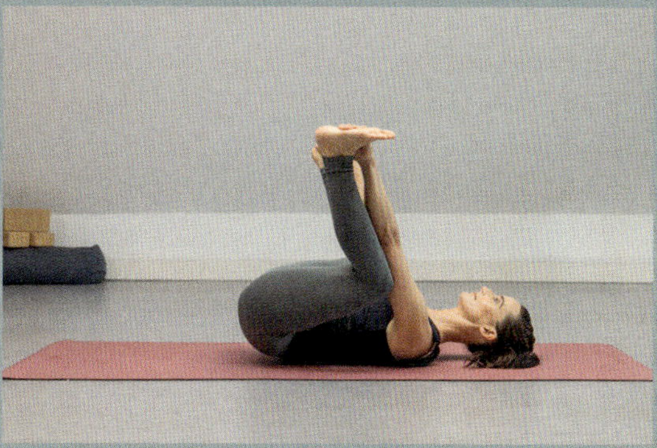

Übung 8: Seite 70

Blasentraining und natürliches Antibiotikum

Ein Blasentraining kann helfen, die Kontrolle über die Blase wiederzuerlangen und mehr Lebensqualität zu bekommen. In der Physiotherapie ist das Blasentraining eine Möglichkeit, die Blase zu dehnen und ihre Speicherkapazität für Urin zu erhöhen. Es dient auch der Verlaufskontrolle und macht Erfolge sichtbar.

Die Grundlage für ein Blasentraining ist das Führen eines Tagebuchs. In das Tagebuch wird täglich notiert, wie häufig man zur Toilette geht, wie viel Urin abgeht und wie viel Flüssigkeit man über den Tag verteilt trinkt. Es wird auch eingetragen, in welchen Situationen man unbeabsichtigt Harn verloren hat und welche Medikamente oder Nahrungsergänzungsmittel eingenommen wurden. Es ist auch noch Platz für Bonusnotizen: Wie war die Gefühls- und Emotionslage, gab es Besonderheiten, habe ich Sport gemacht? Mein Tipp: Nimm das Tagebuch zu deinem Arzttermin mit oder zu deinem Termin beim Physiotherapeuten. Dann könnt ihr die Notizen gemeinsam auswerten. Eine Musterseite für ein Tagebuch findest du im Anhang (Seite 204).

Dann beginnt das praktische Blasentraining, mit dem die Blase an einen bestimmten Rhythmus gewöhnt werden soll. Lege schriftlich Zeiten während des Tages fest, an denen du auf Toilette gehst, beispielsweise gleich morgens beim Aufstehen und noch einmal nach dem Frühstück. Ab dann versuche, die Abstände der Toilettengänge gleichmäßig einzurichten, und vermeide »vorbeugende« Toilettengänge, denn durch vorbeugende Toilettengänge verschlimmern sich die Beschwerden einer hyperaktiven Blase meistens noch.

SO BLEIBST DU AM BALL

Halte Erfolge in deinem Tagebuch fest, um dich zu motivieren und die den Erfolg des Blasentrainings verdeutlichen. Denke dir Strategien zur Ablenkung aus, damit du mit dem Harndranggefühl besser umgehen kannst und ihm nicht sofort nachgehen musst. Nützliche Strategien sind, sich mit einem Kreuzworträtsel abzulenken, einen Bonbon zu lutschen oder sich im Sitzen nach unten zu den Füßen herunterzubeugen. Mit der Sitzhaltung entlastest du die Blase und der Harndrang lässt nach. Fallen dir noch weitere Strategien und Ablenktricks ein?

Wenn du auf der Toilette sitzt, übe ein, selbst bei starkem Harndrang nicht sofort Wasser zu lassen, sondern noch ein paar Minuten zu warten. Damit trainierst du die Blasenfunktion für den Alltag und kannst Harndrang besser kontrollieren. Schon bald wirst du durch das Blasentraining Fortschritte spüren. Sobald du positive Veränderungen bemerkst, gehe noch einen Schritt weiter: Übe jetzt, die Abstände zwischen den Toilettengängen stressfrei weiter auszudehnen, und halte die neuen Zeiten und deine Ziele schriftlich fest. Dein Ziel ist beispielsweise, in der ganzen nächsten Woche den Harndrang fünf Minuten auszuhalten, bevor du zur Toilette gehst. Wenn fünf Minuten gut klappen, dehne den Zeitraum weiter aus.

Zu guter Letzt erstelle dir einen Trinkplan und überprüfe, ob du genug Flüssigkeit – etwa zwei Liter Wasser – zu dir nimmst. Viele Frauen mit Blasenschwäche trinken zu wenig, weil sie Angst haben, dann noch häufiger zur Toilette zu müssen. Doch wenn der Wassergehalt des Urins zu gering ist, sind seine Inhaltsstoffe konzentrierter und der Urin greift beim Wasserlassen die Blasenschleimhaut an. Außerdem ist der Urogenitaltrakt dann noch anfälliger für Bakterieninfektionen. Um nicht die Nachtruhe zu stören, ist es ratsam, mindestens zwei Stunden vor dem Schlafengehen nichts mehr zu trinken. Verzichte abends generell auf harntreibende Getränke wie Kaffee, grünen Tee, Nieren- und Blasentee oder Bier und Wein.

Ein Blasentraining eignet sich für alle Formen von Blasenschwäche. Sei nicht enttäuscht, wenn es am Anfang Rückschläge gibt, dann verfolge dein Ziel in kleineren Schritten. Vergleiche dein Blasentraining mit einem Muskelaufbautraining: Einen Waschbrettbauch oder einen definierten Bizeps bekommt man auch nicht von heut auf morgen, doch beständiges Training zahlt sich aus!

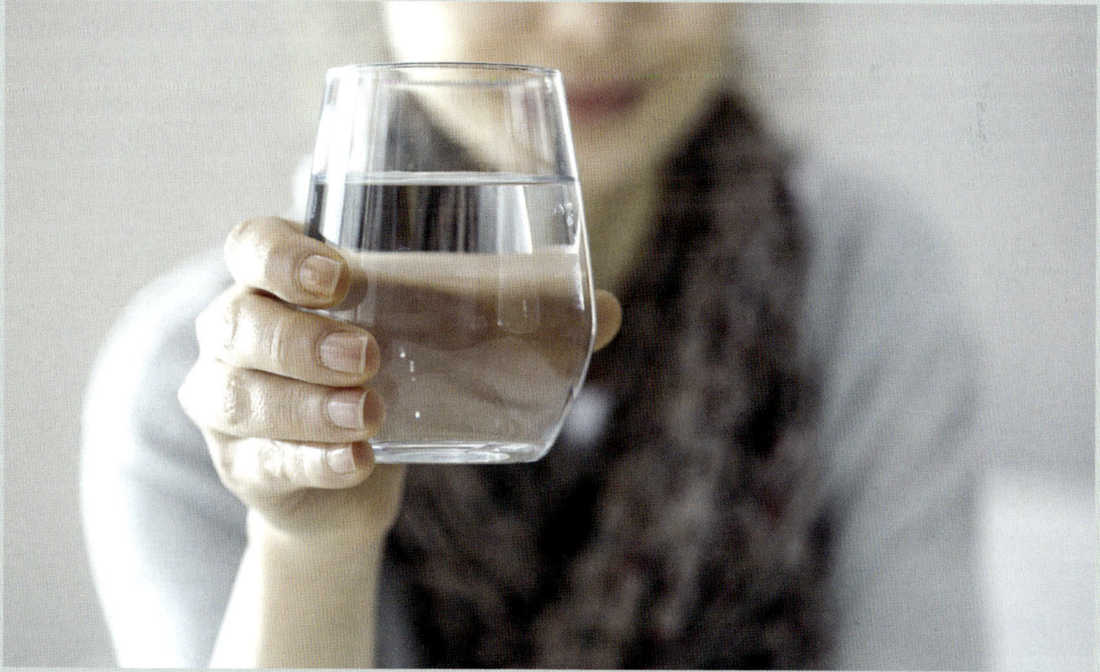

Wasser zu trinken schützt die Blasenschleimhaut vor Infektionen und hilft, die Nieren durchzuspülen.

Natürlich gegen Viren und Bakterien

Wenn ab Juni die Kapuzinerkresse blüht, ernte ich von der am Boden kriechenden oder an Rankgerüsten wachsenden Pflanze die leuchtend orange-roten Blüten und die geschmackvollen Blätter. Aus den Pflanzenteilen stelle ich mir zusammen mit Honig und Apfelessig einen Wintervorrat von einer natürlichen Medizin her, die Viren und Bakterien abtötet. Die Rezeptur für die Medizin ist uralt und wird Oxymel oder Sauerhonig genannt, was der Übersetzung aus dem Griechischen entspricht: *Oxy* bedeutet »sauer« und *mel* wird mit »Honig« übersetzt. Die Grundlage aus Honig und Apfelessig verleiht dem Oxymel einen süß-säuerlichen Geschmack, durch die Kapuzinerkresse bekommt der Sauerhonig noch eine leicht scharfe Note. Kapuzinerkresse enthält reichlich Vitamin C und wirkt als Booster für das Immunsystem. Das Kraut wird in der Naturheilkunde bei Blasenentzündungen eingesetzt oder bei hartnäckigem Husten.

Honig ist ein bioaktives Naturprodukt mit vielen gesundheitsfördernden Eigenschaften. Er wirkt wärmend, aufbauend und ist vollgepackt mit Vitaminen, Enzymen und antientzündlichen Inhaltsstoffen.

Naturtrüber Apfelessig ist voller Vitamine, Antioxidantien, Aminosäuren und Spurenelementen und wirkt ausgleichend auf Schleimhäute.

Wird Honig mit Apfelessig und Kapuzinerkresse zusammengemixt, entsteht ein entzündungshemmendes, antivirales und antibakterielles Oxymel – eine optimale Naturmedizin bei Blasenproblemen, bei Verdauungsstörungen und bei Erkältungsinfekten.

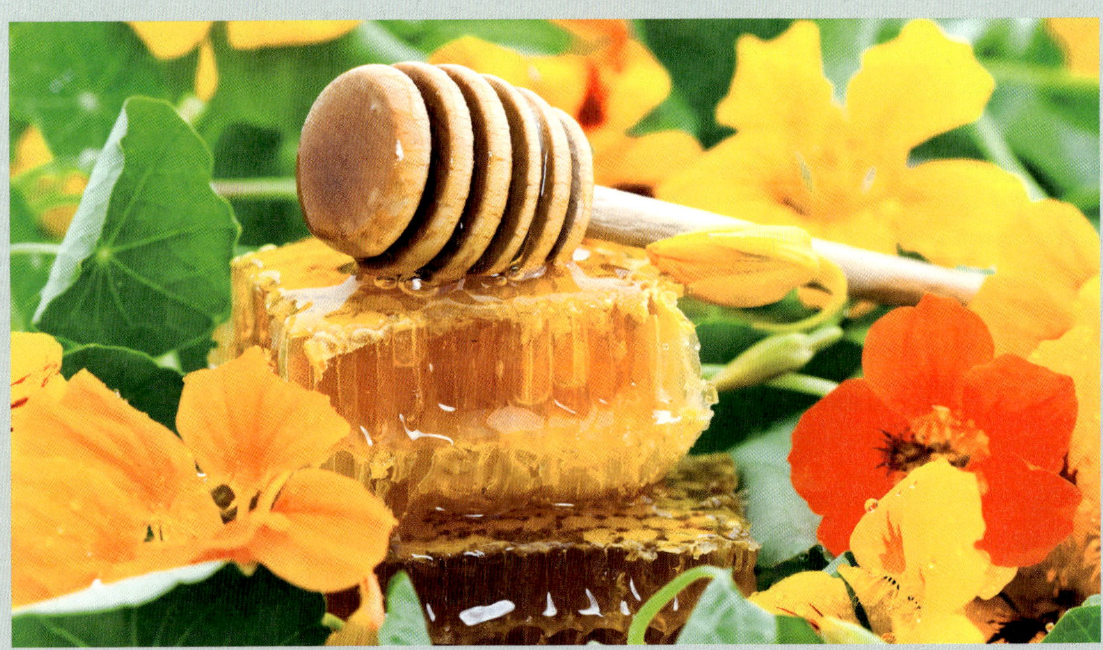

Gemeinsam wirken Honig, Apfelessig und Kapuzinerkresse stark gegen Viren und Bakterien.

DIE REZEPTUR ZUM SELBERMACHEN

Du brauchst: drei Teile Bio-Honig und einen Teil Apfelessig.

Mixe beide Zutaten zusammen und verrühre sie. Fülle die sirupähnliche Masse in ein großes Glas, das sich gut verschließen lässt. Fülle das Glas etwa zur Hälfte mit frischer, klein geschnittener Kapuzinerkresse auf, verschließe das Glas und schüttele es eine Minute durch. Dann muss das Gemisch etwa zwei bis drei Wochen an einem dunklen Platz durchziehen. Filtere die Flüssigkeit nach der Ziehzeit durch ein Sieb, fange das fertige Oxymel in einem sauberen Glas auf und verschließe es fest mit einem Deckel.

Nimm das Oxymel mindestens fünf Tage lang bei akuten Blasen- oder Erkältungsinfekten (zwei bis sechs Esslöffel täglich). Stellt sich nach 24 Stunden keine Besserung ein, solltest du dich medizinisch behandeln lassen. Gegebenenfalls brauchst du dann ein spezifisches Antibiotikum. Bei chronischen Blaseninfekten oder als vorbeugende Kur zur Erkältungszeit empfehle ich dir, täglich über vier Wochen zwei Esslöffel Oxymel mit einem Glas Wasser einzunehmen.

Nach vier Wochen Oxymel-Kur empfiehlt sich eine Pause, damit es keine Gewöhnungseffekte gibt. Das Kapuzinerkressen-Oxymel ist dunkel gelagert etwa ein Jahr lang haltbar.

Aktuelle Studien haben belegt, dass die Senföle aus Kapuzinerkresse und Meerrettich zusammengenommen antiinfektive Wirkungen gegenüber zahlreichen, teils sogar multiresistenten Bakterien haben. Wenn du deinem Oxymel noch etwas mehr Schärfe verleihen und von einer noch breiter gefächerten Wirksamkeit profitieren möchtest, füge deinem Sauerhonig noch geriebenen Meerrettich zu: Mixe dann drei Teile Kapuzinerkresse mit einem Teil klein geriebenem Meerrettich zusammen und gib den Mix zu dem Honig und dem Apfelessig ins Glas. Schüttle es kräftig durch und lasse das Ganze ziehen. Die kurmäßige Anwendung des antiinfektiven Oxymels ist bei rezidivierenden bakteriellen Blasenentzündungen einen Versuch wert, um sich dauerhaft von Blasenreizungen zu befreien.

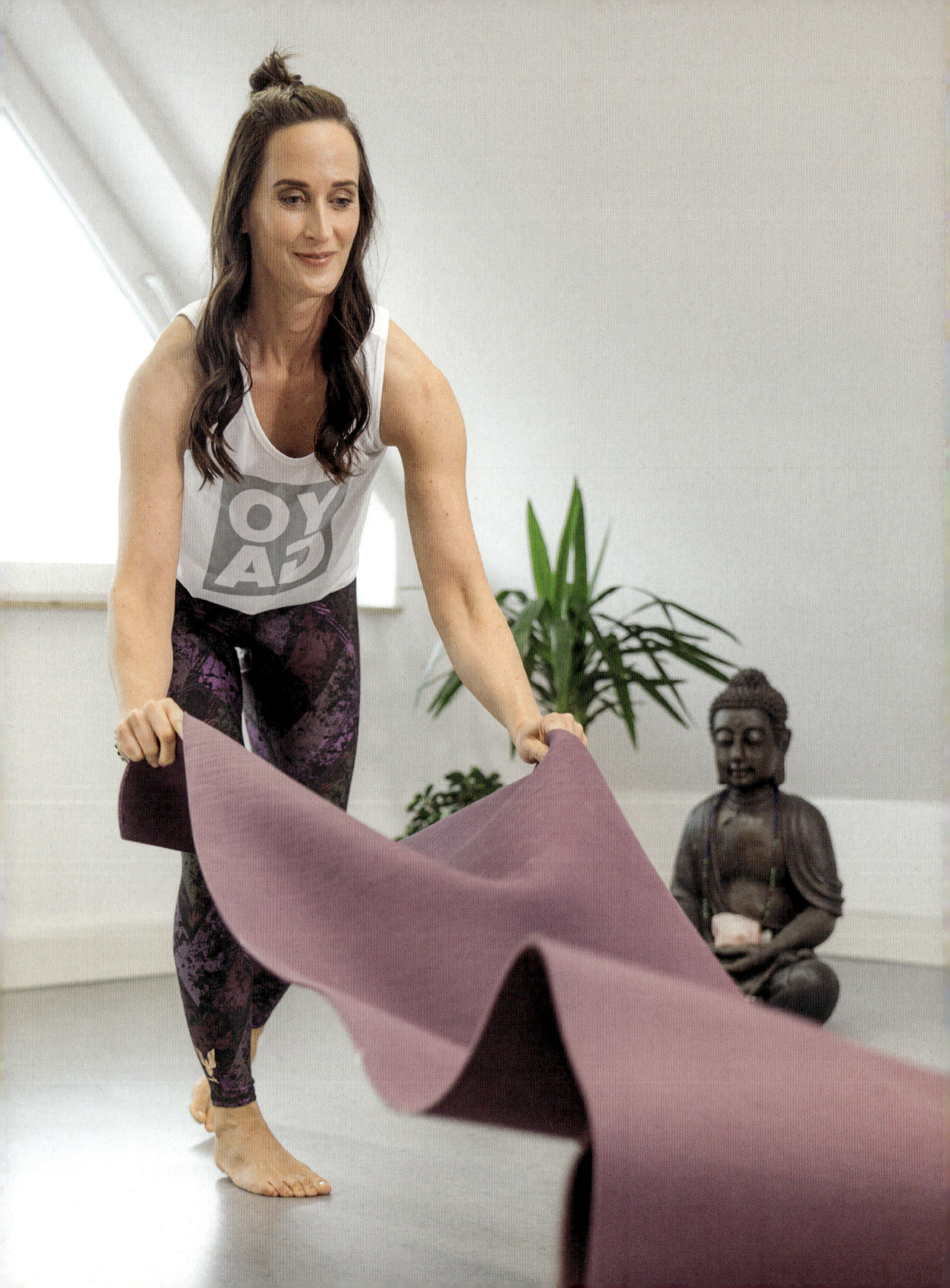

4

Natürliche Hilfe für *herausfordernde Lebensphasen*

Das Leben kann manchmal sehr herausfordernd sein und uns Frauen vor schwierige Aufgaben stellen. Doch wir Frauen sind Meisterinnen darin, immer wieder auf die Füße zu kommen und in jeder Lebensphase weiterzugehen. Damit du dich auf deinem Weg nicht allein gelassen fühlst, möchte ich das Buch mit drei Selbstheilungsprogrammen für Frauen in herausfordernden Lebensphasen wie einer Schwangerschaft, bei einem belastenden, unerfüllten Kinderwunsch oder in den Wechseljahren abschließen. Ich möchte dich dazu motivieren, dass es selbst in aussichtslosen Situationen, in belastenden Phasen und in unsicheren Zeiten immer Wege und Mittel gibt, sich selbst zu helfen und Beschwerden zu lindern. Hab Vertrauen in die Weisheit deines Körpers und in den Fluss des Lebens!

Unerfüllter Kinderwunsch

Du möchtest schwanger werden und es will nicht so recht klappen? Das kann viele Ursachen haben. Neben der biologischen Uhr erschweren diverse Faktoren eine unkomplizierte Empfängnis. In der ayurvedischen Medizin wird als Hauptgrund für Unfruchtbarkeit Stress und mentale Anspannung genannt. Doch eine gesunde und vollwertige Ernährung und ein regelmäßiger Menstruationszyklus spielen ebenso eine große Rolle bei dem Thema Kinderwunsch. Bei dir (und bei deinem Partner) wäre es noch wichtig zu erfahren, ob es auf organischer oder genetischer Ebene Gründe für den unerfüllten Kinderwunsch gibt oder ob bei dir eine hormonelle Disbalance besteht. Wenn euer unerfüllter Kinderwunsch eine hormonelle Ursache hat, erhöhen meine Empfehlungen in diesem Kapitel die Wahrscheinlichkeit für eine unkomplizierte Schwangerschaft und sind gut für dich (und deinen Partner) geeignet.

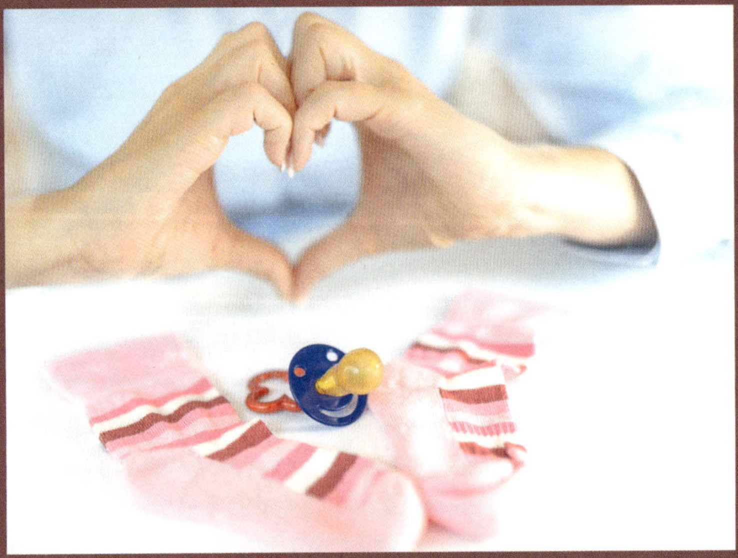

Schulmedizinische Untersuchungs- und Behandlungsmöglichkeiten

Bis zu einem Jahr kann es dauern, bis die Frau auf natürlichem Wege schwanger wird. Immerhin liegt die Chance pro Zyklus nur bei etwa 25 Prozent, schwanger zu werden. Erst wenn der Kinderwunsch deutlich länger als ein Jahr unerfüllt bleibt, macht es Sinn, die Ursachen zu ergründen. Dank schulmedizinischer Untersuchungen können Fertilitätsstörungen und hormonelle Störungen schnell aufgedeckt werden. Sollte eine Schwangerschaft auf natürlichem Wege nicht möglich sein, gibt es vielfältige künstliche Befruchtungsmethoden, die schon manchen langersehnten Kinderwunsch erfüllt haben. Deine Gynäkologin oder dein Gynäkologe stellt dir eine Überweisung zu einer Kinderwunschklinik aus, falls du dich dort bezüglich künstlicher Befruchtung informieren möchtest. Da mein Fokus in diesem Kapitel auf der Kinderwunscherfüllung durch Yoga und naturheilkundliche Methoden liegt, stelle ich dir jetzt nur die gängigste Methode aus der Kinderwunschklinik vor. Es gibt aber zahlreiche Internetseiten und Beratungsstellen, an die du dich wenden kannst, wenn du das Thema Kinderwunschklinik vertiefen möchtest.

Intrauterine Insemination

Die Insemination ist eine künstliche Befruchtungsmethode, die sich immer dann eignet, wenn die Spermien eine mangelnde Qualität aufweisen oder wenn eine Störung im Gebärmutterhals vorliegt. Der Partner gibt eine Spermienprobe ab, die in einem Labor aufbereitet wird. Möglichst viele befruchtungsfähige Samenzellen werden aus der aufbereiteten Probe herausgefiltert und der Frau direkt über eine Spritze in die Gebärmutter, in den Gebärmutterhals oder an den Eileiter gespritzt. Für die Behandlung benötigt man keine örtliche Betäubung. Sie erfolgt auf dem gynäkologischen Behandlungsstuhl und ist relativ schmerzarm. Nach der Behandlung bleibt die Frau noch eine kurze Zeit auf dem Behandlungsstuhl liegen und darf dann nach Hause fahren.

Hormonbehandlung der Frau

Damit die künstliche Befruchtung Erfolg versprechend ist und ausreichend befruchtungsfähige Eizellen heranreifen, muss sich die Frau zuvor mit Hormonen behandeln lassen. Als standardisiertes Verfahren gilt das sogenannte kurze Protokoll. Ab dem zweiten Zyklustag spritzt sich die Frau zu Hause täglich für die künstliche Befruchtung notwendige stimulierende Hormone. Ein weiteres Hormon in einer zweiten Spritze unterdrückt währenddessen den vorzeitigen Eisprung. Per Ultraschall wird die Entwicklung alle zwei bis drei Tage kontrolliert. Anschließend können die Punktion sowie der Transfer stattfinden.

ZUSCHÜSSE VON DER KRANKENKASSE

Der Weg einer künstlichen Befruchtung ist mit Kosten verbunden. Die Untersuchungen, um die Ursachen der Fruchtbarkeitsstörung zu finden, zahlen gesetzliche und private Krankenversicherungen vollständig. Die Kosten der Kinderwunschbehandlungen werden teilweise bis zur Hälfte übernommen. Das kommt auf die jeweilige Krankenkasse an und ob du – genauso wie dein Partner – bestimmte Voraussetzungen erfüllst. Obwohl sich unsere Gesellschaft für modern und fortschrittlich hält, fehlt jedoch die Möglichkeit für bestimmte Personengruppen, Zuschüsse von den Krankenkassen zu erhalten. Dazu zählen aktuell:

- homosexuelle Paare,
- Frauen, die jünger als 25 und älter als 40 Jahre sind,
- Männer, die jünger als 25 und älter als 50 Jahre sind,
- fruchtbare Paare,
- unverheiratete Paare.

Bevor du dich für eine Behandlung in einer Kinderwunschklinik entschließt, informiere dich direkt bei deiner Krankenkasse, welche Zuschüsse dir zustehen.

Zum Wunschkind mit Yoga und Naturheilkunde

Ungefähr der Hälfte aller ungewollt kinderlosen Paare helfen Sterilitätsbehandlungen dabei, ihren Kinderwunsch zu erfüllen. Die meisten Behandlungen greifen tief in den weiblichen Körper ein, selbst wenn die Ursache für die Fruchtbarkeitsstörung beim Mann liegt. Deshalb ist es wichtig, dass sich beide Partner über die Behandlungsmöglichkeiten und damit verbundene Risiken informieren und für sanftere Alternativen offen sind.

Falls du jahrelang die Pille oder andere künstliche Verhütungsmittel eingenommen und die Pille kürzlich abgesetzt hast, weil ihr ein Baby bekommen möchtet, dann beziehe in deine Planungen die Regeneration des Körpers mit ein. Dein Körper muss erst wieder lernen, eigenständig ausreichend Geschlechtshormone zu produzieren, und das Hormonsystem aufbauen. Seine Regeneration kann bis zu einem Jahr dauern. Falls es mit dem Schwangerwerden zunächst nicht klappt, werdet nicht nervös. Sorgt stattdessen für eine gesunde Ernährungsweise, für Stressabbau und für mehr Bewegung. Der folgende Yogaflow ist wie für euch gemacht! Übt gemeinsam! Dein Partner lernt, besser abzuschalten und achtsamer zu werden, und du bekommst mit dem Yogaflow eine Möglichkeit, deinen Körper bei der Regeneration zu unterstützen.

Übungsflow bei Kinderwunsch

Muskuläre und knöcherne Blockaden oder seelische Traumata, die sich in den Beckenmuskeln abgespeichert haben, stören häufiger die Zeugungsfähigkeit und verursachen Durchblutungsstörungen innerhalb der Geschlechtsorgane und Erektionsprobleme beim Mann. Mit dem Yogaflow können beide Partner die Durchblutung innerhalb ihrer Geschlechtsorgane steigern und für eine natürliche Empfängnis sorgen. Deshalb empfehle ich, den Yogaflow zusammen zu üben. Vier osteopathische Impulse regulieren bei der Frau den Monatszyklus und verbessern beim Mann die Spermienqualität. Bei beiden Partnern lösen sich Blockaden und muskuläre Anspannung innerhalb des Beckenraums auf und vitalisieren den gesamten Unterbauch. Ganz klar, dass jetzt die Energien wieder fließen und beide Partner Lust auf Sex und Zweisamkeit haben!

Entspannung und Stressabbau hat bei einem Kinderwunsch oberste Priorität. Dehnt deshalb das *Shavasana* am Ende der Yogasequenz nach Belieben aus und findet gemeinsam Erholung in der Tiefenentspannung.

Es ist natürlich völlig in Ordnung, wenn du den Flow lieber für dich alleine üben möchtest und Zeit für dich selbst brauchst! Wenn du alleine übst, ist es meist leichter, mentale Blockaden zu hinterfragen und sich mit der universellen weiblichen Kraft zu verbinden. Die Yogasequenz sollte für 30 bis 60 Minuten geübt und bei dringlichem Kinderwunsch täglich praktiziert werden.

Ganzheitliche Effekte des Flows

- Hormonelle Balance und regelmäßiger Zyklus
- Stärkung der Zeugungsfähigkeit
- Stressabbau
- Verbesserung der Beckenmobilität
- Vitalisierung der Geschlechtsorgane
- Erweckung und Vertrauen in die weiblichen (und männlichen) Energien
- Zusammenhalt und Vertrauen innerhalb der Partnerschaft

Meine Intention zu den einzelnen Übungen

Falls du mal keine Zeit für einen vollständigen Flow hast, kannst du dir ein oder zwei Asanas zur symptomatischen Anwendung auswählen. Damit du dir zielsicher die richtige Übung gegen dein Symptom auswählst, habe ich dir zu jeder Asana die stärkste Wirkung aufgeschrieben.

Übung 1: Vitalisierung der Eierstöcke
Übung 2: Durchblutung und Durchsaftung des Beckens
Übung 3: Stressabbau
Übung 4: Vitalkraft und Energie für die Geschlechtsorgane
Übung 5: Regulation des Hormonhaushalts
Übung 6: Entlastung der Geschlechtsorgane
Übung 7: Entlastung der Rückenfaszie und Vitalisierung der Beckenorgane
Übung 8: Lösung innerer und äußerer Anspannung

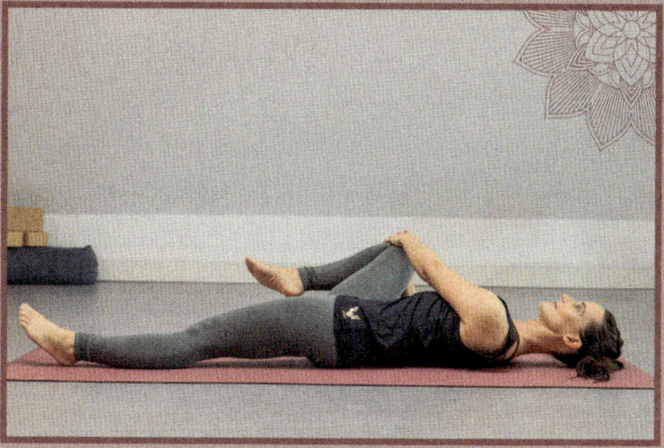

Übung 1: Seite 84

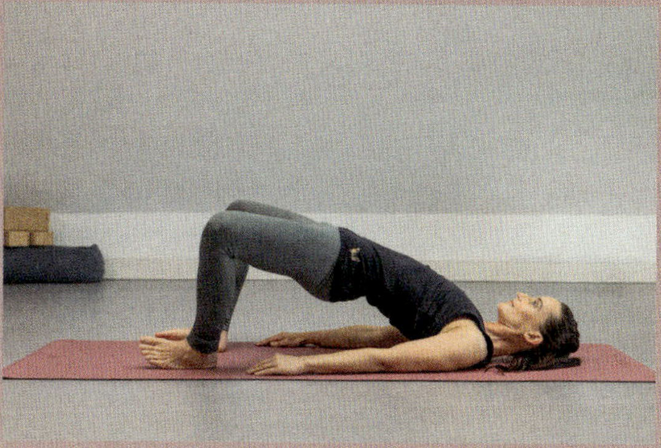

Übung 2: Seite 56

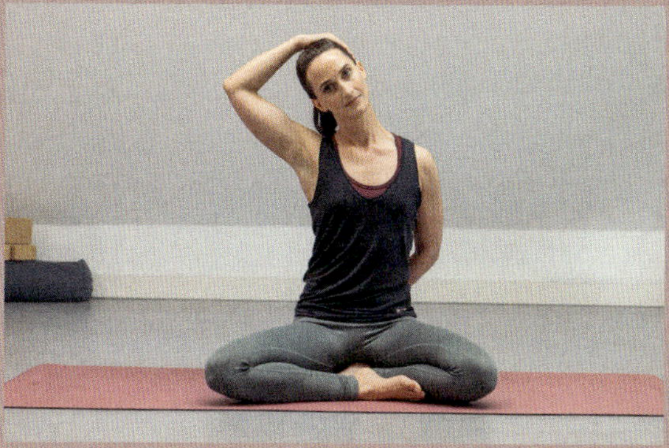

Übung 3: Seite 59

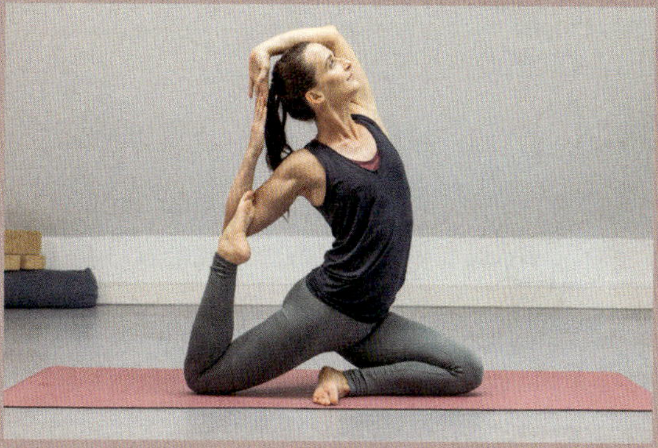

Übung 4: Seite 62

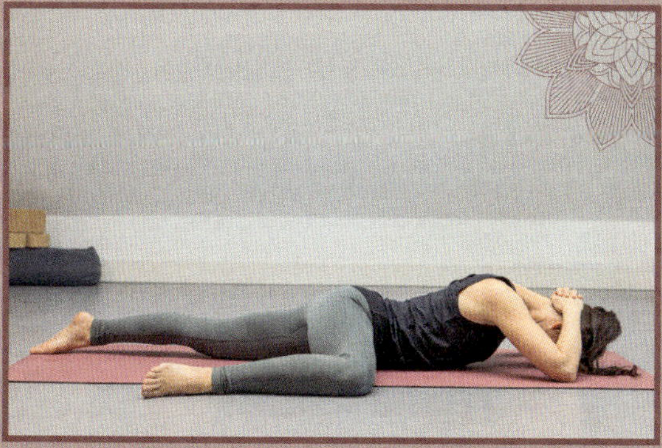

Übung 5: Seite 88

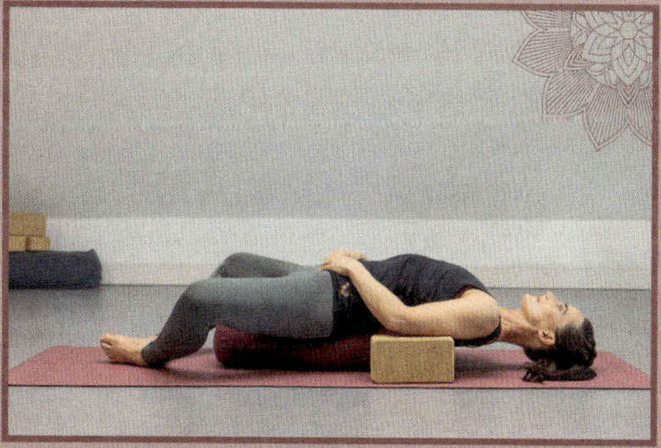

Übung 6: Seite 92

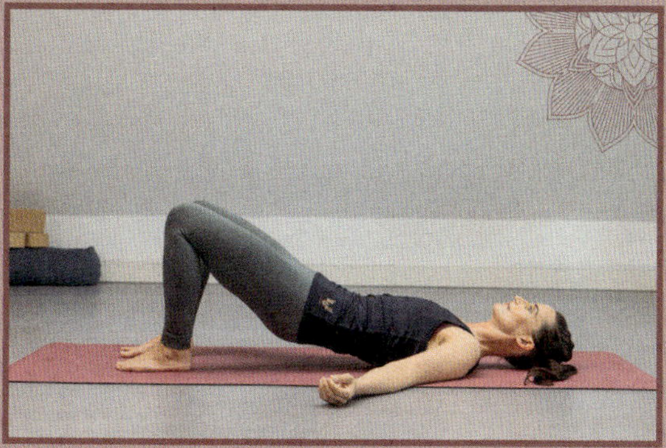

Übung 7: Seite 93

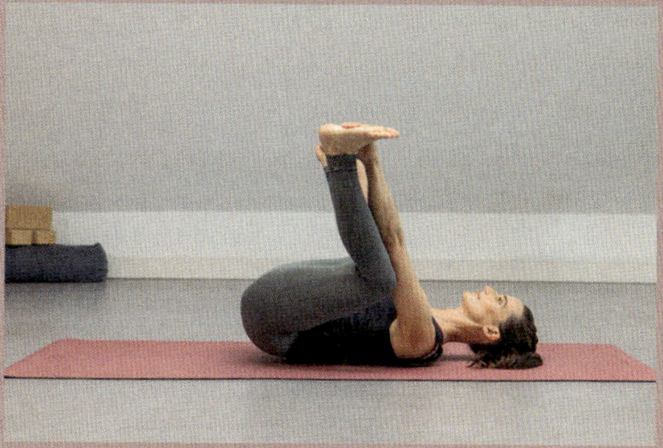

Übung 8: Seite 70

Kinderwunschbehandlung in der Naturheilkunde

Im Sinne ihres ganzheitlichen Ansatzes wird das Thema Kinderwunsch in der Naturheilkunde allumfassend behandelt und ganz besonders der Frau wird ein sanfterer Weg zum Wunschkind ermöglicht. Genau wie in der Schulmedizin ist der erste Schritt eine umfassende Diagnostik mit Blutbild und Stuhlprobe. Anhand der Diagnostik erkennen Heilpraktiker Defizite im hormonellen System, mögliche Organbelastungen und andere funktionelle Störungen, die eine Fruchtbarkeitsstörung hervorbringen, und können abschätzen, ob eine naturheilkundliche Behandlung Erfolg versprechend ist. Spielen hormonelle Ursachen oder psychische Belastungen eine Rolle, lohnt es sich auf jeden Fall, einen alternativen Weg zur künstlichen Befruchtung auszuprobieren und die Körperressourcen der Frau zu schonen.

Häufige hormonelle Ursachen bei unerfülltem Kinderwunsch

- Dauerstress
- Schlafmangel (Melatoninmangel und fehlende Regenerationsphasen)
- Nebennierenreizung
- Schilddrüsendysfunktionen (Über- und Unterfunktion, Schilddrüsenentzündung)
- Darmprobleme (Histaminintoleranz)
- Nährstoffmangel
- Ungesunde Ernährungsweise und Bewegungsmangel
- Stoffwechselstörungen wie Hämopyrrollaktamurie (HPU)
- Leistungssport und Überanstrengung
- Medikamente (Antibabypille)
- Knöcherne Becken- und Rückenblockaden mit Durchblutungsstörungen

All die oben genannten Ursachen für hormonelle Disbalancen können in der Naturheilkunde ganzheitlich behandelt werden und sind bei einer natürlichen Kinderwunschbehandlung angezeigt.

In meiner Praxis behandle ich Paare mit Kinderwunsch mit einem Fünf-Schritte-Programm, wobei mir wichtig ist, dem Paar Möglichkeiten zu geben, aktiv an der Erfüllung ihres Kinderwunsches mitzuwirken. Voraussetzung ist, dass der Mann eine ausreichende Spermienqualität besitzt, um ein Baby zu zeugen. Beachte bitte, dass ich mein Fünf-Schritte-Programm für dieses Buch mit der Absicht angepasst habe, möglichst viele Paare anzusprechen und ihnen bei unerfülltem Kinderwunsch Mut zu geben, den Blick für alternative, sanftere Behandlungsmöglichkeiten zu öffnen.

Paare, bei denen einer der Partner an einer chronischen Erkrankung leidet oder bei denen strukturelle körperliche Probleme eine Rolle bei der Zeugungsfähigkeit spielen, benötigen neben dem Fünf-Schritte-Programm noch spezifizierte und umfassendere Therapien. Zählt ihr als Paar dazu, fühlt euch frei, das Programm dennoch gemeinsam auszuprobieren. Vereinbart aber einen zusätzlichen Termin in einer naturheilkundlichen Praxis und lasst euch über begleitende Therapiemöglichkeiten beraten.

Das Fünf-Schritte-Konzept für eine natürliche Kinderwunschbehandlung

Es kommt relativ häufig vor, dass sich Frauen ohne ihren Partner zu einer naturheilkundlichen Behandlung anmelden, obwohl es bei einem Kinderwunsch sinnvoll ist, wenn sich beide Partner behandeln lassen. Möglicherweise beschäftigen sich Frauen insgesamt mehr mit der Thematik Kinderwunsch. Doch viele Frauen finden den Weg in die Naturheilpraxis, weil sie die schulmedizinischen Kinderwunschbehandlungen mehr als Männer an ihrem eigenen Körper spüren und als belastend empfinden. Spätestens wenn du körperlich oder seelisch unter der Kinderwunschbehandlung leidest, ist es an der Zeit, dass du dich mit deinem Partner austauschst und ihr gemeinsam über alternative Wege sprecht. Die meisten Partner sind bereit, ihre eigenen Lebensgewohnheiten zu überdenken und ihre Partnerin mit all ihrer Kraft bei dem Kinderwunsch zu unterstützen. Plant zum Beispiel einen gemeinsamen Beratungstermin in einer naturheilkundlichen Praxis und führt ehrliche Gespräche über eure Sorgen und über eure Ängste.

Mit dem Fünf-Schritte-Konzept habt ihr die Möglichkeit, gemeinsam euren Kinderwunsch zu realisieren und euch aktiv in die Behandlung einzubringen. Denkt daran, künstliche Verhütungsmittel bei einem Kinderwunsch rechtzeitig abzusetzen, denn der weibliche Körper braucht einige Zeit – etwa sechs bis zwölf Monate –, bis er seine natürliche Fruchtbarkeit wiedererlangt.

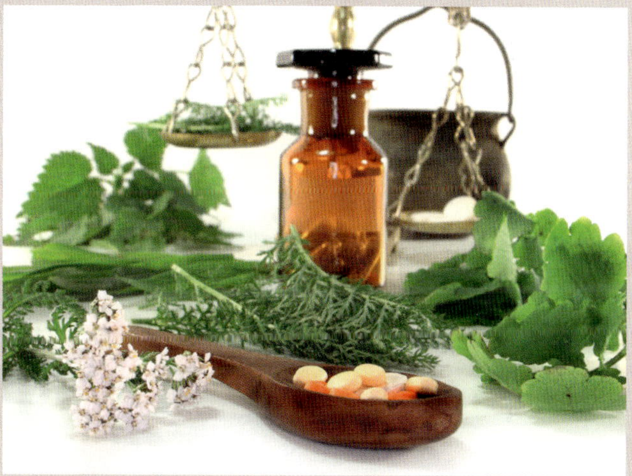

Die Naturheilkunde kennt viele Wege für eine sanfte Kinderwunschbehandlung.

Schritt 1: Naturheilkundliche Untersuchungen

Genau wie in der Schulmedizin ist der erste Schritt eine umfassende Diagnostik mit Blutbild und Stuhlprobe. Mithilfe dieser Diagnostik erkennen Heilpraktikerinnen Defizite im Hormonsystem und mögliche Organbelastungen, die eine Fruchtbarkeitsstörung begünstigen. Außerdem werden Nährstoffdefizite oder toxische Belastungen sichtbar. Anhand der Blutbildergebnisse wird die Basistherapie festgelegt: Jetzt heißt es, den Hormonhaushalt zu regulieren, Toxine auszuleiten, die Stoffwechselorgane Leber, Nieren und Darm zu stärken und Nährstoffdefizite auszugleichen. Denn die Geschlechtshormone arbeiten nur mit voller Leistung, wenn genug Co-Faktoren wie B-Vitamine vorhanden sind. Vitamin B_{12} ist beispielsweise für die Einnistung der Eizelle wichtig und ermöglicht den Beginn einer Schwangerschaft. Nachdem die Blutwerte feststehen, bekommen beide Partner einen individuellen Therapieplan mit Nahrungsergänzungsmitteln und pflanzlichen Wirkstoffen, um dem Körper Bausubstanzen zu geben, die ihn fruchtbarer und vitaler machen.

WICHTIGE VITAMINE UND MINERALIEN BEI KINDERWUNSCH

Die Gabe von täglich etwa 50 Milligramm Vitamin B_{12} unterstützt den Einnistungsprozess der Eizelle. Stellt sich in den Laborergebnissen eine Histaminintoleranz heraus, trägt das Vitamin dazu bei, mithilfe des Enzyms Diaminoxidase Histamin abzubauen und die weiblichen Geschlechtsorgane zu regulieren.

Vitamin B_6, Selen, Zink und Vitamin C sind Co-Faktoren von Schilddrüsenhormonen und tragen dazu bei, Schilddrüsenreizungen auszugleichen und das hormonelle Gleichgewicht zwischen Schilddrüse, Nebennieren und Geschlechtsorganen auf natürliche Weise zu regulieren.

Es gibt auch Nährstoffe, die gezielt einen Kinderwunsch unterstützen: Vitamin A, das reichlich in Seefisch und Eiern enthalten ist, ist beispielsweise für die Eizellreifung wichtig. Selen ist ein Nährstoff für die Spermienbildung. Zink verbessert beim Mann die Spermienqualität und hilft Frauen, genügend Hormone zu bilden. Vitamin B_6 baut Progesteron auf, reguliert den weiblichen Hormonspiegel und sorgt für eine gesunde Gebärmutterschleimhaut.

Neben der Blutprobe wird eine Stuhlprobe abgenommen und analysiert. Mit einer Stuhlprobe offenbart sich die eigentliche Verdauungsfähigkeit des Darms. Wird aufgedeckt, dass der Darm während seiner Stoffwechselvorgänge zu viele Toxine bildet und mit dem Abbau der Giftstoffe die Leber überlastet, verschreiben Heilpraktiker beispielsweise Bindemittel wie Zeolith oder Chlorellaalgen. Egal, ob die Giftstoffe vom Darm selbst produziert oder über Nahrungsmittel aufgenommen worden sind, man sollte sie auf jeden Fall ausleiten! Denn zum einen sind die meisten Toxine prostatagängig und lagern sich im Gewebe der Prostata ein. Zum anderen bauen toxische Stoffe die Schleimhäute der weiblichen Geschlechtsorgane ab. Es kommt dann zu unbeweglichen, langsamen Spermien, die sich vergeblich auf den Weg zur Eizelle machen und diese womöglich nie erreichen, weil sie vorher absterben. Gelingt die Befruchtung dennoch, kann sich das Ei meist nicht in der Schleimhaut der Gebärmutter einnisten. Toxine können den Darm auch »durchlässig« machen und aufblähen, sodass der Darm auf die Geschlechtsorgane drückt, die Giftstoffe überall in den Körper gelangen und wichtige Nährstoffe für eine Schwangerschaft verloren gehen.

Fassen wir zusammen: Ein erster Schritt in Richtung Schwangerschaft sind die Untersuchungen und ein darauf abgestimmter Therapieplan von Heilpraktikern oder naturheilkundlich arbeitenden Ärzten. Je nach Befund wird eine zusätzliche Ausleitungstherapie begonnen oder eine Darmsanierung eingeleitet. Ein mögliches Beispiel für eine Darmsanierung zu Hause findest du ab der Seite 143.

Schritt 2: Körperliche Blockaden behandeln lassen

Als Nächstes empfehle ich beiden Partnern, sich osteopathisch behandeln zu lassen und das Becken von Blockierungen zu befreien. Gut bewegliche Beckenknochen sorgen für entspannte Rücken- und Beckenmuskeln und für eine verbesserte Durchblutung im Beckenraum. Alles zusammen fördert die Fruchtbarkeit der Geschlechtsorgane und eine natürliche Zeugungsfähigkeit. Die meisten Krankenkassen übernehmen zumindest einen Teil der Behandlungskosten. Informiere dich diesbezüglich am besten direkt bei deiner Krankenkasse. Für die Schritte 1 und 2 brauchst du professionelle naturheilkundliche Unterstützung. Mit den Schritten 3 bis 5 könnt ihr euch jetzt in die Therapie mit einbringen und gemeinsam euren Kinderwunsch aktiv realisieren.

Schritt 3: Stress abbauen

Eins muss euch beiden klar sein: Im Dauerstress schwanger zu werden, ist besonders schwer! Das Körpernetzwerk hat feine Fühler und schätzt ganz genau ein, ob trotz Dauerstress, Druck und Vitalitätsverlust noch genügend Ressourcen da sind, um ein Kind zu zeugen und auf die Welt zu bringen. Arbeitet der Körper schon am Limit, verhindert er die Schwangerschaft oder bricht sie ab, um lebenswichtige Ressourcen zurückzuhalten. Wenn du über deinen Zyklus Tagebuch führst und ihn regelmäßig in einer Kurve darstellst, erkennst du den Stressfaktor deines Körpers beispielsweise an einem fehlenden Eisprung oder an Basaltemperaturen, die ungeordnet schwanken. Bevor und solange die naturheilkundliche Therapie greift, solltet ihr eure Stressfaktoren analysieren und Stress vermeiden: Wer oder was verursacht Stress? Wann können Pausen in den Alltag eingebaut werden? Haben wir ein gutes Zeitmanagement? Wobei können wir uns gegenseitig besser unterstützen, wann brauchen wir Freiräume? Und sorgen wir für ausreichend Schlaf? Vielleicht könnt ihr einen schönen Urlaub planen, um mal aus dem Alltag auszubrechen und die Batterien wieder aufzuladen. Viele Paare schätzen gemeinsame Rituale, wie zusammen zu Abend zu essen, spazieren zu gehen oder sich gegenseitig auf dem Sofa die Füße zu massieren. Probiert doch mal aus, ob ihr beide Spaß am Yoga habt und über die Yogasequenz in diesem Kapitel zur Ruhe findet. Habt dabei im Hinterkopf: Gemeinsam Stress abzubauen reguliert das weibliche Hormonsystem und setzt die Spermienqualität herauf. Das bringt euch wieder einen Schritt weiter zu eurem Wunschkind und entschleunigt nebenbei den Alltag.

Schritt 4: Ernährung überdenken und anpassen

Zu den kinderwunschfördernden Vitaminen und Körperbaustoffen hast du dich in Schritt 1 schon eingelesen. Selbst wenn ihr Nahrungsergänzungsmittel verschrieben bekommen habt, versucht, möglichst viele wichtige Körperbausteine wie B-Vitamine, Zink, Selen, Omega-3-Fettsäuren und Antioxidantien über hochwertige Nahrungsmittel aufzunehmen. Frischkost, Gemüse, Hanf-, Oliven- und Leinöl, Nüsse, Saaten und Beeren liefern euch Vitalstoffe und versorgen den Körper mit allem, was er braucht. Verzichtet eine Zeit lang komplett auf ungesunde Kohlenhydrate, die beispielsweise in Weißmehlprodukten und Fast Food stecken, und auf Lebensmittel, die Industriezucker enthalten. Wenn ihr schon dabei seid und eure Ernährungsgewohnheiten umstellt, dann versucht, weniger Fleisch und Milchprodukte zu essen und dafür auf Gemüse zu setzen. Trinkt stilles Quellwasser und Kräutertees, damit die Nieren durchgespült sind und euch wertvolle Energie spenden. Ganz wichtig: Hört auf zu rauchen und trinkt keinen Alkohol! Beide Angewohnheiten wirbeln bei Männern und Frauen gleichermaßen den Hormonhaushalt durcheinander und schränken die Fruchtbarkeit ein. Man hat herausgefunden, dass sich der Körper drei bis fünf Monate erholen muss, wenn jemand zu rauchen aufhört, bis sich sein Hormonsystem regeneriert hat. Das heißt für Rauchende: Sobald der Kinderwunsch von beiden Partnern ausgesprochen ist, solltet ihr mit dem Rauchen komplett aufhören.

Schritt 5: Mehr körperliche Aktivität

Der letzte Schritt in Richtung Wunschkind ist, sich jeden Tag moderat zu bewegen und sportlich aktiv zu sein. Versucht, mehr Bewegung in den Alltag einzubauen und einmal am Tag richtig ins Schwitzen zu kommen. Über Sport und Bewegung schüttet der Körper vermehrt Glückshormone aus – die kann man immer gut gebrauchen und sie stimmen euch zuversichtlich. Außerdem vitalisiert und stärkt Sport den gesamten Körper, macht ihn wie bereits erwähnt widerstandsfähiger gegenüber Stress und erhöht die Qualität der Spermien. Perfekt für den Kinderwunsch sind beispielsweise Schwimmen, Joggen, Yoga, Teamsportarten oder flotte Spaziergänge mit dem Hund durch die Natur.

Noch ein wertvoller Tipp: Falls ihr übergewichtig seid, lohnt es sich, ein paar Kilo abzunehmen. Denn Übergewicht hat bei Frauen einen negativen Einfluss auf die Fruchtbarkeit und kann bei Männern zu einer verminderten Spermienbeweglichkeit führen. Seid ihr beide übergewichtig und schafft es, das Körpergewicht um einige Kilo zu reduzieren, steigt die Chance auf eine Schwangerschaft erheblich.

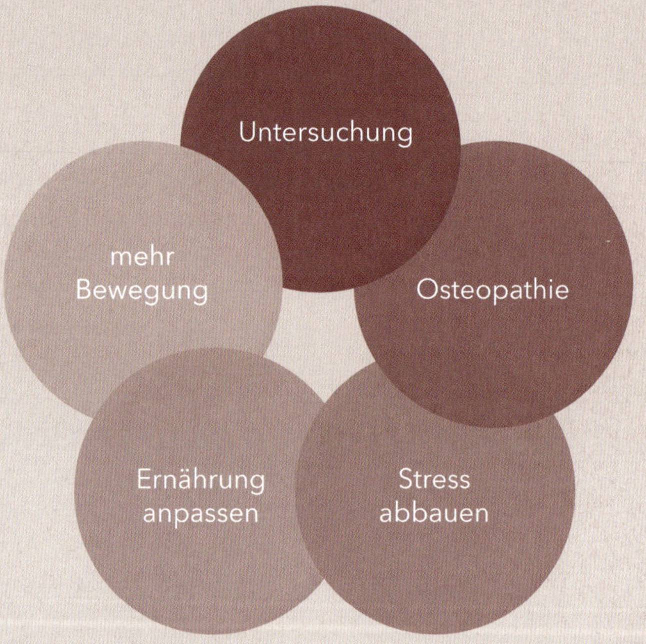

Deine Checkliste zum Kinderwunsch. Eine natürliche Kinderwunschbehandlung kann mit diesen fünf Schritten gelingen – so können Paare ihren Kinderwunsch aktiv mitgestalten.

Schulmedizin oder naturheilkundliche Behandlung?

Aus Erfahrung weiß ich, dass der naturheilkundliche Weg zum Kinderwunsch bei vielen Paaren erfolgreich ist. Der Schlüssel zum Erfolg liegt meist darin, schädigende Lebensmuster aufzulösen und den Körper liebevoll mit allen Nährbausteinen zu versorgen, die ihn vitalisieren, die ihm Kraft geben und die ihn fruchtbarer machen. Ich freue mich jedes Mal riesig, wenn mir ein Patientenpärchen mitteilt, dass sie durch den sanften, naturheilkundlichen Weg nun endlich ein Baby erwarten. Schlussendlich muss jeder für sich selbst entscheiden, welche Behandlungsform die beste für den eigenen Körper ist und in welche Behandlungsmethode man das meiste Vertrauen fasst. Wenn ihr euch unsicher seid, vereinbart ganz einfach einen Termin in der schulmedizinischen Kinderwunschklinik oder in der naturheilkundlichen Praxis. Es spricht auch nichts dagegen, beide Behandlungskonzepte zu kombinieren.

Schwangerschaft

In nur 40 Wochen lässt die Natur in dir ein vollständig neues Wesen heranreifen. Etwa vier Wochen nach der Zeugung fängt das kleine Herz aus eigener Kraft heraus plötzlich an zu schlagen! Nach zwölf Wochen hat das Baby im Mutterleib schon winzige Hände! Während der Schwangerschaft ist dein Körper wie ein Universum für dein ungeborenes Baby und es badet in den Klängen und Schwingungen deiner Atmung. Zwischen Mutter und Baby entsteht eine einzigartige Verbindung, die beeinflusst, welche ersten Erfahrungen das Baby mit der Welt macht. Nimm dir die Zeit, um still zu werden und tief in dich hineinzuhorchen. Nutze die Zeit innerhalb der Schwangerschaft als Chance zu mehr Bewusstheit und Reflexion, damit dein Baby mit wertvollen ersten Eindrücken und Erfahrungen auf die Welt kommt.

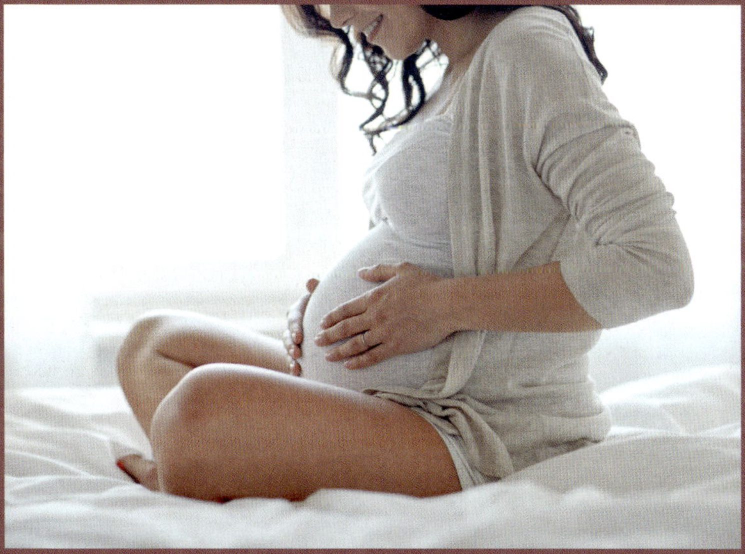

Die Trimester

Eine Schwangerschaft wird mit 40 Wochen berechnet und in drei Trimester eingeteilt, wobei sich der Körper der Schwangeren innerhalb des ersten Trimesters erheblich umstellen muss. Im zweiten Trimester nimmt vor allem der Bauchumfang zu, dennoch beschreiben viele Frauen diese Zeit als die schönste und angenehmste Phase innerhalb der Schwangerschaft. Im dritten Trimester haben die meisten Frauen mit Bewegungseinschränkungen zu kämpfen. Die Vorfreude wächst, das Baby kann kommen! Doch mit der Vorfreude schleichen sich bei vielen Frauen Ängste mit ein: Was wird auf mich zukommen und kann ich meinem Baby eine leichte Geburt ermöglichen? Jetzt kann Yoga helfen, sich auf die weiblichen Urkräfte zu besinnen und darauf zu vertrauen, dass die Frau perfekt für eine Schwangerschaft gemacht ist und sich dein Körper bestens auf die Geburt vorbereiten wird.

Das erste Trimester: erhebliche Umstellungen

In den ersten drei Monaten entwickelt sich der Embryo zum Fetus. Nach zehn Wochen sind bereits alle inneren Organe angelegt und das kleine Herz schlägt schon 120- bis 160-mal in der Minute. Das Kind kann nach etwa sieben Wochen über seine Haut fühlen, wie es von Fruchtwasser umgeben ist. Es beginnt, sich der Welt der Dinge zu nähern. Sein Körper ertastet die inneren Organe und wiegt sich wohlig im Rhythmus des mütterlichen Herzschlags und im Rhythmus ihrer Atmung. In der Yogaphilosophie heißt es, dass am Ende des ersten Trimesters die Seele des Kindes einzieht und der Grundstein für spirituelle Entwicklung gelegt wird.

MEDITATION: DIE KLEINE SEELE WILLKOMMEN HEISSEN

Wenn du möchtest, kannst du dir als werdende Mutter in *Shavasana* die Meditation »Die kleine Seele willkommen heißen« anhören. Scanne hierzu einfach den QR-Code. Mit der Meditation werden die Chakras, die Energiezentren im Körper, gereinigt und mit neuer Energie gefüllt. Über die Reinigung des Kronenchakras heißt du dein ungeborenes Baby willkommen und schenkst ihm das Gefühl: »Mama ist Wärme, Nähe, Schutz und Liebe, die mich tragen.«

m-vg.de/link/weibliche-kraft_5

Im ersten Trimester geschehen auch die meisten Umstellungen im weiblichen Körper. Für viele Frauen sind die Veränderungen mit physischen und psychischen Symptomen verbunden: Müdigkeit, morgendliche Übelkeit, Stimmungsschwankungen, veränderter Geschmacks- und Geruchssinn und Feinfühligkeit sind häufig genannte Beschwerden.

Zweites Trimester: anfängliche Beschwerden lassen nach

Der zweite Schwangerschaftsabschnitt wird oft als die schönste Phase innerhalb der Schwangerschaft empfunden. Die anfänglichen Beschwerden lassen nach, der Körper hat sich angepasst und man fühlt sich in der Regel fit. Der Bauchumfang wächst und das Hormon Relaxin fördert die Elastizität des Bandapparates, sodass sich die Gelenke innerhalb des Beckens weiten. Dadurch wird der Platz im Bauchraum vergrößert. Der Fetus wiegt am Ende des zweiten Trimesters ungefähr so viel wie eine größere Salatgurke und ist 20 Zentimeter groß. Ab dem sechsten Monat spielen für das ungeborene Baby Gefühle eine immer größere Rolle. Jetzt braucht es viel Geborgenheit von den Eltern und die werdenden Eltern sollten besonders auf Harmonie innerhalb der Partnerschaft achten. Das Baby genießt schöne Gedanken der Mutter und liebt es, wenn mit ihm gesprochen wird.

Drittes Trimester: Bewegungseinschränkungen

Im letzten Trimester sind der Bauch, die Brust und die Gebärmutter so gewachsen, dass es zu erheblichen Bewegungseinschränkungen in fast allen Alltagsbewegungen kommt. Selbst das Schuhe-Zubinden oder Socken-Anziehen fällt schwer. Das zusätzliche Babygewicht auf dem Beckenboden und der elastisch gewordene Bandapparat im unteren Rücken und im Becken begünstigen Rückenschmerzen.

Durch das wachsende Baby bleibt das Zwerchfell beim Atmen mehr oder weniger unter den Rippenbögen fixiert. Belastest du dich jetzt in den letzten Monaten der Schwangerschaft körperlich mehr, steigt die Herzfrequenz schnell an und selbst das Treppensteigen macht kurzatmig. Und noch etwas: Das Baby macht Druck auf die Blase und auf den Darm. Du hast jetzt wie die meisten schwangeren Frauen ständig das Gefühl, zur Toilette zu müssen. Ab Seite 179 gebe ich dir ein paar Selbsthilfetipps zu den häufigsten Schwangerschaftsbeschwerden.

In der 30. Schwangerschaftswoche ist das ungeborene Baby etwa 1800 Gramm schwer und 30 Zentimeter groß. Total spannend: Das Baby lernt jetzt schon, seine Lebensenergie zu lenken und zu kontrollieren. Sechs Wochen später ist die Lunge ausgereift und das Kind könnte selbstständig atmen. Ab dem neunten Monat beginnt sich das Baby auf das Leben außerhalb der Gebärmutter vorzubereiten und sich im Becken so auszurichten, dass es geboren werden kann. Für die werdende Mutter ist dies meist eine Phase, in der Ängste vor der bevorstehenden Geburt laut werden. Hier kann Yoga günstig auf die Spirale von Angst und Anspannung einwirken und eine entspannte Geburt ermöglichen.

Yoga in der Schwangerschaft

Bei einer normal verlaufenden Schwangerschaft darf die Yogapraxis fortgeführt werden, jedoch angepasst an die individuellen Möglichkeiten und an das eigene Wohlbefinden. Der Fokus der Yogapraxis kann sich jederzeit an die Bedürfnisse der Frau und an das Stadium der Schwangerschaft anpassen. Generell solltest du in der Schwangerschaft auf Yogahaltungen mit einer starken Bauchspannung (»Das Boot«) verzichten und extreme Umkehrhaltungen (»Schulterstand«) oder intensive Rückbeugen vermeiden. Übe nur mit sanften Pranayamas wie der *Ujjayi*-Atmung und vermeide es, den Atem anzuhalten. Damit du ein sicheres Gefühl beim Üben bekommst, gebe ich dir noch ein paar Hinweise zu den einzelnen Trimestern. Später, in dem Yogaflow für Schwangere, findest du weitere Tipps und Varianten zu den einzelnen Übungen.

Im **ersten Trimester** helfen dir Asanas, die den Körper bei den Anpassungen an die Schwangerschaft unterstützen (»Happy Baby«). Von unbedachter und intensiver Anstrengung ist abzuraten. Wenn es dir wohlbekommt, darfst du fließende Asanas mit in deine Sequenz einbauen, beispielsweise den klassischen Sonnengruß. Fließende und ineinander übergehende Haltungen wirken sich günstig auf das Herz-Kreislauf-System aus und machen wach und munter.

Im **zweiten Trimester** müssen die Asanas an den wachsenden Bauch angepasst werden. Vermeide im Yoga und in deinem Alltag Stoß- und Sprungbelastungen, da der Bandapparat lockerer und damit die Verletzungsgefahr größer wird. Asanas, die den Beckenboden ansprechen und das gezielte Anspannen und Loslassen im Beckenboden fördern, sind in dieser Phase der Schwangerschaft ideal. In deiner Yogasequenz ist das beispielsweise die mit einem Bolster unterlagerte »Schulterbrücke« von Seite 68. Auch Asanas für die schrägen Bauchmuskeln, zur Geburtsvorbereitung (Hocke) oder sanfte Rückenstärker passen gut.

Im **dritten Trimester** ist eine ausgleichende und entspannende Praxis ideal für dich. Übungen in der Bauchlage sind nicht mehr möglich. Ersetze sie durch Asanas im stabilen Stand. Sei nicht so lange in der Rückenlage, sie kann am Ende der Schwangerschaft Druck auf die untere Hohlvene ausüben und zu Kreislaufproblemen bis hin zur Ohnmacht führen. Praktiziere deshalb dein *Shavasana* ab der 25. Schwangerschaftswoche in der Seitenlage oder sitzend auf einem Stuhl. Solltest du nach einer Asana in der Rückenlage Kreislaufprobleme bekommen, hilft es, sich auf die linke Seite zu legen.

Durchbrich die Spirale aus Angst, Anspannung und Schmerz

Während der Geburt bist du als Frau extremen Belastungen und Herausforderungen ausgesetzt. Schon kleinste zusätzliche Stressoren wie ein Ortswechsel ins Krankenhaus oder eine harsche Bemerkung des Partners können den Stress antreiben und für Ängste sorgen. Dies führt zu einem Adrenalinausstoß im Körper und zur Aktivierung des sogenannten Kampf-oder-Flucht-Modus: Das Blut fließt augenblicklich aus der Körperperipherie zu allen lebenswichtigen Organen, die im Stress aktiviert werden müssen. Deine Gebärmutter zählt leider nicht dazu. Der Körper setzt eher Prozesse in Gang, die auch das Kind im Mutterleib stressen. Andere Organe wie die Lunge und das Herz sind jetzt vorrangig dran, mit Sauerstoff und Blut versorgt zu werden, mit der Folge, dass die Gebärmuttermuskeln unterversorgt sind und nicht mehr physiologisch funktionieren können. Hinzu kommt, dass Ängste und Stress die Ausschüttung des Wehenhormons Oxytocin hemmen und die Wehentätigkeit unter starken Schmerzen abnimmt. Die Schmerzen heizen die Spirale aus Angst, Anspannung und Schmerz weiter an.

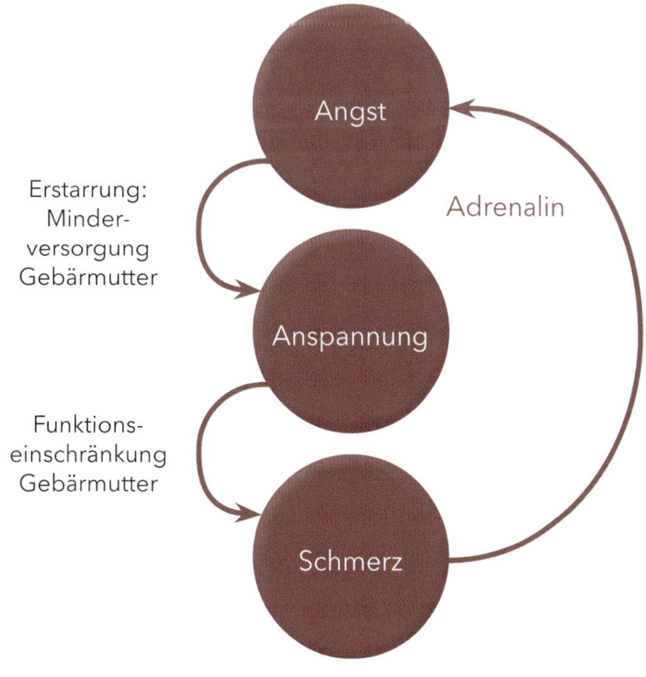

Stress und Ängste lösen während der Geburt Schmerzen aus, die du mit Yoga und passenden Atemtechniken lindern kannst.

Doch wenn du schon vor der Geburt über diese natürliche Körperreaktion Bescheid weißt, kannst du mit deinem Partner besprechen, wie er dich während der Geburt am besten unterstützen kann und welche Stressfaktoren sich in der Geburtsphase vermeiden lassen. Das beste Mittel, die Angst, Anspannung und Schmerzen während der Geburt selbst aufzulösen, sind Entspannungs- und Atemtechniken, die das vegetative Nervensystem bei Aufregung dämpfen und das Blut zurück in die Gebärmutter lenken. Dann ist auch Oxytocin in ausreichender Menge vorhanden und unterstützende Geburtswehen setzen wieder ein. Übe die Techniken am besten schon während der Schwangerschaft ein, damit du die Atem- und Entspannungstechniken während der Geburt sicher anwenden kannst und dich vertrauensvoll auf deine weibliche Körperweisheit verlassen kannst. Eine geeignete Atemtechnik aus dem Yoga ist beispielsweise die *Ujjayi*-Atmung. Mittlerweile gibt es viele Yogaangebote für Schwangere, die dich auf die Geburt vorbereiten und dir weitere Atem- und Entspannungstechniken an die Hand geben.

YOGA BEI DER GEBURT

Während der Geburt kann dir Yoga helfen, Schmerzen zu lindern und entspannter zu gebären. Besinne dich in stressigen Situationen auf die *Ujjayi*-Atmung und wende sie an. Unterstützend kannst du das Mantra *Om Bhavam Namah* – »In mir strömt unendliche Schöpferkraft« aufsagen und dich vertrauensvoll der Urkraft deiner Gebärmutter hingeben. Stelle dir in der Ausatemphase vor, wie sich der Muttermund weitet und öffnet. Deine Gebärmutter macht das schon und bringt dein Baby mit deiner liebevollen Unterstützung sicher zur Welt.

Es hilft auch, von Anfang an viel Wert auf eine schöne und ruhige Atmosphäre zu legen, in der du dich während der Geburt entspannt fühlst.

Übungsflow für die Zeit der Schwangerschaft

Sei in der Schwangerschaft besonders achtsam und bedenke, dass du Yoga zu zweit übst: Spüre nicht nur in dein eigenes Befinden hinein, sondern übe Yoga so, dass sich auch dein ungeborenes Baby wohlfühlt. Auf Seite 174 habe ich bereits angesprochen, was es in den einzelnen Trimestern bei Yoga und speziell bei den Asanas zu beachten gibt und was dich dazu ermutigt, deinen Flow jederzeit intuitiv an deine Bedürfnisse anzupassen. Ich gebe dir Vorschläge und Anregungen, doch dein Maßstab sind deine individuellen Bewegungsmöglichkeiten und dein Wohlbefinden. Ab der 25. Schwangerschaftswoche ist es besser für dich und dein Baby, *Shavasana* in der Seitenlage zu üben. In den Asanas »Liegender Schmetterling«, »Schulterbrücke« und »Happy Baby« tut es gut, sich ab dem

Ende des zweiten Trimesters mit Lagerungshilfen zu unterstützen und die Haltungen bis zu drei Minuten auszuführen. So bereitest du das Becken sanft auf die Geburt vor und entspannst den überlasteten Rücken. Die osteopathischen Impulse helfen dir dabei, den Körper zu entspannen. Bei schweren Beinen und bei festen Füßen ist »Happy Baby« mit dem Faszien-Release der Füße extrem angenehm! Wähle anstelle der »Kobra« eine »My-Choice-Asana«, die für dich gerade optimal passt. Das muss keine Haltung aus dem Buch sein, es darf im ersten Trimester beispielsweise auch der Sonnengruß drankommen. Dehne deinen Flow nach Belieben aus oder verkürze ihn. Probiere aus, ob du zwischen den Asanas mehr Ausgleichsposen in der Rückenlage oder in der »Kind«-Position brauchst, und flicht sie gegebenenfalls in dein Programm mit ein. Besonders schön ist es, im dritten und vierten Monat der Schwangerschaft die Meditation »Die kleine Seele willkommen heißen« von der Seite 172 in *Shavasana* anzuhören und die enge Beziehung zu deinem Kind zu fühlen.

Ganzheitliche Effekte des Flows

- Körperstrukturen können sich besser an die Schwangerschaftsphasen anpassen
- sanfte Geburtsvorbereitung auf körperlicher und emotionaler Ebene
- Stressabbau und Entspannung
- Auflösung der Angst- Anspannungs- Schmerzspirale
- Reduktion von Schwangerschaftsbeschwerden wie Schmerzen und Kurzatmigkeit
- Selbstfürsorge
- Stärkung der Verbindung von Mutter und ungeborenem Kind

Meine Intention zu den einzelnen Übungen

Falls du mal keine Zeit für einen vollständigen Flow hast, kannst du dir ein oder zwei Asanas zur symptomatischen Anwendung heraussuchen. Damit du dir zielsicher die richtige Übung gegen dein Symptom auswählst, findest du hier die stärksten Wirkungen.

Übung 1: Entspannung im Leisten- und Unterbauchbereich
Übung 2: Blutversorgung- und Abtransport von Flüssigkeiten im Beckenraum
Übung 3: Verspannungen lösen und allgemeiner Stressabbau
Übung 4: Vertrauen und Akzeptanz
Übung 5: Selbstfürsorge
Übung 6: Entlastung des Beckenbodens und Geburtsvorbereitung
Übung 7: Entlastung des Rückens und Schmerzlinderung
Übung 8: Mutter- Kind Verbindung spüren und stärken

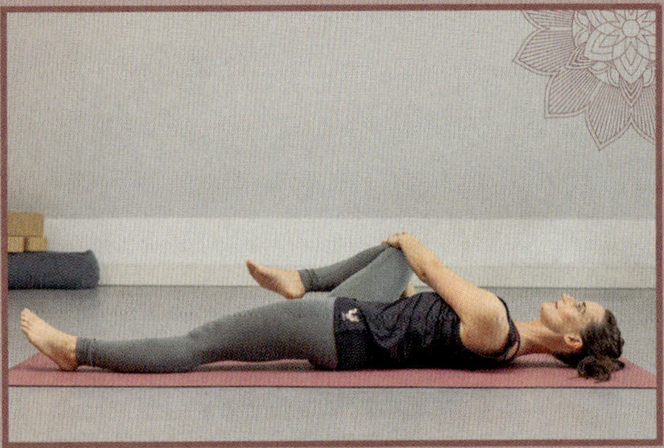

Übung 1: Seite 84

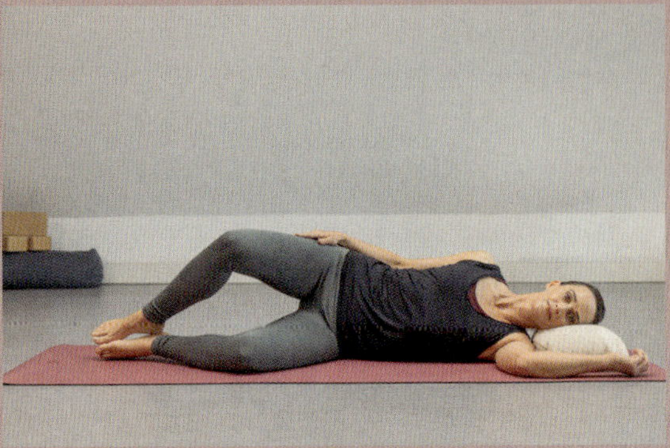

Übung 2: Seite 56

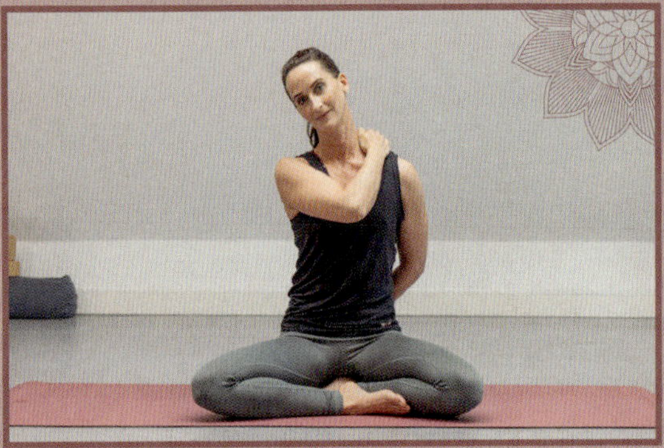

Übung 3: Seite 87

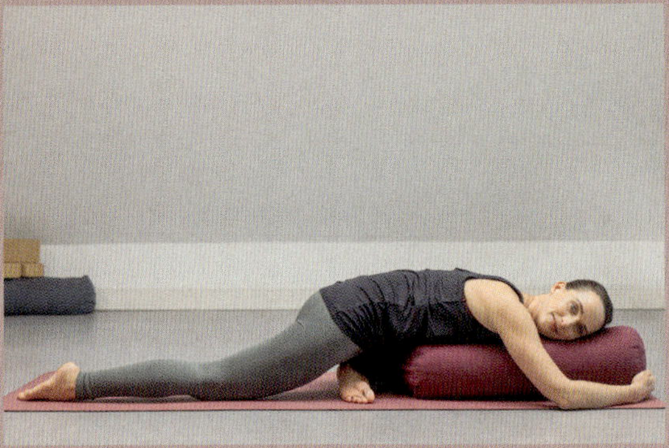

Übung 4: Seite 62

My-Choice-Asana

Übung 5

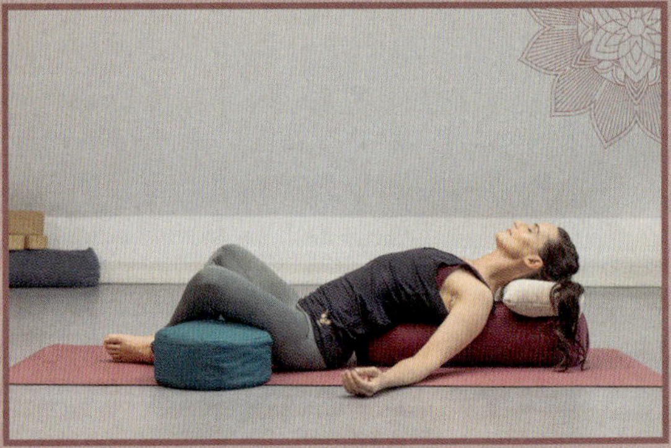

Übung 6: Seite 90

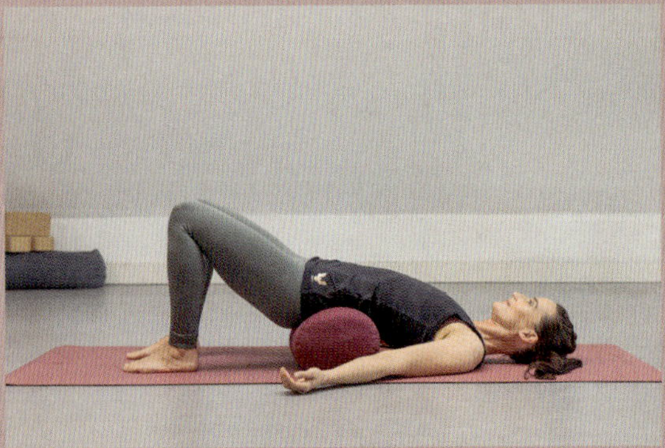

Übung 7: Seite 68

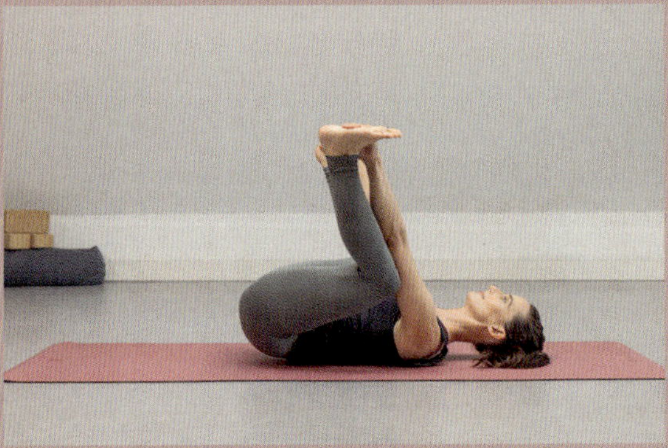

Übung 8: Seite 70

Die besten Tipps bei Schwangerschaftsbeschwerden

Jede Schwangerschaft verläuft anders, bringt aber in vielen Fällen typische Schwangerschaftsbeschwerden mit sich. Vielleicht ermutigt es dich zu wissen, dass du mit deinen Leiden nicht die einzige werdende Mutter bist und es vielen Schwangeren ähnlich wie dir geht. Die meisten Beschwerden sind harmlos und einfache Maßnahmen reichen aus, um sie zu lindern. Ich habe dir die besten Tipps von meinen Patientinnen zusammengestellt, die ihnen bei den häufigsten Schwangerschaftsbeschwerden am besten geholfen haben. Zusätzlich gebe ich dir zu jedem Trimester einen therapeutischen Hinweis zur Beschwerdelinderung in der Praxis.

Beschwerden im ersten Trimester

Dein Körper ist ab jetzt ein Zuhause für zwei! Dein Baby ist gerade einmal so groß wie ein Gummibärchen, sorgt aber schon für eine Achterbahn der Gefühle, manchmal auch für Übelkeit. Im Moment produziert dein Körper gerade eine Menge Progesteron, das fast wie eine Schlaftablette wirkt und die Darmperistaltik verlangsamt. Deswegen fühlst du dich in dieser Zeit der Schwangerschaft unendlich müde, so als ob du gerade einen Marathon gelaufen wärst. Und was für eine Gemeinheit: Jetzt ist auch noch der Darm verstopft!

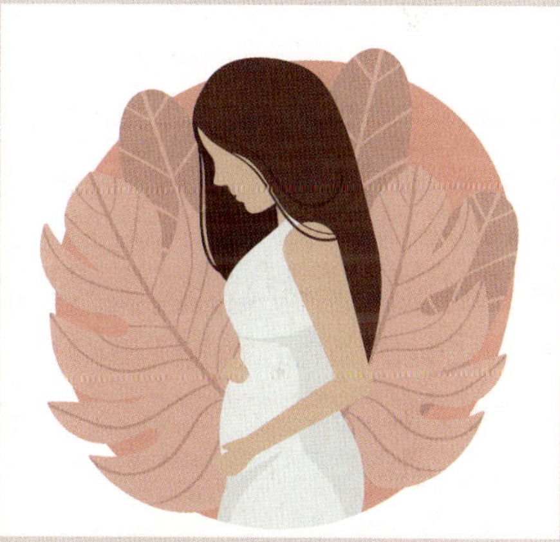

Ständig müde

Gegen Müdigkeit hilft ein Kältebad für das Gesicht mit anschließender Ohrmassage am Morgen. Fülle eine größere Schüssel mit eiskaltem Wasser und tauche dein Gesicht für einige Sekunden hinein. Wiederhole den Tauchgang für das Gesicht drei- bis fünfmal. Danach fühlt sich das Gesicht richtig gut durchblutet und wach an. Nimm dir dann ein bisschen Gesichtscreme und massiere beide Ohren. Streiche die Ohrränder ein paarmal mit etwas Zug von innen nach außen aus und ziehe abschließend dreimal an den Ohrläppchen. Die Massage aktiviert eine Menge Akupunkturpunkte, die den ganzen Körper vitalisieren und wach machen. Deine Ohren fühlen sich nach der Massage angenehm warm und durchblutet an. Ein zweiter Tipp gegen Müdigkeit ist, in der Zeit zwischen 23 Uhr abends und 5 Uhr morgens wirklich zu schlafen. In dieser Schlafphase finden die meisten regenerativen Tiefschlafphasen statt und dein Körper baut viel von seinem Stress ab.

Übelkeit und Unwohlsein

B-Vitamine helfen gleich bei drei Arten von Schwangerschaftsbeschwerden: Sie schenken deinem Körper bei Müdigkeit einen Energieschub, sie lindern Schwangerschaftsübelkeit und hellen das Gemüt bei Stimmungsschwankungen auf. Vitamin-B-Komplex-Produkte enthalten alle B-Vitamine und sind in jeder Apotheke erhältlich. Die Vitamine B_2, B_3 und B_{12} wirken im Eisenstoffwechsel und tragen zur Bildung von roten Blutkörperchen bei. Das macht wacher und hilft gegen die morgendliche Übelkeit. Achte zusätzlich darauf, B-Vitamine mit der Nahrung aufzunehmen: Sie sind reichlich in Leber, in Gemüse, in Pilzen und in Nüssen vorhanden. Übelkeit am Morgen wird zudem durch einen niedrigen Blutzuckerspiegel in der Schwangerschaft begünstigt. Lasse dir Frühstück ans Bett bringen! Ideal ist Knäckebrot, frischer Saft, Obst mit viel Kalium wie Aprikosen, Erdbeeren und Bananen und eine aufgeschnittene Zitrone. Keine Angst, die musst du nicht essen, aber wenn du an der Zitrusfrucht schnupperst, verfliegt die Übelkeit meistens.

Darmträgheit

Wenn dich Verdauungsstörungen plagen, blättere ein paar Seiten zurück und hole dir Tipps aus dem Kapitel zu den Darmproblemen ab Seite 136. Flohsamenschalen sind beispielsweise gute Ballaststoffe bei Darmverstopfung. Denke bei der Einnahme von Flohsamenschalen immer daran, viel Wasser zu trinken, ansonsten könnten sich deine Verstopfungen noch verschlimmern. Die Asana »Knie zum Bauch« mit Beinkreisen ist eine effektive Bewegung, um die Peristaltik des Darms anzukurbeln.

Bei Schwangerschaftsübelkeit, Erschöpfung und bei Stimmungsschwankungen ist Akupunktur hochwirksam. Bei länger anhaltenden Verstopfungen darf ein sanfter Einlauf gegeben werden, am besten unter Anleitung und Aufsicht eines geschulten Therapeuten.

Typische Beschwerden im zweiten Trimester

Die Haare sehen jetzt gerade super aus und allen fällt deine wunderschöne Ausstrahlung auf! Doch wahrscheinlich fühlst du dich gerade überhaupt nicht wunderschön: Dein Baby ist jetzt schon so groß wie eine Hand. Doch mit zunehmendem Bauchumfang nimmt die Konzentration ab. Immerhin etwa zwölf Kilogramm mehr trägt eine Frau während der Schwangerschaft mit sich herum – das bleibt nicht ohne Auswirkungen.

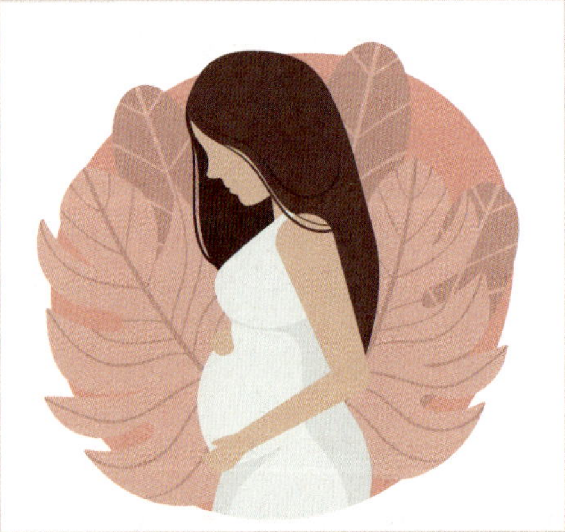

Ursache	Gewicht
Kind	3,5 kg
Gebärmutter	1 kg
Depotfett	1,7 kg
Gewebeflüssigkeit	2 kg
Blut	1,2 kg
Brüste	0,6 kg
Fruchtwasser	1,3 kg
Plazenta	0,8 kg
insgesamt	circa 12 kg

Schwangerschaftsstreifen

Erste Schwangerschaftsstreifen sind jetzt bei vielen Frauen zu sehen, denn die Kollagenfasern in der Haut schwächeln, während der Bauch und die Hüfte anfangen, sich auseinanderzudehnen und zu wachsen. Es lässt sich schwer vorhersagen, ob du zu den Frauen mit schwächerem Bindegewebe zählst, doch eins ist sicher: Während der Schwangerschaft etwas aufs Gewicht zu achten, schont das Bindegewebe am Bauch. Zusätzliche Massagen mit Weizenkeimöl helfen, das Bindegewebe besser zu durchbluten und das Risiko, Schwangerschaftsstreifen zu bekommen, zu verringern. Du kannst die Haut am Bauch zupfen, streichen oder leicht knetend massieren und dich zweimal am Tag selbst mit dem Öl behandeln.

Krampfadern oder Ödeme

Auch die Blutgefäße müssen sich an das Mehr an Körperflüssigkeiten gewöhnen. Das Hormon Progesteron, das immer noch in hohen Mengen ausgeschüttet wird, weitet die Gefäßwände, um den 1,2 Litern zusätzlicher Blutmenge im zweiten Trimester Platz zu schaffen. Dadurch leiern die Venen aus und Krampfadern oder Ödeme zeigen sich allmählich an den Unterschenkeln. Alles, was einen Gegendruck auf die Venen erzeugt, ist jetzt angezeigt: Kompressionsstrümpfe, schwimmen und Beine hochlegen! Vermeide jetzt, viel zu sitzen, und unterbrich bei sitzender Tätigkeit deine Arbeit alle halbe Stunde. Es reicht, einmal kurz aufzustehen und sich einen Tee zu holen, zur Toilette zu gehen oder die Treppen rauf und runter zu steigen.

Konzentrationsstörungen

Gegen das Vergessen und gegen die Schwierigkeit, sich auf etwas zu fokussieren, helfen nur To-do-Listen. Mache dir zur Gewohnheit, alles in diese Liste einzutragen, und lasse einen fixen Ort in deiner Wohnung, zum Beispiel die Haustür, zu deinem Anker werden. Platziere dir dort neben der

To-do-Liste auf einem kleinen Ablageregal alles, was du nicht vergessen solltest: die Schlüssel, deinen Kalender, einen Regenschirm, die Sonnenbrille und das Portemonnaie. Falls du etwas vergessen haben solltest, ist mit einem Tür-Anker die Wahrscheinlichkeit groß, dort etwas wiederzufinden.

Schmerzen im unteren Rücken

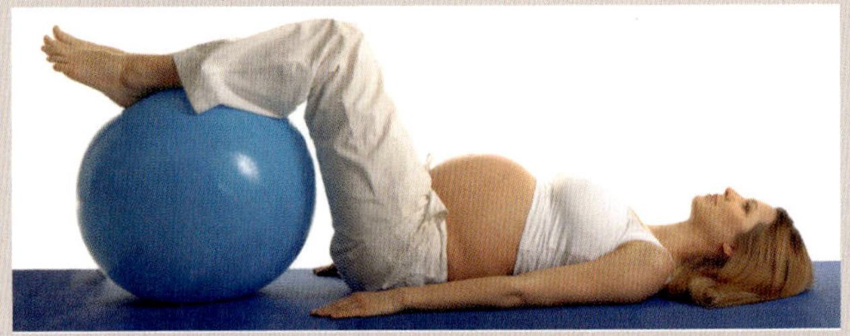

Sanftes Bewegen mit auf einem Gymnastikball abgelegten Beinen tut dem Rücken gut.

Rückenschmerzen in unterschiedlichen Intensitäten werden dich wahrscheinlich bis an das Ende deiner Schwangerschaft begleiten. Entlaste deinen Rücken mit einem warmen Vollbad. Gib zur Entspannung noch ein paar Tropfen reines ätherisches Lavendelöl, Melisse und Rose und einen Esslöffel Honig dazu. Weleda beispielsweise hat wunderbare fertige Badeöle mit Rose und Lavendel, die du ohne Bedenken verwenden kannst. Entlastung bringt auch, wenn du deine Beine in der Rückenlage auf einem Pezziball ablegst und den Gymnastikball ganz sanft hin und her schaukelst. Achte im Alltag auf rückenentlastendes Heben und Tragen: Gehe immer in die Knie, der Rücken bleibt gerade und der Po ist nach hinten rausgestreckt. Wenn du beispielsweise eine Kiste anhebst, nimm das Gewicht eng an den Körper, ehe du dich zurück ins Stehen aufrichtest.

Hole dir Hilfe von Physiotherapeuten, die überlastete Muskeln dehnen und massieren oder dir Übungen für Schwangere mit Rückenschmerzen zeigen. Die meisten Physiotherapiepraxen bieten manuelle Lymphdrainagen an. Die speziellen Massagen reduzieren Ödeme und bringen sofort Entlastung bei müden, schweren Beinen oder aufgequollenen Partien im Gesicht. Osteopathinnen helfen dir, deinen Körper während der Schwangerschaft auszubalancieren und unnötige Spannungen im gesamten Körper abzubauen.

Beschwerden im dritten Trimester

Zu Beginn des dritten Trimesters ist dein Baby fast schon 40 Zentimeter groß und wiegt rund 1 Kilogramm. Es braucht immer mehr Platz im Bauchraum und drückt einerseits das Zwerchfell und den Magen nach oben zum Brustkorb und andererseits beansprucht es auch Platz nach unten. Zudem bewegt es sich immer mehr, was du ganz deutlich spürst.

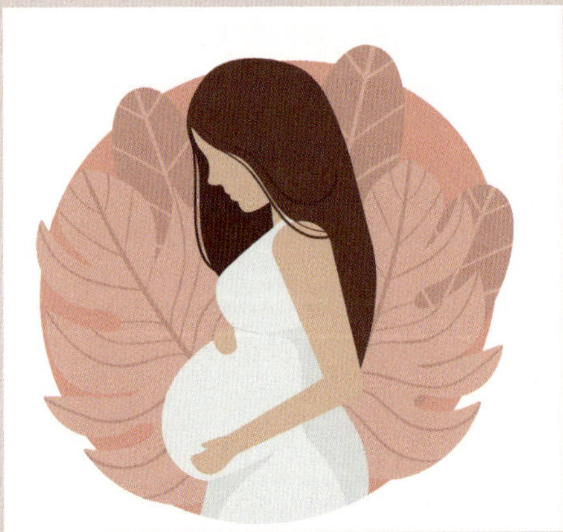

Müssen oder nicht müssen

Das Gefühl, auf die Toilette zu müssen, ist nun beinahe dein stetiger Begleiter – und dann kommen nur ein paar Tropfen. Vermehrter Harndrang in den letzten Wochen der Schwangerschaft lässt sich nicht vermeiden. Das Baby drückt mit seinem ganzen Gewicht auf die Blase. Achte trotzdem darauf, ausreichend zu trinken. Vielleicht fühlst du dich mit Periodenunterwäsche freier und sicherer. Einen guten Tipp, wo du Periodenunterwäsche mit ausgefallenen Motiven kaufen kannst, findest du in der Empfehlungsliste im Anhang (Seite 198).

Aus der Puste

Die Luft fehlt selbst beim Sprechen oder wenn du auch nur kurze Strecken gehst. Gegen Kurzatmigkeit empfehle ich, wann immer möglich, den Büstenhalter auszuziehen, um deinem Brustkorb und deiner Lunge Raum zu schenken. Entspanne deine Atemorgane zusätzlich ab und zu im Kutschersitz: Setze dich auf einen Stuhl oder Sessel, stelle die Füße hüftbreit auf den Boden, beuge nun den Oberkörper leicht nach vorn, die Wirbelsäule und der Kopf bleiben in sich gerade, und lege die Arme auf den Oberschenkeln locker ab.

Sodbrennen

Die Kurzatmigkeit geht zumeist mit aufsteigender Magensäure einher, denn durch die Größe des Kindes wird der Magen weiter in den Brustkorb geschoben. Linderung verschafft es, einmal täglich ein Glas warmes Wasser (etwa 250 Milliliter) mit einem Esslöffel naturtrübem Apfelessig zu trinken. Es hilft auch, kleine Portionen zu essen und diese gut durchzukauen. Vermeide, vor dem Schlafengehen Fettiges zu essen, damit der Magen zur Verarbeitung gar nicht erst größere Mengen Magensäure produzieren muss.

Weniger Bewegungsfreiheit

Durch den runden Bauch und die wachsenden Brüste sind deine Bewegungen zum Ende der Schwangerschaft sehr eingeschränkt. Gelenke und Muskeln sind überlastet und schmerzen möglicherweise. Bei allen möglichen Bewegungseinschränkungen sind ruhige Asanas im Sitzen, im Vierfüßlerstand oder in der Seitenlage ein Segen: Probiere den kleinen »Katze-Kuh«-»Kind«-Flow aus (Seite 73) und lasse dir in den jeweiligen Asanas viel Zeit, damit sich angeschlagene Muskeln wieder entspannen.

Physiotherapie und Massagen im Sitzen helfen, überlastete Körperstrukturen zu beruhigen und Schmerzen zu lindern. Der Physiotherapeut oder die -therapeutin kann dir weitere Übungen mitgeben, die dir und deinem Baby guttun. Die meisten Physiotherapeuten haben eine Ausbildung im kinesiologischen Tapen und wissen, wie sie dir mit einem Klebeverband Schmerzen nehmen können.

In den Wechseljahren

Jede Lebensphase von uns Frauen hat eine spezielle Bedeutung und hält für uns Herausforderungen bereit, aber auch Geschenke. Manchmal ergeben körperliche Beschwerden und seelische Veränderungen nur dann Sinn, wenn wir uns den Körperzeichen zuwenden und den Hinweisen des Körpers Aufmerksamkeit schenken. Die Symptome in den Wechseljahren sind Begleiter und Wegweiser in Richtung Neuorientierung und Selbstverwirklichung. Endlich ist Zeit, sich selbst etwas Gutes zu tun und alte oder neue Ziele zu verfolgen. Gleichzeitig braucht es natürliche Mittel und sanfte Übungen, um typische Wechseljahresbeschwerden abzumildern.

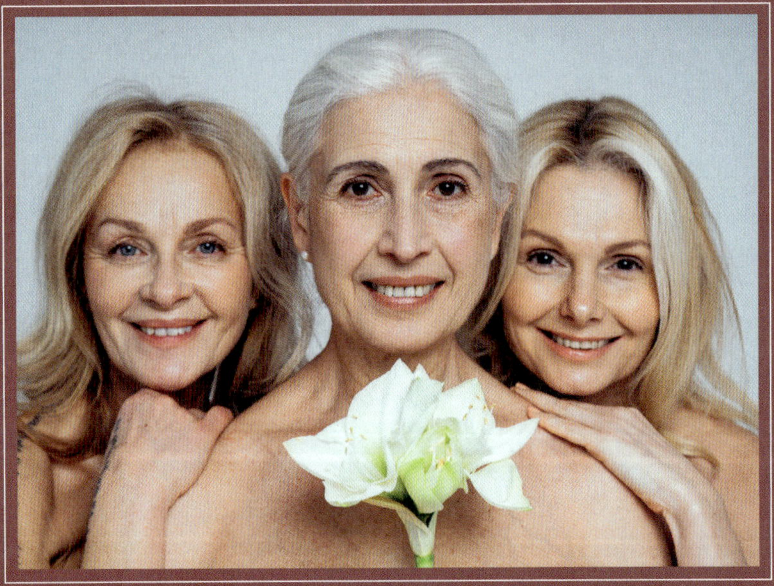

Perimenopause, Menopause und Postmenopause

Ab wann weiß man eigentlich, dass man in den Wechseljahren ist, und wie verändert sich dann die hormonelle Situation der Frau? Sowohl der Progesteron- als auch der Östrogenspiegel sinken ab dem 30. Lebensjahr natürlicherweise ab. Der Progesteronspiegel sinkt jedoch etwas schneller ab, sodass es zwischen 40 und 50 zu einer deutlichen, natürlichen Östrogendominanz mit verkürzten, verlängerten oder schmerzhaften Zyklen kommt. Diese Phase wird in der Medizin als *Prä-* und *Perimenopause* bezeichnet. Ist man unsicher, ob die Perimenopause schon eingesetzt hat, kann die Gynäkologin ein Blutbild mit Hormonwerten veranlassen, die Aufschluss über den Wechseljahresstatus geben.

Im Durchschnitt setzt die Menopause im Alter von 52 Jahren ein. »Menopause« bezeichnet das Versiegen der Monatsblutung, also den Zeitpunkt der letzten Regel. Jetzt sinkt auch der Östrogenspiegel rapide ab und gleicht sich dem Progesteronspiegel an. Das bringt Veränderungen in unseren geistigen Fertigkeiten mit sich: Die männlichen Hormone in uns kommen mehr zum Tragen. Anstelle der multitaskingfähigen Alleskönnerin entwickeln wir zielgerichtete Fähigkeiten, die mit Durchsetzungskraft und Eigennutz verbunden sind. Anstatt Versorgerin zu sein und sich um andere zu kümmern, fangen wir endlich an, an uns selbst zu denken. Doch der Abfall des Östrogenspiegels bringt auch körperliche Beschwerden mit sich. Dazu zählen Hitzewallungen, Schlafstörungen, Herzrasen und sexuelle Unlust.

Wenn die letzte Monatsblutung mindestens ein Jahr her ist, ist die Frau in der *Postmenopause* angekommen. Die typischen Wechseljahresbeschwerden sind ausgeklungen, doch trockene Haut und trockene Schleimhäute bleiben. Einige Frauen neigen jetzt zu trockenen Augen und vermindertem Speichelfluss. Deshalb wird es wichtiger, viel zu trinken, vermehrt auf Sonnenschutz zu achten und die Haut mehrmals täglich einzucremen. Bei trockenen Vaginalschleimhäuten können Zäpfchen eingesetzt werden oder spezielle Lotionen für den Intimbereich.

Die meisten Beschwerden in den Wechseljahren sind Begleiterscheinungen der Hormonumstellung. Doch selbst wenn sie natürlich sind, stören sie unser Befinden und sind häufiger die Ursache starker Beschwerden. An dieser Stelle trage ich dir noch mal die häufigsten Symptome in den einzelnen Phasen der Wechseljahre zusammen und gebe dir Tipps an die Hand, wie du die Beschwerden lindern kannst, ohne in die Prozesse der Umstellung einzugreifen.

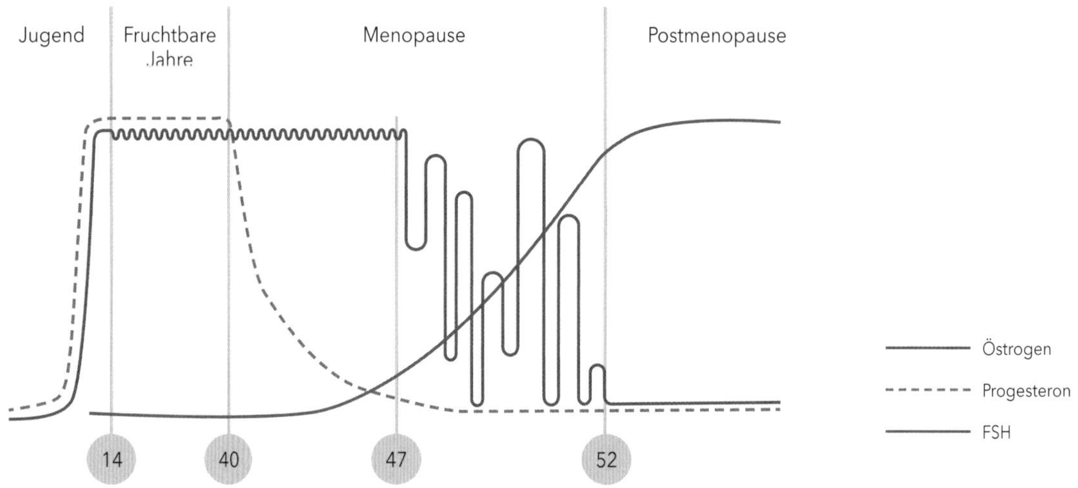

In den Wechseljahren stellt sich das Hormonsystem der Frau nochmals um.

Die Prä- und Perimenopause

Typische Symptome dieser Phasen sind Zyklusschwankungen, Schmierblutungen, urogenitale Schmerzen, Kopfschmerzen, Hitzewallungen, Stimmungsschwankungen, Verdauungsstörungen und Neigung zur Überforderung (Burn-out).

Tipp bei Hitzewallungen: Vermeide Faktoren, die erhöhend auf die Körpertemperatur wirken und das Gehirn dazu veranlassen, Kühlungsprozesse zu aktivieren. Dazu zählen heiße Nahrungsmittel, Alkohol, Kaffee, Sonne, räumliche Enge, überhitzte Räume, Stress und Aufregung.

Präventivtipp gegen Burn-out: Die vorübergehende Östrogendominanz in der Prämenopause sorgt für einen Energieschub. Wenn wir jedoch nicht ab und zu innehalten und uns ausruhen, laufen wir Gefahr, uns in gesellschaftlichen Aufgaben zu verlieren und uns auf Kosten der Lebenszufriedenheit zu verausgaben. Mache öfter Pausen und übernimm nur Extraaufgaben, die dir Spaß machen und die dir etwas geben.

Die Menopause

Klassischerweise geht diese Zeit mit Schwankungen im Energiehaushalt einher, die kalte Füße und warme Hände, Veränderungen der kognitiven Fähigkeiten, Steifigkeitsgefühl, Gewichtszunahme und depressive Verstimmungen mit sich bringen.

Viele Frauen haben das Gefühl, die Gedächtnisleistung lasse nach. Doch in Wirklichkeit verändert sie sich nur. Das Abfallen des Östrogenspiegels mindert die geistige Fertigkeit, multitaskingfähig zu handeln. Dafür arbeitet das Gehirn zentrierter. Es kann jetzt besser eine Sache nach der anderen erledigen, dafür aber mit Erfolg und Präzision. Wir werden also nicht wirklich vergesslicher, nur fokussierter.

Tipp: Schwenke von Multitasking auf Onetasking um und erledige eine Sache nach der anderen. Umgib dich vermehrt mit schönen Dingen, suche dir ein kreatives Hobby, plane einen einzigartigen Urlaub und koste das wunderschöne Leben voll aus!

Die Postmenopause

Die Haut und die Schleimhäute werden dauerhaft trockener und dünner, wodurch der Immunschutz abnimmt und unser Körper anfälliger für Infekte und Krankheiten wird. Durch den Wegfall von Östrogen laufen außerdem die Knochen Gefahr, poröser zu werden, und Frauen empfinden mehr Muskel- und Gelenkschmerzen. Der Beckenboden schwächelt, die Organe sinken etwas ab und das Risiko, an Inkontinenz zu leiden, steigt.

Tipp: Stärke jetzt dein Muskel-Skelett-System mit Bewegung an der frischen Luft und moderatem Sport. Auf den Bonusseiten findest du effektvolle Akupressurpunkte, die du je nach Beschwerden mit in deinen Yogaflow einbringen kannst.

Übungsflow in der Wechselzeit

Endlich darf sich das Leben mehr um sich selbst und um eigene Bedürfnisse drehen! Die folgende Yogasequenz hilft dir, typische Wechseljahresbeschwerden wie Hitzewallungen und Bewegungseinschränkungen eigenverantwortlich zu lindern. Drei osteopathische Impulse sind dazu da, den Körper und die Seele in den jeweiligen Phasen der Wechselzeit bestmöglich zu unterstützen und den Körper auf den neuen Lebensabschnitt vorzubereiten. Sie haben blut- und energiemobilisierende Effekte, eine schlaffördernde Wirkung und helfen dem Körper, vorsorglich gesund zu bleiben.

In dieser Yogasequenz gibt es noch ein Extra! Du kannst Akupressurpunkte in den Flow mit einbauen und mittels Druck gezielt Beschwerden ansteuern und lindern. Ab Seite 190 findest du genaue Anweisungen zu den Akupressurpunkten und in welchen Asanas sie zur Anwendung kommen. Dehne die Entspannung am Anfang der Sequenz und das *Shavasana* am Ende in unruhigen Zeiten etwas länger aus. In der Ruhe und Entspannung findet sich ein Weg zu deinen körperlichen und geistigen Energiequellen.

Für diese Yogareihe brauchst du ein Bolster. Wenn es dir schwerfällt, die Wirbelsäule im Sitzen aufzurichten oder die Leisten im »Liegenden Schmetterling« zu entspannen, dann nimm dir weitere Hilfsmittel wie Kissen und Decken zum Unterpolstern. Noch ein guter Tipp bei Organsenkungen: Flicht die Bauchlage in dein Programm mit ein, beispielsweise nach der »Kobra«. Rolle ein kleines Handtuch zusammen und positioniere es in der Bauchlage unterhalb des Bauchnabels (Seite 97). Diese Entlastungsposition hilft den abgesunkenen Organen, wieder zurück in ihre eigentliche Position zu finden.

Nimm dir für deinen Yogaflow etwa 45 Minuten Zeit und bleibe so lange in den Entspannungsphasen, wie es dir guttut.

Ganzheitliche Effekte des Flows

- Körperlicher und seelischer Ausgleich
- Neuordnung und Stabilisierung im Hormonsystem
- Verbesserung der muskuloskelettalen Beweglichkeit
- Prävention von Myomen, Zysten, hohem Blutdruck und Ödemen
- Linderung typischer Wechseljahresbeschwerden
- Entspannung, Selbstfürsorge und neue spannende Erkenntnisse
- Aktivierung verborgener Energiequellen

Meine Intention zu den einzelnen Übungen

Falls du mal keine Zeit für einen vollständigen Flow hast, kannst du dir ein oder zwei Asanas zur symptomatischen Anwendung auswählen. Damit du dir zielsicher die richtige Übung auswählst, um ein bestimmtes Symptom zu behandeln, habe ich dir zu jeder Asana die stärkste Wirkung aufgeschrieben.

Übung 1: Beugt Zysten und Myomen innerhalb der Gebärmutter und Eierstöcke vor, lindert Rückenschmerzen
Übung 2: Lindert Rückenschmerzen und verbessert den Blut- und Lymphfluss im ganzen Körper
Übung 3: Verbessert die Beweglichkeit des Kopfes und entlastet angespannte Halsmuskeln
Übung 4: Erweckung der weiblichen Schöpferkraft
Übung 5: Herzöffnung
Übung 6: Mehr Beweglichkeit, körperliche und geistige Aufrichtung, Beruhigung
Übung 7: Erleichterung im Beckenraum, Kräftigung des Rückens und des Beckenbodens
Übung 8: Sich wohlfühlen und lebensfreudig sein

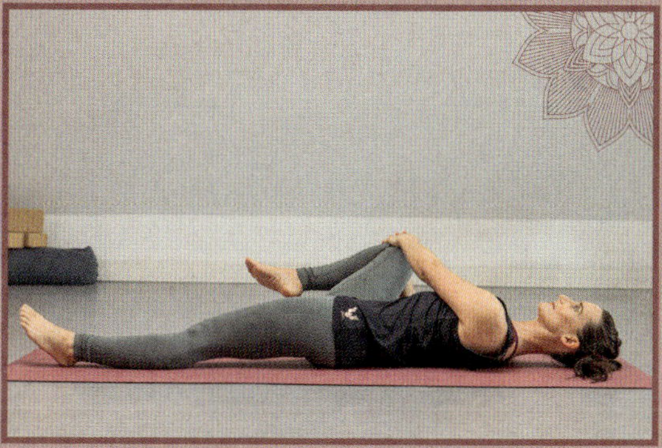

Übung 1: Seite 84

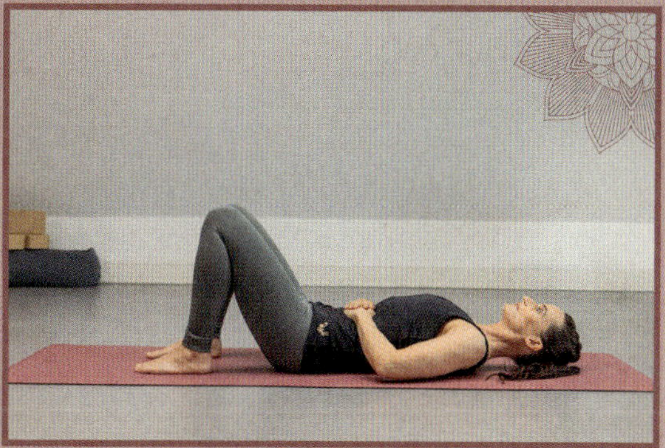

Übung 2: Seite 58

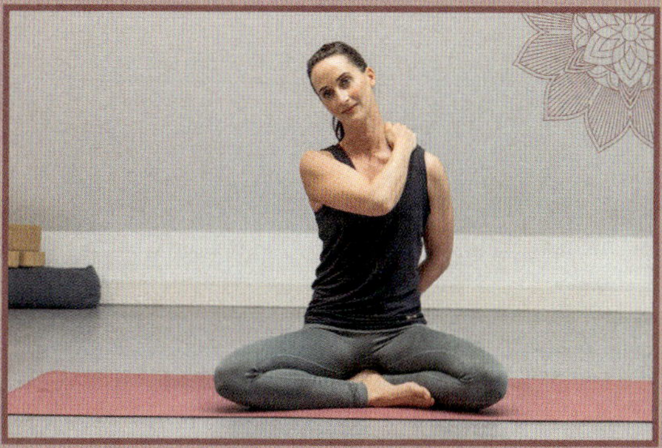

Übung 3: Seite 87

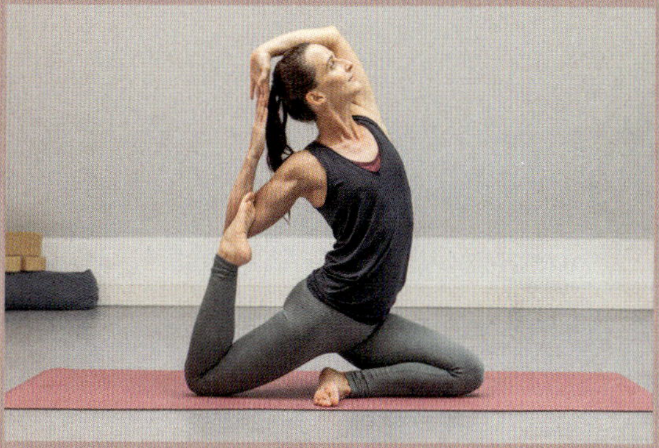

Übung 4: Seite 62

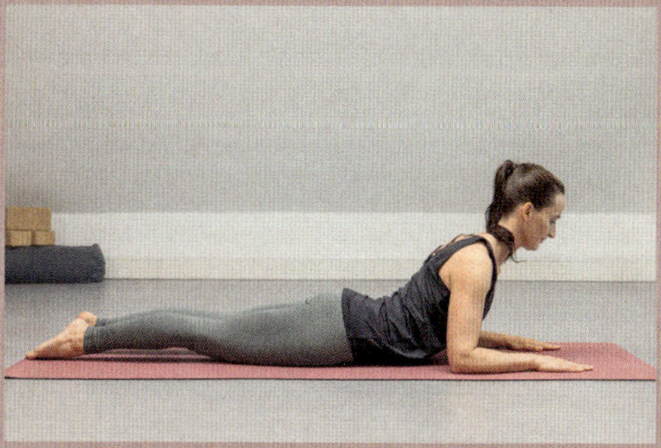

Übung 5: Seite 64

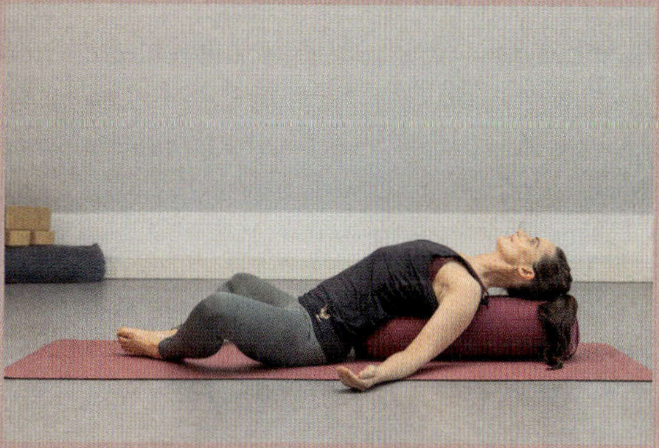

Übung 6: Seite 66

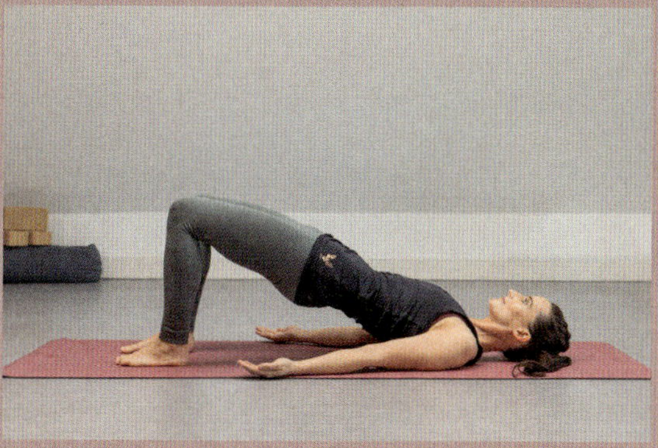

Übung 7: Seite 68

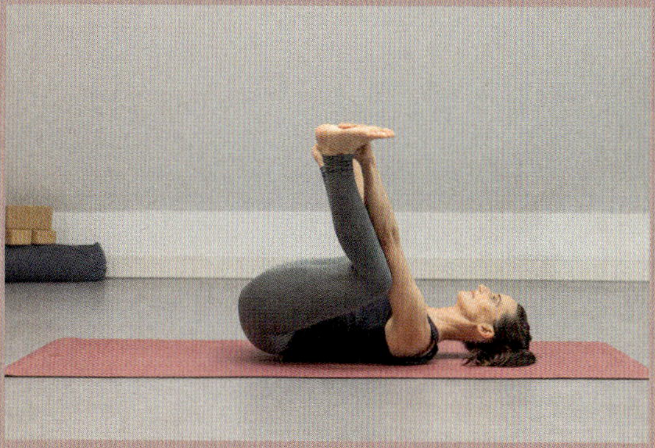

Übung 8: Seite 70

Akupressur bei häufigen Beschwerden in der Wechselzeit

Neben einem Blutgefäß- und einem Lymphgefäßsystem kennt die traditionelle chinesische Medizin noch ein System aus Energiebahnen, die sogenannten Meridiane. Das Meridiansystem nimmt einen ähnlichen Verlauf wie die Blutbahnen und durchzieht den Körper vom Kopf bis zu den Füßen. Die Energie, die in den Meridianen fließt, heißt Qi. Auf den Meridianbahnen befinden sich genau bezeichnete und festgelegte Energiepunkte. Die Punkte sind Zugänge zum Meridiansystem, über die das Qi innerhalb des Meridians aktiviert oder beruhigt werden kann. Meistens sind sie von kleineren Gefäßen, Nervenbündeln, Muskelansätzen oder von Faszien umgeben.

Energie per Fingerdruck

Im Körper gibt es mehrere solcher Punkte, die alle eine bestimmte Wirkung erzeugen, wenn man sie mit einer Nadel behandelt (Akupunktur). Die Methode der Akupressur wird als »Punkt drücken« übersetzt und ist sanfter als die Akupunktur mit einer Nadel. Mittels Fingerdruck wird körpereigene Energie innerhalb der Meridianverläufe ausgeglichen und die Lebenskräfte allgemein gestärkt. Überall dort, wo die Ursache von Beschwerden in einem Ungleichgewicht im Energiehaushalt liegt, kann Akupressur wirkungsvoll Beschwerden lindern. Ich zeige dir gleich die wirkungsvollsten Akupressurpunkte bei Wechseljahresbeschwerden wie Hitzewallungen und Stimmungsschwankungen. Drücke die einzelnen Punkte bis zu drei Minuten sanft. Innerhalb der letzten Minute kannst du den Punkt zusätzlich kreisend massieren. Wenn du möchtest, suche dir den einen oder anderen Punkt aus und integriere ihn in deine Yogasequenz. Du kannst aber genauso gut alle sechs Punkte der Reihenfolge nach im Sitzen behandeln und die Akupressurbehandlung bei Wechseljahressymptomen im Bedarfsfall anwenden.

Blase 62 und Niere 6 bei Schlafproblemen

Blase 62 ist der europäische Meisterpunkt für Schlaf und psychischen Ausgleich. Er befindet sich in der Vertiefung des Außenknöchels unter dem Wadenbeinknochen.

Niere 6 ist ein europäischer Meisterpunkt bei Schlafstörungen, insbesondere wenn diese durch Wechseljahre verursacht sind. Niere 6 ist allgemein ein hervorragender Behandlungspunkt bei allen möglichen Beschwerden im Klimakterium: bei Gebärmuttersenkung, zur Regulation der Menstruation und zur Beruhigung des Geistes. Niere 6 befindet sich am Innenknöchel unterhalb des Schienbeinknochens in einer Gelenkspaltvertiefung. Es ist ratsam, beide Punkte am rechten und linken Fuß – zusammen vor dem *Shavasana* – zu behandeln.

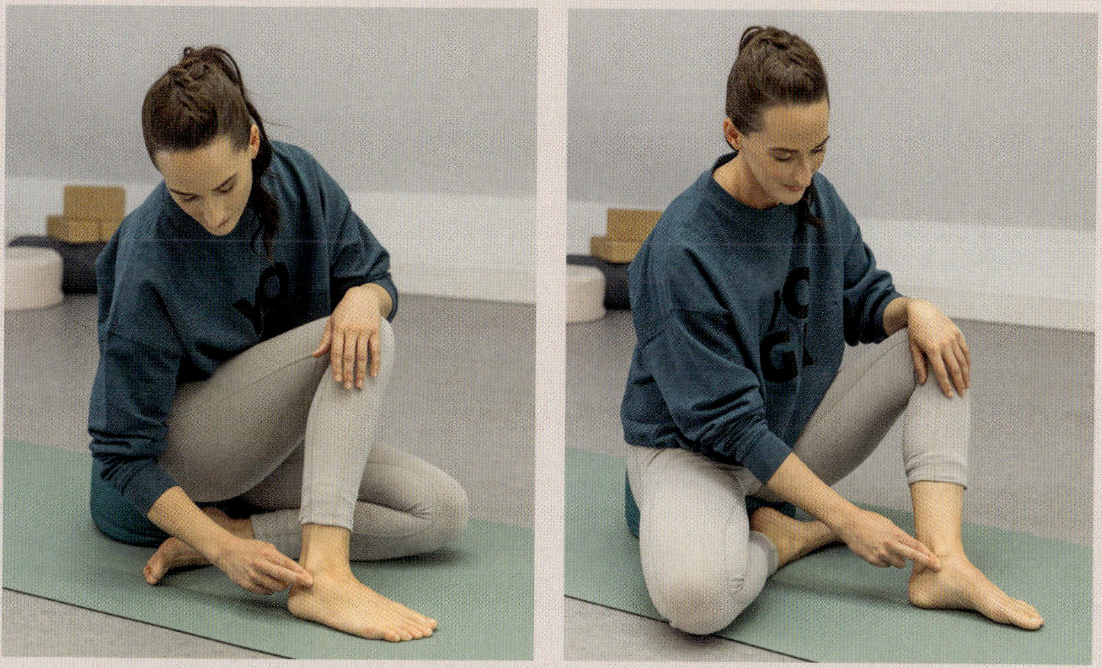

Blase 62 (linkes Bild) und Niere 6 (rechtes Bild) helfen bei Schlafstörungen.

Leber 3 bei Hitzewallungen und Trockenheit im Körper

Leber 3 entlastet die Leber, indem der Punkt das Organ energetisch und auf körperlicher Ebene entstaut. Das bedeutet, innerhalb der Leber kommt aufgestautes Blut wieder ins Fließen. Gefühle, die den Lebensweg blockieren, wie beispielsweise Wut und Frust, lösen sich sanft auf. Leber 3 ordnet das Qi und beruhigt somit den Geist. Besonders praktisch bei Hitzewallungen: Der Punkt leitet Hitze in den Unterkörper ab (Hitzewallung) und leitet sie aus. Außerdem reduziert Leber 3 Heißhunger und beseitigt körperliche und geistige Stagnation. Leber 3 ist mein Lieblingspunkt, den ich bei Frauen mit Wechseljahresbeschwerden, die zu mir in die Praxis kommen, immer einsetze. Er ist nämlich auch der Meisterpunkt für psychischen Ausgleich und bei Blasenschwäche wirksam. Man findet Leber 3 in einer Vertiefung am Fußrücken zwischen dem ersten und zweiten Mittelfußknochen. Wenn du Leber 3 in deinen Flow integrieren möchtest, so setze ihn im Sitzen vor der »Peak Pose« ein.

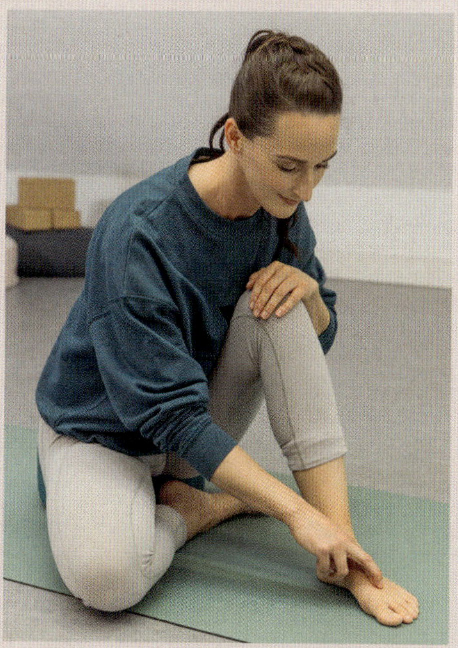

Leber 3 löst Blockaden und Stauungen.

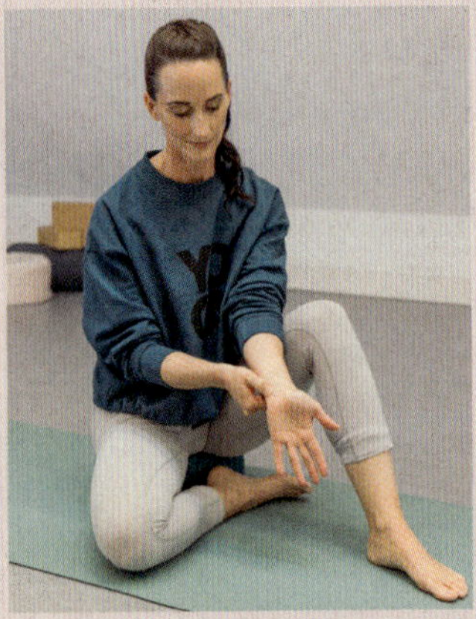

Herz 7 hebt die Stimmung.

Herz 7 und das Herz fühlt sich wieder wohl

Herz 7 wirkt super bei psychovegetativen Schmerzen, Schlafstörungen, innerer Unruhe und Ängsten. Der Punkt beruhigt den Geist und unterstützt das Herz: ein wundervoller Punkt, um Frauen neue Herzenswege zu offenbaren, anstatt in der Wechselzeit in ein depressives Stimmungstief zu fallen. Du findest Herz 7 am Ende der Handgelenksbeugefalte (Kleinfingerseite) und dort unter dem Erbsenbein in einer Vertiefung. Herz 7 passt innerhalb deines Flows gut vor der Asana »Den Hals dehnen«.

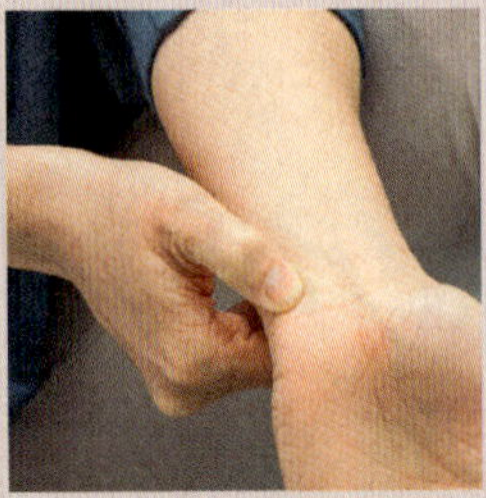

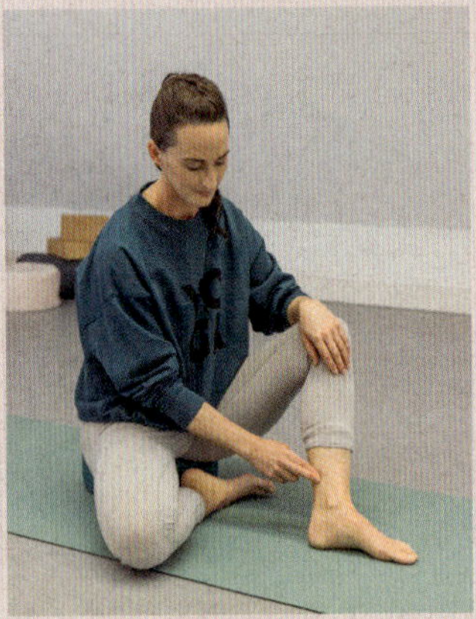

Der Wasserhaushalt wird von Niere 7 reguliert.

Niere 7 bei Hitzewallungen und Blasenproblemen

Niere 7 hilft zuverlässig bei plötzlichen Schweißausbrüchen in den Wechseljahren und bei Störungen im Harnverhalt. Der Punkt nährt die Yin-Kräfte und damit unsere weibliche Energie. Das ist in den Wechseljahren von großer Bedeutung, denn jetzt ist die Zeit, sich auf die weiblichen Urenergien zu besinnen und tief verborgene Wünsche zu realisieren. Niere 7 wirkt ausgleichend auf den Wasserhaushalt des Körpers, verteilt das Körperwasser und leitet überschüssiges Wasser aus. Deshalb achte darauf, nach der Behandlung von Niere 7 ein Glas frisches Wasser zu trinken. Du findest Niere 7 drei Querfinger über dem Innenknöchel und von dort ausgehend in einer kleinen Delle Richtung Achillessehnenrand.

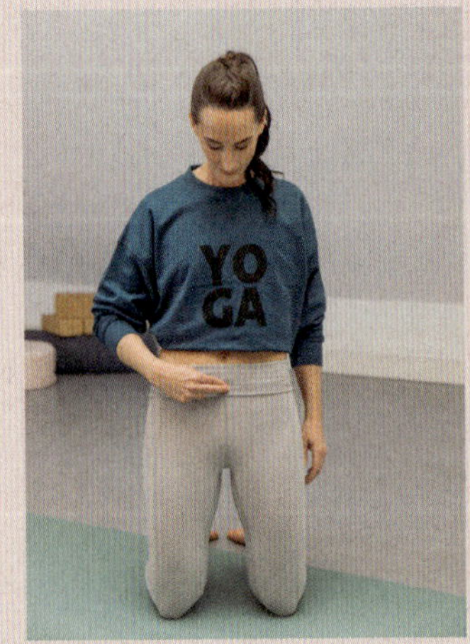

Konzeptionsgefäß 4 wirkt vielseitig.

Konzeptionsgefäß 4: der Punkt fürs Urogenitalsystem

Konzeptionsgefäß 4 ist ein hervorragender Punkt für das gesamte Urogenitalsystem. Man kann ihn bei Harnverhalt einsetzen oder bei einer Gebärmuttersenkung, zur Unterstützung bei gynäkologischen Erkrankungen und bei Zyklusstörungen. Er lindert Schmerzen und reguliert die Fortpflanzungsorgane. Zur Vollständigkeit erwähne ich, dass das Konzeptionsgefäß nicht während einer Schwangerschaft genadelt werden darf! Zu finden ist der Punkt auf der vorderen Körpermittellinie, vier Fingerbreit (drei Cun) unter dem Bauchnabel. Konzeptionsgefäß 4 passt auch gut in den Blasen-Yogaflow von Seite 157 oder in die restorative Yogahaltung sowie im »Liegenden Schmetterling«. Hier empfehle ich dann, die Arme mit Blöcken zu unterlagern, damit du dich nicht verspannst.

Anhang

Über die Autorin

Friederike Reumann ist Physiotherapeutin, Osteopathin, Heilpraktikerin und Yogalehrerin mit eigener Praxis und Yogastudio. Sie hat unter anderem Ausbildungen in traditioneller chinesischer und ayurvedischer Medizin absolviert und weitet ihr langjähriges fundiertes Wissen ständig aus. Friederike schreibt nicht nur für verschiedene Magazine zu den Themen Yoga und körperliches sowie mentales Wohlbefinden, sondern ist auch selbst Herausgeberin einer eigenen Gesundheitszeitung. Zudem hat sie bereits mehrere Bücher veröffentlicht.

Wer mehr über Friederike und ihre Arbeit erfahren oder ihre Kurse und Workshops besuchen möchte, findet weiterführende Informationen auf ihren Websites. Hier findet man im Physioshop auch Zubehör und Accessoires wie Kniekugeln aus Holz, Wassersteine, Malas und Armbänder.

Auch über ihre Youtube- und Instagramkanäle versorgt sie ihre Community ständig mit Informationen und wertvollen Tipps.

www.physioplus-neustadt.de
www.yoga-am-steinhuder-meer.de
physioplus_neustadt
friederike_reumann

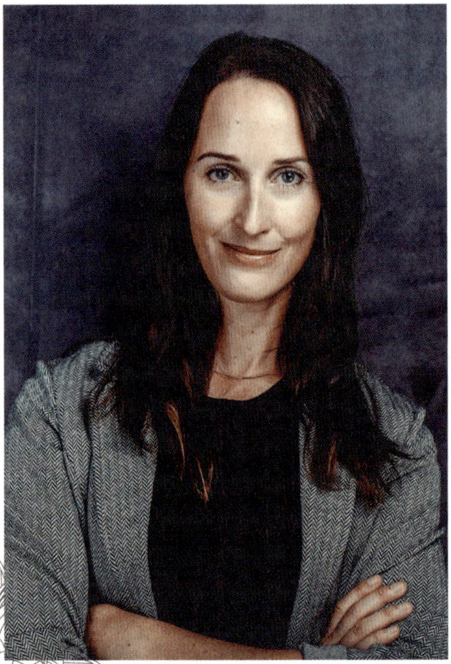

Verwendete und empfehlenswerte Literatur

Yogabücher

Arend, Stefanie: *Gesund durch Yin Yoga: Der sanfte Weg, deinen Körper von alltäglichen Beschwerden und seelischen Belastungen zu befreien*. München: Südwest Verlag, 2016

Heß, Bettina und Dr. med. Heß, Michael: *Individuelle Yogapraxis. Hatha-Yoga mit speziellem Übungsprogramm für Yogaübende mit gesundheitlichen Einschränkungen*. Petersberg: Verlag Via Nova, 2017

Reumann, Friederike: *Selbstheilung mit Yoga und Osteopathie: Mit osteopathischen Techniken in der Yogapraxis Beschwerden behandeln und Schmerzen lindern*. München: Riva Verlag, 2021

Reumann, Friederike: *Yoga für die Organe: Mit den wirksamsten Asanas, Atemtechniken, Meditationen und Tipps aus der Naturmedizin die Organfunktion unterstützen*. München: Riva Verlag, 2022

Sperling, Silja und Zander, Ulrike: *Zyklus Yoga. Asanas für die Hormon Balance, Menstruationsbeschwerden, Kinderwunsch, PMS und PCOS*. Stuttgart: TRIAS Verlag, 2021

Schwangerschaft und Kinderwunsch

Kauffmann, Kyra und Kauffmann, Sascha: *Eltern werden 40+ So gelingt eine späte Schwangerschaft*. Freiburg: VAK Verlags GmbH, 2020

Kessler, Katja: *Das Mami Buch. Schwangerschaft, Geburt und die zehn Monate danach*. Münster: Coppenrath Verlag GmbH & Co. KG, 2008

Kreutzer, Roland: *Taping in der Schwangerschaft. Tapeanlagen bei typischen Beschwerdebildern während der Schwangerschaft und nach der Entbindung*. Berlin: KVM – der Medizinverlag, 2018

Frauenthemen

Appel, Jennie: *Urkraft des Mondes. Naturrituale für ein Leben voller Hingabe*. Bielefeld: Aurum in Kamphausen Media GmbH, 2022

Fischer, Heide: *Mein Kompass durch die Wechseljahre. Den eigenen Weg finden bei hormonellen Turbulenzen*. Stuttgart: Herbig in der Franckh-Kosmos Verlags-GmbH & Co. KG, 2020

Liesner, Franziska: *Mein Beckenboden Buch. Mehr Kraft, erfüllte Sexualität, beweglicher Rücken*. Stuttgart: TRIAS Verlag, 3. Auflage 2018

Morelli, Isabel: *Bye bye Pille: In vier Schritten zurück zur Balance*. München: KomplettMedia, 5. Auflage 2020

Osteopathie und alternative Medizin

Barral, Jean-Pierre: *Viszerale Osteopathie in der Gynäkologie. Urogenitale Manipulationen*. München: Elsevier GmbH, 2004

Bihlmaier, Susanne: *Die Akupunktur, Lehrbuch, Bildatlas, Repetitorium*. Marburg: KVM Verlag, 2. Auflage 2009

Reumann, Friederike: *Heilendes Yin Yoga: Asanas & Akupressur wirksam kombiniert: Mit fernöstlicher Heilkunst die Yoga-Praxis vertiefen*. Stuttgart: Trias Verlag, 2022

Hormonsystem und innere Organe

Reumann, Friederike: *Ich hör' auf mein Bauchgefühl. Das geheime Wissen unserer Bauchorgane*. Bielefeld: Lüchow in Kamphausen Media GmbH, 1. Auflage 2020

Schmitzer, Sonja und Ostermann, Karsten: *Warum bin ich so müde? Stoffwechselstörung HPU – Was du gegen chronische Erschöpfung, Verdauungsprobleme, Gelenkschmerzen und andere Beschwerden tun kannst*. München: Riva Verlag, 2021

Trost, Katia und Schmuck, Anne: *Nebennieren Schwäche. Zusammenhänge erkennen, verstehen und ganzheitlich behandeln*. München: Komplett-Media GmbH, 2021

Kräuter und Natur

Chevallier, Andrew: *Das große Lexikon der Heilpflanzen. 550 Pflanzen und ihre Anwendungen*. München: Dorling Kindersley Verlag GmbH, 2017

Nedoma, Gabriela: *Das große Buch vom Oxymel. Medizin aus Honig und Essig*. Wolkersdorf im Weinviertel: Aesculus Verlag, 2019

Storl, Wolf Dieter: *Heilkräuter und Zauberpflanzen zwischen Haustür und Gartentor. Kräuterkunde und Rezepte*. Aurau: AT Verlag, 13. Auflage 2018

Verdauung und Ernährung

EatSmarter: *Histaminintoleranz. Das Kochbuch mit 50 Rezepten für unbeschwerten Genuss*. München: Riva Verlag, 2018

Iburg, Dipl. oec. troph. Anne und Storr, Prof. Dr. med. Martin: *Köstlich Essen Reizdarm. Über 80 Rezepte: das neue Konzept zu FODMAPs, Intoleranzen und Mikrobiom*. Stuttgart: Trias Verlag, 2023

Tipps und Empfehlungen der Autorin

Yin Yoga für Frauen

Stefanie Arend ist eine authentische, erfahrene Yin-Yoga-Expertin und begeistert mich schon immer mit ihren spannenden Yin-Yoga-Modulen, die für Yogalehrende und Yogis, die ihre Praxis vertiefen möchten, gleichermaßen geeignet sind. Neu im Programm ist das Modul »Yin Yoga, Hormone und Wandel im Alterungsprozess« mit spannenden Infos aus der traditionellen chinesischen Medizin und der Schulmedizin. Ich liebe die ausgedehnten Yin-Yoga-Sequenzen, die es in jedem Modul gibt und die einen so richtig schön runterfahren lassen.
www.yinyoga.de

Periodenunterwäsche

Alternative Monatshygiene wie Stoffbinden und Periodenunterwäsche aus Biobaumwolle gibt es bei ALMO, dem Menstruationsladen. Die Produkte sind lokal produziert, saugstark und bei hohen Temperaturen waschbar. Das Label ist bunt und modern und die Gründerin Stefanie engagiert sich mit Herz und Seele für ihren außergewöhnlichen Laden. Ihr Sortiment, zum Beispiel ein Kennenlern-Set, kann auch online unter www.natuerlich-almo.de geshoppt werden.

Nachhaltige und faire Yogakleidung

Ganz nach dem Motto »Vertraue darauf, dass das Schicksal uns wohlgesonnen ist, wenn du auf deine innere Stimme hörst« gründete Sylvia Daun ihr Label Kismet Yoga, ein Unternehmen für den Yogi-Lifestyle mit lässiger, nachhaltiger Wohlfühlmode, die bei jeder Bewegung richtig sitzt und ein gutes Gefühl gibt. Ich liebe die modernen Designs der Leggings, in denen man gut aussieht und sich wohlfühlt.

Das Label Chakrana World designt vegane und nachhaltige Yogamode made in Germany! Es gibt eine aktive Linie für intensivere Flows und kuschelige Yogasets, die perfekt für ruhige Yin-Yoga-Sequenzen sind. Total praktisch: Man kann das Shirt mit der Hose verschnüren, sodass selbst im »Herabschauenden Hund« nichts verrutscht.
www.kismet-yogastyle.com
www.chakrana.world

Natürliche Kosmetik

Im Rahmen meines Buches habe ich nach Kosmetikfirmen in Deutschland gesucht, die auf natürliche Inhaltsstoffe setzen, persönliche Ansprechpartner haben, auf Tierversuche verzichten und die mir ein gutes Gefühl für meine Haut geben. Mit Vary Vace und nkm Naturkosmetik München bin ich fündig geworden. Vary Vace ist ein Label für dekorative Kosmetik wie Lipliner, Puder und Lidschatten und verwendet 100 Prozent natürliche Rohstoffe aus Europa. Am liebsten verwende ich den schwarzen Eyeliner, der supereinfach aufzutragen ist und lange hält. nkm produziert moderne Hautpflege für strahlend schöne Haut und zur Unterstützung der Hautgesundheit. Dabei kombiniert nkm Naturkosmetik mit ausgewählten Wirkstoffen in innovativen Formulierungen. Mein persönliches Highlight ist das feuchtigkeitsspendende Algen-Hyaluronserum. Die Produkte beider Label sind sehr ergiebig und in nachhaltigen, wunderschönen Verpackungen abgefüllt.
www.nkm-atelier.de
www.varyvace.de

Kräuter, Heilerde und Räucherwerk

Kräuterparadies Lindig: www.seit1887.de
Spitzenqualität, riesige Auswahl an Kräutern, Tees, Gewürzen und Räucherwerk.

Markt-Apotheke Greiff: www.marktapotheke-greiff.de
Seminare für medizinische Fachkräfte, alternative Hormonpräparate und persönliche Beratung.

Sonnenmoor: www.sonnenmoor.at
Hochwertige Moor- und Kräuterprodukte ohne Geschmacksverstärker, Farb- und Konservierungsstoffe.

Luvos: www.luvos.de
Naturbelassene Heilerdeprodukte für die Verdauung und zur Körperpflege.

Nahrungsergänzungsmittel und naturheilkundliche Mittel

Pascoe, Naturmedizin seit 1895: www.pascoe.de
Pflanzliche Präparate gegen alle möglichen Beschwerden und Probiotika bei Histaminunverträglichkeit (Pascoflorin sensitiv).

Sunday: www.sunday.de
Über 1500 erlesene Produkte von höchster Qualität und Reinheit für natürliche Gesundheit und Vitalität.

Allergosan: www.allergosan.com
Kompetenzzentrum für Mikrobiomforschung mit einer guten Auswahl an Produkten für das weibliche Wohlbefinden und für die Darmflora.

DMC Natur: www.dmc-natur.de
Acu Top Classic Tape und Nasara Kinesiology Tape für Tapeanlagen oder Gittertape für lokale Triggerpunkte.

Sachregister

Übungsübersicht

Atmung und Entspannung

Asanas

Osteopathischen Impulse

Kontinenz-Tagebuch

Datum: **Persönliche Ziele:**

Toilettengang und Urinmenge	Trinkmenge (Was wurde getrunken)	Unbeabsichtigte Harnabgabe (in welcher Situation)	Extra Notizen (Medikamente/ Besonderheiten/ Sport/Schmerzen beim Wasserlassen/ Nahrungsergänzungs-mittel etc.)

Deine Zykluskurve zum Eintragen

Körpertemperatur in °C

≤ 35,7	35,8	35,9	36,0	36,1	36,2	36,3	36,4	36,5	36,6	36,7	36,8	36,9	37,0	37,1	37,2	37,3	37,4	37,5	Zyklustag
																			1
																			2
																			3
																			4
																			5
																			6
																			7
																			8
																			9
																			10
																			11
																			12
																			13
																			14
																			15
																			16
																			17
																			18
																			19
																			20
																			21
																			22
																			23
																			24
																			25
																			26
																			27
																			28